新世纪全国高等中医药院校创新教材

中西医临床技能实训教程

（供中医药类专业用）

主　编　左铮云　刁军成　张卫华

中国中医药出版社

·北京·

图书在版编目（CIP）数据

中西医临床技能实训教程/左铮云，刁军成，张卫华主编 . —北京：中国中医药出版社，2010. 2（2024.7重印）

新世纪全国高等中医药院校创新教材

ISBN 978－7－80231－816－8

Ⅰ. 中… Ⅱ.①左…②刁…③张… Ⅲ.①中西医结合-诊疗-中医学院-教材

Ⅳ. R4

中国版本图书馆 CIP 数据核字（2009）第 228851 号

中 国 中 医 药 出 版 社 出 版

北京经济技术开发区科创十三街 31 号院二区 8 号楼

邮政编码 100176

传真 010-64405721

廊坊市祥丰印刷有限公司印刷

各地新华书店经销

＊

开本 850×1168 1/16 印张 21.5 字数 489 千字

2010 年 2 月第 1 版 2024 年 7 月第 12 次印刷

书 号 ISBN 978－7－80231－816－8

＊

定价 54.00 元

网址 www.cptcm.com

如有印装质量问题请与本社出版部调换（010-64405510）

版权专有 侵权必究

服务热线 010-64405510

购书热线 010-89535836

微商城网址 https://kdt.im/LIdUGr

新世纪全国高等中医药院校创新教材

《中西医临床技能实训教程》

编委会

主　　编　左铮云　刁军成　张卫华

副 主 编　吴铭娟　曾建斌　陈　岗

编　　委　(按姓氏笔画排列)

王茂泓　毛卫华　邓科穗　刘　涛

许金水　杨　涛　杨淑荣　李汝杰

李志明　严　瑔　肖俊锋　邹冬华

周步高　胡小荣　赵　文　段隆焱

徐秀梅　黄四碧　黄　娟　熊志阳

主编单位　江西中医学院

内容提要

　　本教程是根据临床基本技能操作实训的需要，针对临床工作中存在的实习医师和住院医师动手能力差，许多基本操作不熟练、不规范的情况，为适应临床技能教学，提高医学生动手操作能力，从完整、系统、规范、实用的目的出发而编写。

　　全书共分十四章，包括绪论、体格检查、中医四诊、临床常用操作技术、临床常用急救技术、创伤急救技术与骨科常用操作技术，以及外科、妇科、眼科、耳鼻咽喉科、儿科、针灸科常用操作技术、推拿临床常用操作技术和护理常用操作技术。

　　本教程着重阐述临床操作的技巧与经验，并配有操作评分，主要适合高等中医药院校的医学生、护理专业学生临床基本技能操作实训和考核使用，也可作为住院医师临床培训教材，对医务人员也是一本很好的参考用书。

前　言

　　临床操作技能是医务人员应该具备的基本技能，是成为一名合格医师的前提条件，也是临床医疗工作的基础。临床实践技能培训是医学教育的重点，是培养合格医学生的重要环节。在临床技能教学中需要一本既有西医临床操作技术，又有中医临床操作技术和护理操作技术的完整、系统、规范的临床技能实训教材，以帮助医学生及住院医师临床基本技能的学习和训练，提高其临床动手能力。一本高质量的实训教材不但在教学中可规范医学生进行正确操作，还可检验医学生临床技能学习的效果。它不仅是一本师生教与学的参照本，也是师生在临床实践教学中的指南，对临床技能操作能力和考核质量的提高都将起到明显的促进作用。

　　为此，我们组织临床一线的专家以及教学一线的教师，查阅大量资料，参考全国高等院校最新版教材，根据《高等医学院校五年制中医学专业学生基本技能训练项目》和中医类专业主要课程基本要求的有关规定编写了这本《中西医临床技能实训教程》。

　　本教程共分十四章，包括绪论、体格检查、中医四诊、临床常用操作技术、临床常用急救技术、创伤急救技术与骨科常用操作技术，以及外科、妇科、眼科、耳鼻咽喉科、儿科、针灸科常用操作技术、推拿临床常用操作技术和护理常用操作技术，涵盖了中西医临床各科基本操作技术。

　　科学、严谨的态度是编写《中西医临床技能实训教程》的基本原则，规范、标准的手法是《中西医临床技能实训教程》的基本特点。本教程实用性强，对临床技能操作技术的新进展也加以吸收，注重体现临床操作的技巧与经验，配有大量图解，对每项检查和操作进行重点和难点提示，易于学生掌握要领，使学生在学习中达到理论与实践的统一。可以说，它为医学生、教师和临床医师提供了临床基本技能操作实训的指导。

　　本教程编写分工如下：总体策划：左铮云、刁军成、张卫华、吴铭娟；绪论：左铮云、张卫华、毛卫华（南昌大学第四附属医院）、徐秀梅、周步高；体格检查：曾建斌；中医四诊：王茂泓、肖俊锋；临床常用操作技术：张卫华、陈岗、刘涛；临床常用急救技术：曾建斌、刘涛、赵文、肖俊锋；创伤急救技术与骨科常用操作技术：陈岗；外科常用操作技术：赵文、熊志阳、李志明；妇科常用操作技术：刁军成、胡小荣；眼科常用操作技术：李汝杰；耳鼻咽喉科常用操作技术：杨淑荣；儿科常用操作技术：杨涛；针灸科常用操作技术：许金水；推拿临床常用操作技术：邹冬华；护理常用操作技术：吴铭娟、黄四碧、黄娟、邓科穗；图片制作：张卫华、段隆焱、严瑸、徐喆（江西人民广播电台）。

本教程在编写过程中得到江西中医学院教务处、江西中医学院临床医学院、江西中医学院附属医院领导及相关临床科室同志们的大力支持。在此，我们向所有参与、支持本教程编写及出版的单位、领导和同志们表示深深的谢意！由于时间仓促，书中难免有遗漏，甚至错误，衷心希望广大师生、临床工作者提出宝贵意见，以便再版时修订提高。

《中西医临床技能实训教程》编委会

2009 年 12 月

目 录

第一章

绪 论

医学是一门实践性、应用性很强的科学，医师是临床医学的实践者，提高医师的临床操作技能是临床医学教育的主要组成部分。临床技能主要包括医学生的职业道德、职业伦理和医患沟通技巧等，病史采集与病历书写、全身体格检查、临床各科常用操作技术等临床技能，以及医学生的临床思维及综合临床分析能力等。临床实践技能的强弱可以反映出医师在进行医学诊疗过程中对医学理论知识的理解、应用能力，是临床医师综合素质的客观反映。随着现代科学技术的发展，各种现代化高性能医疗设备不断推出，促进了疾病诊治水平的提高。但是先进的医疗设备只能起到辅助的作用，不能取代医师的诊疗活动，疾病的诊疗依然有赖于医师的临床技能水平。

从医学生成长为一名合格的临床医师需要一个循序渐进的过程，从书本知识到临床诊疗，其间临床技能实训是不可缺少的。它为医学生提供了一个在校早期接触临床的机会，有利于提高医学生的临床操作技能及临床综合诊断思维能力。临床技能实训项目几乎涉及所有临床科室的医疗工作，其内容为各科医师所必须掌握的基本技能。在教学过程中理论联系实际，通过规范的训练，不仅有利于学生较快地掌握临床诊疗规律，还有利于学生职业道德和行为规范的养成，为下一步临床实习打下基础。

临床技能实训是实践教学，是采用医学模拟教学的形式，借助现代科技手段，利用各种仿真模型、模拟人模拟出真实人体的各种反应，为学生提供一个类似于临床的实践体验。它能使学生更加感性地理解理论知识，更加熟练规范地掌握临床操作技能。

第一节 临床技能实训概述

一、病史采集与体格检查是最重要的临床基本技能

现代医学技术的发展为疾病的诊断提供了许多先进的手段，同时也增加了临床医师对各种仪器检查和实验室检查的依赖性，容易忽视对患者的问诊和体检。通过与患者沟通，采集病史，并对患者进行体格检查，在取得全面可靠的第一手资料的基础上经过综合分析发现问题，鉴别相关疾病，作出正确的诊断，这是临床医师的基本技能。病史采集是医师通过对患者或知情人员（如家属、同事等）的系统询问而获取病史资料的过程，是医师诊

治疾病的第一步，完整和准确的病史资料对疾病的诊断和处理有着极其重要的意义。

1. 病史采集 病史采集在临床上是通过问诊实现的，需要医师有相当的交流技巧与分析能力。病史采集以主诉症状为重点，先询问简易问题，再逐步进行有目的、有层次、有顺序地询问，把主诉症状问深问透，然后，针对与鉴别诊断相关的阳性或阴性症状进行询问。病史采集要使用通俗易懂的语言，围绕病情展开询问，既要在患者杂乱的陈述中提炼出与病情相关的病史，又要根据不同的患者采取不同的问诊方式。面对滔滔不绝的患者，要及时终止与病情无关的叙述，引导患者陈述与病情相关的情况；面对少言寡语的患者，要引导患者尽可能多地把与疾病诊断相关的情况叙述出来。为了保证病史资料的准确可靠，要避免暗示性问诊和逼问。

2. 体格检查 体格检查是指医师运用自己的感官，并借助传统、简单的检查工具来客观地了解和评估身体状况，发现患者阳性体征的最基本检查方法。体格检查是临床各学科的基础，也是临床医师获取患者资料的重要方法之一。体格检查的基本方法包括视诊、触诊、叩诊和听诊。

视诊是医师用视觉来观察患者全身或局部情况的检查方法。触诊是医师用手指或触觉对身体进行检查的方法。叩诊是医师用手指叩击被检查者体表（因人体各组织结构的密度、弹性各异所发生的声音不同），并根据叩击发出的不同音响来判断体内器官状况的检查方法。听诊是医师直接用耳或借助听诊器，听取体内心、肺、胃肠等脏器运动时发出的音响，以帮助临床诊断的检查方法。正确而熟练地掌握体格检查的方法是每个医师必须掌握的基本功，通过临床技能实训的学习要达到能全面、系统、重点、规范、正确地进行体格检查。

绝大多数诊断是以病史的采集和体格检查为基础的，有些疾病通过详细的询问病史、全面而准确地体格检查即可得出初步的诊断。正确的病史采集和体格检查可以缩小实验室检查和特殊检查的范围，减少患者的痛苦，减轻患者的经济负担，节约医疗资源。同时，病史采集和体格检查的过程有助于建立良好的医患关系，获得患者的理解、支持与配合，达到良好的治疗效果。

二、中医四诊是临床基本技能操作的重要组成部分

中医的望、闻、问、切四诊是中医诊断疾病的方法，也是临床基本技能操作的重要组成部分，具有鲜明的特色。中医学早在《望诊遵经》中就强调了诊断的重要性。其曰："将欲治之，必先诊之，非诊无以知其病，非诊无以知其治。"医师通过四诊在对患者的各种临床表现进行全面、细致诊察的基础上，结合生理、病理知识，分析其受邪性质、脏腑病机，进而确定其疾病名称和证候类型。

望诊是指观察患者的神、色、形、态的变化。闻诊是指听患者说话的语声大小、呼吸粗细、咳嗽轻重、呕吐、呃逆、嗳气等的声响，以及以鼻闻患者的体味、口臭、痰涕、大小便发出的气味。问诊是问患者起病和转变的情形、诊治经过及既往史等情况。切诊包括脉诊和触诊，医师通过切脉，按肌肤、四肢手足、胸腹、俞穴等，以助诊断。运用四诊时，要把四诊有机地结合起来，切不可偏废，必须四诊合参，方能较全面地掌握疾病的变化情

况，从而为正确的诊治提出必要的依据。

三、临床基本操作技能是临床医师进行医疗工作的基础

临床基本操作技能是一门将各科的基本操作技术整合在一起的课程，是医学生学习临床课程的基础和核心内容，是临床医师进行医疗工作的基础，是各级临床医师必须具备的基本要求。医师日常工作中大量的临床医疗活动都是临床基本技能的操作实践。熟练、规范、标准的临床操作技能是诊断治疗患者的必备条件。在许多情况下，基本操作技能就能够有效地诊疗疾病，必要时才需要运用更先进的仪器设备和诊疗手段。因此，病史采集、体格检查、常用操作技术、心电图和实验室检查等始终是临床医师需要掌握的基本功。一些先进的仪器设备和诊疗手段也需要具有熟练的临床基本技能的医师掌握，方能达到诊治的目的。

心肺复苏术、骨折的固定和搬运、各种穿刺术、止血包扎、插胃管、洗胃、各种降温方法、导尿术等等均是各科临床医师需要熟练掌握的临床基本操作技能。同时，鼻饲法、灌肠法、给药法、静脉输液与输血、给氧法、吸痰法、心电监护、标本采集法等护理常用操作技术也是临床必不可少的基本方法。

医学基础知识和临床医学知识共同构成医学知识体系，其中临床技能是核心，是对合格医师的基本要求。只有熟练掌握临床技能和操作规范，且临床思维分析准确才能成为合格的医师。

四、中西医临床基本技能分类

临床基本技能是每个临床医师必须掌握的医疗技术，《执业医师法》要求临床医师必须掌握必要的基本技能。在实际工作中，过分强调分科的概念往往有害无益，各科医师均应系统、规范地掌握各项临床基本技能。中西医临床基本技能包括基本检查、临床常用操作技术和临床常用急救技术、各科基本检查操作技术、护理常用操作技术等。

1. 基本检查 包括全身体格检查、中医四诊、妇科常用检查、眼科常用检查、耳鼻咽喉科常用检查、儿科常用检查等。

2. 临床常用操作技术 包括常用穿刺活检技术、心电图机操作等。

3. 临床常用急救技术 包括气道开放应急技术（鼻咽导管插管术、气管插管术、环甲膜穿刺技术、气管切开技术）、心肺复苏术、电击除颤术、简易球囊呼吸器的应用、呼吸机的应用、静脉切开技术、三腔二囊管插管术等。

4. 创伤急救技术与骨科常用操作技术 包括急救止血法、包扎术、固定术、搬运术、清创术、骨科局部封闭疗法、牵引术等。

5. 外科常用操作技术 包括手术人员术前准备、手术区皮肤消毒和覆盖、手术基本技术等。

6. 临床各科中西医常用操作技术 包括妇科、眼科、耳鼻咽喉科、儿科、针灸科、推拿科等临床常用操作技术。

7. 护理常用操作技术 包括铺床法、无菌技术、穿脱隔离衣、口腔护理、压疮的预防

护理、生命体征的测量、冷热疗法、鼻饲法、导尿术、灌肠法、给药法、静脉输液与输血、常用护理急救技术、标本采集法、尸体护理等。

第二节 临床基本操作技能的学习特点

一、重视实践，反复训练，勤于总结

临床基本操作技能是医学院校中极其重要的课程，是医学生从理论走向临床的桥梁，从课堂走向实践的基础。医学是一门严谨的科学，操作技能事关医学诊断的正确性和治疗的质量，需要反复实践，方能不断提高。在学习中，对于临床操作技能也需要多动手，勤练习，反复训练，勤于总结，方能取得实效。只有不断地实践，才能获得规范的临床诊疗操作能力，提高独立的临床诊疗思维能力和动手能力。

培养具有临床实践能力和创新精神的医学人才是新时期医学教育的重要内容，也是目前临床医学发展的迫切需要。只有不断实践，才能提高思考能力及操作水平。要掌握临床基本操作技能，最重要的是实践，实践，再实践。鉴于目前临床教学的具体情况，结合国际医学教学的经验，在学习临床基本技能时，大多采用全程情景模拟教学法即"简短理论讲授+分项技术操作练习+全程情景模拟演练+录像分析总结"的模式进行临床技能实训。该模式具有时间方便、无风险、可重复、可记录、过程可控等特点，可以让学生体验诊疗过程，培养其医患沟通技巧，锻炼其非技术性能力，真正达到训练与培养"医师"临床思维、实际动手和团队协作等综合能力的目的，使医学生的临床适应期提前，并尽快适应临床工作。

掌握临床基本操作技能的根本目的是要将其应用于疾病的诊断和治疗。在临床工作中，始终都在应用临床基本操作技能。对任何一种疾病都是以常见症状或体征为线索，通过采集病史、进行全面细致的体格检查，加上必要的辅助检查或基本技术操作，然后进行综合分析鉴别，最后得出正确诊断，制定合理的治疗方案。所以学习临床基本技能时不能仅仅把它当成是一门技巧，临床医学是由医学基础知识和临床医学知识共同构成的医学知识体系，其中临床技能是核心，是对合格医师的基本要求，是学习临床疾病诊治的重要内容。

二、全面、系统、规范地掌握操作技术

临床基本操作技能的种类很多，具体操作方法也各不相同，但是它们都有共同的规律。无论何种方法都有各自的适应证、禁忌证、器材准备、操作前准备、操作步骤、操作后处理等程序。同时，临床实践中总结的经验教训、操作技巧和注意事项给操作者提供了很好的借鉴，这些操作规程可以有效地防范一些不必要的医疗风险和事故。

临床基本操作技能着重培养医学生的临床思维和临床实际动手能力，学生通过反复训练问诊的技巧及体格检查的基本手法，并通过临床技能中心各实训室的教学模型模拟教学、临场综合能力训练、计算机模拟患者临床思维训练等方式，达到全面、系统、规范地掌握

临床基本技能的目的。医学生完成基础课后，临床实习、住院医师规范化培训、执业医师资格考试等都离不开临床基本技能培训。只有熟练地掌握临床技能操作，进而具有准确的临床思维分析能力才能成为合格的医师。

三、注重综合运用能力的提高

医学院校围绕以培养实用型人才为中心，以突出临床基本操作技能的科学性、实用性、严谨性为重点，强调培养医学生的综合运用能力。在教学中，强调将理论学习与临床实践有机地结合，让学生从临床实践的角度学习临床理论课程和临床技能，以逐步掌握医学知识，提高发现问题、思考问题和解决问题的综合能力。

科学、正确的临床思维是临床医师通过长期临床实践所形成的，是医师以医学理论和经验为基础，对疾病现象进行综合分析、判断、推理的过程，是临床医师的基本功，也是临床技能综合运用的体现。作为医学生在学习时应着重培养对疾病的诊断和处理能力，应用已掌握的医学理论知识和临床经验，结合临床资料进行综合分析、逻辑推理，从错综复杂的线索中找出主要矛盾，并加以解决。要想获得客观、正确的诊断，其必要条件是准确的病史、认真细致的体格检查和必要的辅助检查证据。在此基础上，综合运用临床基本技能操作，方能达到治疗的目的。例如，某胸闷患者。一侧胸廓饱满，呼吸运动减弱，要确定是气胸还是胸腔积液需要结合病史中的病因、症状和体格检查结果来判断。如胸部叩诊为实音或浊音有可能是胸腔积液。结合 B 超或胸部 X 片可确定胸腔积液，并了解胸腔积液的量。必要时行胸膜腔穿刺术，抽液做化验及病理检查，以确定胸腔积液的性质及病原，同时还可解除胸腔压迫症状。另外，诊断某一疾病常有多种方法，如诊断胸腔积液可以用胸部视、触、叩、听的方法，也可以用影像学的方法，还可以用胸腔穿刺的方法。方案的选择要根据患者的实际情况来考虑。如果患者体征明显，病情又较重，只是为了明确诊断，则以体格检查的方法为宜；若是诊断比较困难，又需要进行鉴别诊断，那么选用影像学的方法就比较合适；还有一种情况就是既有诊断的需要，又要达到治疗的目的就应选择胸腔穿刺引流的方法。总之，在进行诊断和治疗疾病时应该运用辨证的思维方法，掌握综合运用临床基本操作技能的能力。

第二章

体 格 检 查

第一节　全身体格检查的基本要求

　　全身体格检查是临床检查者和医学生必备的基本功，也是评价和考核检查者基本临床技能的重要组成部分。在分段学习各器官系统的检查之后，学生应学会融会贯通，综合应用，面对具体病例应能从头到脚全面系统地、井然有序地进行全身体格检查。本章旨在使临床检查者和医学生尽早遵循一定的全身体格检查原则和规范，保证内容全面系统、顺序合理流畅，以利于提高体格检查的技能和质量。概括起来，其基本要求如下：

　　1. 全身体格检查的内容务求全面、系统　这是为了搜集尽可能完整的客观资料，起到筛查的作用，也便于完成住院病历规定的各项要求。体格检查通常是在问诊之后进行，检查者一般对于重点深入检查的内容已心中有数，故在全面、系统的基础上有所侧重，使得检查内容既能涵盖住院病历的要求条目，又能重点深入病变的器官系统。

　　2. 全身体格检查的顺序应是从头部到足部分段进行　全身体格检查强调一种合理、规范的逻辑顺序，这样不仅可最大限度地保证体格检查的效率，而且可大大减少受检者的不适和不必要的体位变动，同时也方便检查者操作。为了检查方便，某些器官系统如皮肤、淋巴结、神经系统可实行分段检查，统一记录。

　　3. 允许形成自己的体检习惯　在遵循上述全身体格检查内容和顺序基本原则的同时，经过长期训练，允许形成自己的体检习惯。实施中，可酌情对个别检查顺序做适当调整。例如，甲状腺触诊常需从受检者背后进行，因此，卧位的受检者在坐位检查后胸时可再触诊甲状腺，予以补充；如检查前胸时，为了对肺部异常体征进行及时而全面的了解也可立即检查后胸部。腹部检查采取视、听、叩、触顺序更好。四肢检查中上肢检查可由手至肩，下肢可由近及远进行。

　　4. 体格检查应特别注意原则的灵活性　面对具体病例，如急诊、重症病例可能需要简单体检后即着手抢救或治疗，遗留的内容待病情稳定后补充。不能取坐位的受检者，背部检查需采取侧卧进行。肛门直肠、外生殖器检查应根据病情需要而确定，如确需检查应特别注意保护受检者的隐私。

　　5. 全身体格检查应按一定的顺序进行　总的原则是先整体后局部，按照从上到下、由前向后、自外向内、先左后右的顺序进行。检查方法一般按视、触、叩、听的顺序。腹部按视、听、叩、触的顺序进行。具体检查部位顺序如下：

（1）卧位受检者：一般情况和生命体征→头颈部→前、侧胸部（心、肺）→后背部（受检者取坐位，包括肺、脊柱、肾区、骶部）→腹部（卧位）→上肢、下肢→肛门直肠→外生殖器→神经系统（最后为站立位）。

（2）坐位受检者：一般情况和生命体征→上肢→头颈部→后背部（包括肺、脊柱、肾区、骶部）→前胸部、侧胸部（受检者取卧位，心、肺）→腹部→下肢→肛门直肠→外生殖器→神经系统（最后站立位）。这样，可以保证分段而集中的体格检查顺利完成。在此过程中受检者仅有两三次体位变动。

6. 强调想查结合，问查结合 全身体格检查强调边查边想，正确评价；边问边查，核实补充。

7. 强调检查过程中与受检者适当交流 这样不仅可以融洽医患关系，而且可以补充病史资料，如想补充系统回顾的内容，查到哪里，问到哪里，简单几个问题可十分自然而简捷地获取各系统患病的资料。健康教育及精神支持也可在检查过程中体现。

8. 掌握检查的进度和时间 全身体格检查尽量在 30~40 分钟内完成。

9. 检查结束时应与受检者简单交谈 检查者在检查结束后应向被检查者说明重要发现，以及受检者应注意的事项或下一步的检查计划。但需要注意的是：如对体征的意义把握不定，则不要随便解释，以免增加受检者的思想负担或给医疗工作造成不必要的麻烦。

第二节　全身体格检查的基本项目

一、一般检查及生命体征

1. 准备和清点器械（听诊器、叩诊锤、体温计、血压计等）。
2. 自我介绍（姓名、职务，并进行简短交谈以融洽医患关系）。
3. 观察发育、营养、面容、表情和意识等一般状态。
4. 当受检者在场时洗手。
5. 测量体温（腋温，10分钟）。
6. 触诊桡动脉至少30秒。
7. 用双手同时触诊双侧桡动脉，检查其对称性。
8. 计数呼吸频率至少30秒。
9. 测右上肢血压两次（取平均值）。

二、头部

1. 观察头部外形、毛发分布、异常运动等。
2. 触诊头颅。

3. 视诊双眼及眉毛。

4. 分别检查左右眼的近视力（用近视力表）。

5. 检查双侧下睑结膜、球结膜和巩膜。

6. 检查双侧泪囊。

7. 分别翻转左右上睑、检查上睑结膜、球结膜和巩膜。

8. 检查面神经运动功能（皱额、闭目）。

9. 检查眼球运动（检查六个方位）。

10. 检查瞳孔直接对光反射。

11. 检查瞳孔间接对光反射。

12. 检查集合反射。

13. 观察双侧外耳及耳后区。

14. 触诊双侧外耳及耳后区。

15. 触诊颞颌关节及其运动。

16. 分别检查双耳听力（检查者摩擦手指，受检者掩耳闭目）。

17. 观察外鼻。

18. 触诊外鼻。

19. 观察鼻前庭、鼻中隔。

20. 分别检查左右鼻道通气状态。

21. 检查上颌窦有无肿胀、压痛、叩痛等。

22. 检查额窦有无肿胀、压痛、叩痛等。

23. 检查筛窦有无压痛。

24. 观察口唇、牙齿、上颚、舌质和舌苔。

25. 借助压舌板检查颊黏膜、牙齿、牙龈、口底。

26. 借助压舌板检查口咽部及扁桃体。

27. 检查舌下神经（伸舌）。

28. 检查面神经运动功能（露齿、鼓腮或吹口哨）。

29. 检查三叉神经运动支（触双侧咀嚼肌，或以手对抗张口动作）。

30. 检查三叉神经感觉支（上、中、下三支，受检者闭目）。

三、颈部

1. 暴露颈部。

2. 观察颈部外形，以及皮肤、颈静脉充盈和颈动脉搏动情况。

3. 检查颈椎屈曲及左右活动情况。

4. 检查副神经（耸肩及对抗头部旋转）。

5. 触诊耳前淋巴结。

6. 触诊耳后淋巴结。

7. 触诊枕后淋巴结。

8. 触诊颌下淋巴结。

9. 触诊颏下淋巴结。

10. 触诊颈前淋巴结浅组。

11. 触诊颈后淋巴结。

12. 触诊锁骨上淋巴结。

13. 触诊甲状软骨。

14. 触诊甲状腺峡部（配合吞咽）。

15. 触诊甲状腺侧叶（配合吞咽）。

16. 分别触诊左右颈动脉。

17. 触诊气管位置。

18. 听诊颈部（甲状腺、血管）杂音。

四、前、侧胸部

1. 暴露胸部。

2. 观察胸部外形、对称性、皮肤和呼吸运动等。

3. 触诊左侧乳房（四个象限及乳头）。

4. 触诊右侧乳房（四个象限及乳头）。

5. 用右手触诊左侧腋窝淋巴结（五群）。

6. 用左手触诊右侧腋窝淋巴结（五群）。

7. 触诊胸壁弹性、有无压痛。

8. 检查双侧呼吸运动度（上、中、下，双侧对比）。

9. 检查有无胸膜摩擦感。

10. 检查双侧触觉语颤（上、中、下，双侧对比）。

11. 叩诊双侧肺尖（双侧对比）。

12. 叩诊双侧前胸和侧胸（双侧对比）。

13. 听诊双侧肺尖。

14. 听诊双侧前胸和侧胸（有无异常呼吸音、啰音、胸膜摩擦音，双侧对比）。

15. 检查双侧语音共振（上、中、下，双侧对比）。

五、心脏

1. 观察心尖、心前区搏动，切线方向观察。

2. 触诊心尖搏动（两步法触搏动、位置、有无震颤）。

3. 触诊心前区有无异常（搏动及震颤）。

4. 叩诊左侧心脏相对浊音界。

5. 叩诊右侧心脏相对浊音界。

6. 听诊二尖瓣区（频率、节律、心音、杂音、心包摩擦音）。

7. 听诊肺动脉瓣区（心音、杂音、心包摩擦音）。

8. 听诊主动脉瓣区（心音、杂音、心包摩擦音）。

9. 听诊主动脉瓣第二听诊区（心音、杂音、心包摩擦音）。

10. 听诊三尖瓣区（心音、杂音、心包摩擦音）。

上述心脏听诊先用膜式体件，再酌情用钟式体件补充。

六、背部

1. 请受检者坐起。

2. 充分暴露背部。

3. 观察脊柱、胸廓外形及呼吸运动。

4. 检查胸廓活动度及其对称性。

5. 检查双侧触觉语颤。

6. 检查有无胸膜摩擦感。

7. 请受检者双上肢交叉。

8. 叩诊双侧后胸部。

9. 叩诊双侧肺下界。

10. 叩诊双侧肺下界移动度（肩胛线）。

11. 听诊双侧后胸部（有无异常呼吸音、啰音，双侧对比）。

12. 听诊有无胸膜摩擦音。

13. 检查双侧语音共振（双侧对比）。

14. 触诊脊柱有无畸形、压痛。

15. 直接叩诊法检查脊柱有无叩击痛。

16. 检查双侧肋脊点和肋腰点有无压痛。

17. 检查双侧肾区有无叩击痛。

七、腹部

1. 正确暴露腹部。

2. 请受检者屈膝、放松腹肌、双上肢置于躯干两侧，平静呼吸。

3. 观察腹部外形、对称性、皮肤、脐及腹式呼吸等。

4. 听诊肠鸣音至少1分钟。

5. 听诊腹部有无血管杂音。

6. 叩诊全腹。

7. 叩诊肝上界。

8. 叩诊肝下界。

9. 检查肝脏有无叩击痛。

10. 检查移动性浊音（经脐平面先左后右）。

11. 浅触诊全腹部（自左下腹开始，逆时针至脐部）。

12. 深触诊全腹部（自左下腹开始，逆时针至脐部）。

13. 训练受检者做加深的腹式呼吸 2~3 次。

14. 在右锁骨中线上单手法触诊肝脏。

15. 在右锁骨中线上双手法触诊肝脏。

16. 在前正中线上双手法触诊肝脏。

17. 检查肝颈静脉回流征。

18. 检查胆囊点有无压痛及 Murphy 征。

19. 双手法触诊脾脏。

20. 如未能触及脾脏，嘱受检者右侧卧位，再触诊脾脏。

21. 双手法触诊双侧肾脏。

22. 检查腹部触觉（或痛觉）。

23. 检查腹壁反射。

八、上肢

1. 正确暴露上肢。

2. 观察上肢皮肤、关节等（双侧对比）。

3. 观察双手及指甲（双侧对比）。

4. 触诊指间关节和掌指关节。

5. 检查指关节运动。

6. 检查上肢远端肌力。

7. 触诊腕关节。

8. 检查腕关节运动。

9. 触诊双肘鹰嘴和肱骨髁状突。

10. 触诊滑车上淋巴结。

11. 检查肘关节运动。

12. 检查屈肘、伸肘的肌力。

13. 暴露肩部。

14. 视诊肩部外形。

15. 触诊肩关节及其周围。

16. 检查肩关节运动。

17. 检查上肢触觉（或痛觉）。

18. 检查肱二头肌反射（双侧对比）。

19. 检查肱三头肌反射（双侧对比）。

20. 检查桡骨骨膜反射（双侧对比）。

21. 检查 Hoffmann 征（双侧对比）。

九、下肢

1. 正确暴露下肢。

2. 观察双下肢外形、皮肤、趾甲等。

3. 触诊腹股沟区有无肿块、疝等。

4. 触诊腹股沟淋巴结横组。

5. 触诊腹股沟淋巴结纵组。

6. 触诊股动脉搏动，必要时听诊。

7. 检查髋关节屈曲、内旋、外旋运动。

8. 检查双下肢近端肌力（屈髋）。

9. 触诊膝关节和浮髌试验。

10. 检查膝关节屈曲运动。

11. 检查髌阵挛。

12. 触诊踝关节及跟腱。

13. 检查有无凹陷性水肿。

14. 触诊双足背动脉。

15. 检查踝关节背屈、跖屈运动。

16. 检查双足背屈、跖屈肌力。

17. 检查踝关节内翻、外翻运动。

18. 检查屈趾、伸趾运动。

19. 检查下肢触觉（或痛觉）。

20. 检查膝腱反射。

21. 检查跟腱反射。

22. 检查 Babinski 征。

23. 检查 Oppenheim 征。

24. 检查 Kernig 征。

25. 检查 Brudzinski 征。

26. 检查 Lasegue 征。

十、肛门直肠（仅必要时检查）

1. 嘱受检者左侧卧位，右腿屈曲。

2. 观察肛门、肛周、会阴区。

3. 戴上手套，食指涂以润滑剂行直肠指检。

4. 观察指套有无分泌物。

十一、外生殖器（仅必要时检查）

1. 解释检查的必要性，注意保护隐私。

2. 确认膀胱已排空，受检者取仰卧位。

男性：

1. 视诊阴毛、阴茎、冠状沟、龟头、包皮。

2. 视诊尿道外口。

3. 视诊阴囊，必要时做提睾反射。

4. 触诊双侧睾丸、附睾、精索。

女性：

1. 视诊阴毛、阴阜、大小阴唇、阴蒂。

2. 视诊尿道口及阴道口。

3. 触诊阴阜、大小阴唇。

4. 触诊尿道旁腺、巴氏腺。

十二、共济运动、步态与腰椎运动

1. 请受检者站立。

2. 指鼻试验（睁眼、闭眼）。

3. 检查双手快速轮替运动。

4. 检查 Romberg 征（闭目难立征）。

5. 观察步态。

6. 检查曲腰运动。

7. 检查伸腰运动。

8. 检查腰椎侧弯运动。

9. 检查腰椎旋转运动。

第三节 全身体格检查的方法与步骤

以卧位受检者为例，全身体格检查的基本项目根据上述要求拟定，遵循这一基本内容和逻辑顺序有利于初学者养成良好的职业习惯和行为规范。在临床实际工作中，根据临床工作要求合理取舍。

一、一般检查及生命体征

【学习目的】

1. 掌握体格检查的基本方法。

2. 学会并达到熟练掌握一般状态检查的内容、方法及其顺序。

3. 熟悉一般状态检查的判断标准及名词术语，正确描述检查结果。

4. 了解正常特征及异常改变的临床意义。

【检查方法与步骤】

1. 发育 通过体格状态（身高、体重）、智力、第二性征与年龄之间的关系判断正常或不正常。发育正常时，年龄与智力、体格的成长状态、第二性征是均衡的。通过观察区别受检者的体型：①瘦长型（无力型）者；②肥胖型（超力型）者；③均称型（正力型）者。

2. 营养 根据皮肤、毛发、皮下脂肪、肌肉发育情况综合判断。检查方法是观察前臂内侧及上臂背侧皮下脂肪的充实程度。营养状态一般用良好、中等和不良三个等级概括。

3. 意识状态 ①问诊：通过与受检者对话了解其思维、反应、情感活动、定向力（对时间、人物、地点的分析力）；②做神经系统的反射检查，如对疼痛刺激的反应程度及瞳孔反射、角膜反射、肌腱反射等，以测定意识障碍的程度。

4. 面容与表情 正常人表情自然，无病容表现。通过望诊，观察某些疾病时的特殊面容和表情。

5. 体位 体位是指患病时身体所处的位置，通过临床观察识别自动体位、被动体位和强迫体位等。

6. 姿势与步态 正常人姿势端正，步态平稳。观察某些疾病时出现的姿势及异常步态。

7. 体温 测量腋温，将汞柱甩到35℃以下，放置腋窝10分钟，然后读数，记录，注意不要用手触摸水银头。

8. 呼吸 通过视诊观察胸、腹部运动的频率和节律，要求观察30秒（节律整齐，否则1分钟）计数呼吸次数，计算每分钟呼吸频率。

9. 脉搏 触诊桡动脉，计数30秒脉搏次数，计算每分钟脉搏频率，注意节律、强度。脉律不整计数1分钟。

10. 血压 受检者安静休息片刻（5~10分钟）后测血压，并应避免劳累和任何精神因素的影响。一般检查右侧肱动脉，仰卧位或坐位检查，必要时测定左上肢及下肢血压。观察水银柱液面，袖带下缘距肘弯横纹上2~3cm；听诊器膜式体件与腋中线同一水平，两眼平视水银柱平面。同样的方法测定两次，间歇1分钟左右。测量完后倾斜血压计，关闭开关。

【提示】
掌握一般状态检查的内容、方法及其顺序。

【操作评分】（10分）

1. 测量体温方法正确，读数准确。共1分。

2. 检查脉搏方法正确，读数准确。共1分。

3. 触诊双侧桡动脉方法正确。共1分。

4. 观察呼吸方法正确，读数准确。共1分。

5. 测量右上肢血压，血压计放置位置正确，血压带绑扎部位正确、松紧度适宜。共5分。

6. 观察发育、营养、意识、面容与表情等。共1分。

二、头部

【学习目的】

1. 掌握头部检查的内容、方法及其顺序。

2. 熟悉头部检查的判断标准及名词术语，正确描述检查结果。

3. 了解正常特征及异常改变的临床意义。

【检查方法与步骤】

1. 用软尺测量自眉间绕枕骨粗隆的周长（即头围大小），观察头颅外形改变及运动异常，注意小儿囟门是否闭合、有无凹陷或膨隆。注意头发颜色、光泽度、分布、脱落的形式及疏密程度等。

2. 触诊头颅。

3. 视诊双眼及眉毛，观察眉毛有无过于稀疏或脱落，尤应注意外 1/3 的改变。注意眼睑有无下垂、水肿或闭合障碍，有无内翻、外翻及倒睫等。

4. 分别检查左右眼的近视力（用近视力表），注意根据近视力表标识距离测试，并记录检查结果。

5. 检查双侧下睑结膜、球结膜和巩膜。向下牵拉、翻转下眼睑检查下睑结膜；嘱向上看检查下部球结膜，嘱向左看检查右侧球结膜，嘱向右看检查左侧球结膜。注意观察结膜有无苍白、充血、出血点、颗粒及滤泡等。在自然光线下，观察巩膜有无黄染及其程度。

6. 检查双侧泪囊。

7. 分别翻转左右上睑，检查上睑结膜、球结膜和巩膜。用食指和拇指捏住上眼睑中外 1/3 交界处的边缘，嘱受检者向下看，此时轻轻向前下方牵拉，然后食指向下压迫睑板上缘，并与拇指配合将睑缘向上捻转，将眼睑翻开。翻转眼睑时动作要轻巧、柔和，以免引起受检者的痛苦和流泪。嘱受检者向下看，检查双眼上部球结膜，注意观察结膜有无苍白、充血、出血点、颗粒及滤泡等。

8. 检查眼球运动（六个方位），注意眼球有无外突或凹陷，各方向运动是否到位或受限。检查者置目标物（棉签或手指）于受检者眼前 25~30cm 处，嘱受检者固定头位，眼球随目标方向移动，一般按左→左上→左下，右→右上→右下 6 个方向的顺序进行，观察眼球运动是否受限。眼球震颤检查法：嘱受检者眼球随检查者手指所示的方向（水平或垂直）运动数次，观察眼球是否出现水平或垂直方向的不自主摆动。

9. 观察角膜透明度，有无云翳、白斑、软化、溃疡及新生血管等。角膜反射：嘱受检者睁眼，眼球注视内上方。检查者用棉签的细棉絮从旁边触及一侧角膜，引起眼睑急速闭合。双眼分别检查，刺激后引起一侧闭目，为直接角膜反射；刺激后引起对侧同时闭目，为间接角膜反射，正常人均存在。

10. 注意瞳孔的大小、形状、双侧是否等大等圆。

11. 检查瞳孔直接对光反射。检查时先令受检者向远方平视，然后用手电筒突然直接照射瞳孔，并观察其动态变化。正常人瞳孔受光线刺激后，双侧瞳孔立即缩小，移开光源后瞳孔迅速复原。

12. 检查瞳孔间接对光反射。用左手隔开两眼，用手电筒照射一侧瞳孔，观察对侧瞳孔情况。

13. 检查集合反射。嘱受检者注视 1m 以外检查者的食指，然后将食指迅速移近眼球（距眼球约 20cm 处）。正常人瞳孔应逐渐缩小，称为瞳孔调节反射，同时双侧眼球向内聚合，称为辐辏反射。

14. 检查面神经运动功能（皱额、闭目）。

15. 观察双侧外耳及耳后区。注意耳廓形态，有无外伤、结节及畸形，外耳道有无疖肿、异常分泌物。

16. 触诊双侧外耳及耳后区，乳突有无压痛。

17. 触诊颞颌关节及其运动。

18. 分别检查双耳听力（检查者摩擦手指、受检者掩耳闭目）。粗测法：在安静室内嘱受检者闭目坐于椅子上，并用手指阻塞一侧耳道，检查者持手表或摩擦手指指腹，自1m以外逐渐移近受检者耳边，直到听到声音为止。听力正常者一般在1m左右处即可听到机械表声。两侧听力大致相同，精测法需用音叉或电测听器进行。

19. 观察外鼻。注意鼻位是否居中，有无歪斜，鼻梁有无塌陷，有无鼻翼翕动。

20. 触诊外鼻。

21. 观察鼻前庭、鼻中隔。检查者将拇指置于受检者鼻尖，其他四指置于额部，以拇指上推鼻尖，观察鼻前庭有无疖肿，鼻黏膜有无充血、水肿及有无异常分泌物；鼻中隔是否居中，注意有无穿孔。

22. 分别检查左右鼻道通气状态。检查者用食指或拇指压一侧鼻孔，嘱受检者用另一侧鼻孔吸气，同法检查另一侧。

23. 检查上颌窦。检查者双手固定于受检者的两侧耳后，将双手拇指分别置于左及右颧部向后按压，观察有无肿胀、压痛、叩痛等。

24. 检查额窦。一手扶持受检者的枕部，用另一手食指置于眼眶上缘内侧，适度用力向后、向上按压，观察有无肿胀、压痛、叩痛等。

25. 检查筛窦。双手固定受检者两侧耳后，双手拇指分别置于鼻根部与眼内眦之间向后方按压，观察有无压痛。

26. 观察口唇、牙齿、上颚、舌质和舌苔。注意口唇色泽，有无苍白、发绀、干燥、皲裂、口唇疱疹、口角糜烂等。注意舌质颜色、舌苔情况、舌形态，舌伸出后有无偏斜及震颤。

27. 借助压舌板检查颊黏膜、牙齿、牙龈、口底。在充分的自然光线下或用手电筒照明，观察有无出血点、瘀斑、溃疡、玫瑰疹及色素沉着，有无龋齿、义齿、残根、残冠及缺牙。注意牙龈有无出血、肿胀，牙龈缘有无铅线。

28. 借助压舌板检查口咽部及扁桃体：受检者坐在椅子上或仰卧头略后仰，口张大并发"啊"音。此时检查者将压舌板置于舌前区与后区交界处迅速下压，在手电筒照明下或充分的自然光线下可见软腭、悬雍垂、咽腭弓、舌腭弓、扁桃体及咽后壁。注意咽部有无充血、红肿、分泌物，咽后壁有无淋巴滤泡增生，扁桃体有无肿大。

29. 检查舌下神经（伸舌）。

30. 检查面神经运动功能（露齿、鼓腮或吹口哨）。

31. 检查三叉神经运动支（触双侧咀嚼肌，或以手对抗张口动作）。

32. 检查三叉神经感觉支（上、中、下三支，受检者闭目）。

33. 检查腮腺。正常人触不到腺体轮廓，肿大时可见到以耳垂为中心的隆起，触之界限不清，注意有无压痛。检查腮腺导管开口处（位于上颌第2磨牙相对的颊黏膜处）有无分泌物。

【提示】

掌握头部检查的内容、方法及其顺序。

【操作评分】（10分）

1. 观察头发、触诊头颅方法正确。共1分。

2. 眼结膜、巩膜、眼球运动、对光反射（间接、直接）、调节反射、辐辏反射（辐辏运动）检查方法正确。共3分。

3. 检查耳廓形态、观察外耳道、检查乳突方法正确。共1分。

4. 观察鼻外形、鼻前庭和鼻腔，检查左右鼻道通气状态方法正确。共1分。

5. 检查上颌窦、额窦和筛窦方法正确。共1分。

6. 观察口唇、颊黏膜、牙齿、牙龈、口咽部及扁桃体，注意舌质颜色、舌苔情况，舌形态，舌伸出后有无偏斜及震颤方法正确。共3分。

三、颈部

【学习目的】

1. 掌握颈部检查的内容、方法及其顺序。

2. 熟悉颈部检查的判断标准及名词术语，正确描述检查结果。

3. 了解正常特征及异常改变的临床意义。

【检查方法与步骤】

1. 暴露颈部。

2. 观察颈部外形和皮肤、颈静脉充盈和颈动脉搏动情况。受检者取舒适坐位或仰卧位，使颈部处于自然直立状态，观察两侧是否对称，有无斜颈。

（1）颈静脉怒张检查法：当受检者立位与坐位时可见明显的颈静脉充盈；当受检者平卧时颈静脉充盈超过锁骨上缘至下颌角距离的下2/3处以上；当受检者半卧45°时，颈静脉充盈超过锁骨上缘至下颌角距离的下1/3处以上均称为颈静脉怒张。

（2）颈动脉搏动：平静状态下观察到颈动脉搏动称为颈动脉异常搏动，表示脉压明显增加。

3. 检查颈椎屈曲及左右活动情况。正常人伸屈及转动自如，注意有无活动受限。

（1）颈部活动度检查法：颈前屈、背伸、左右侧弯、左旋右旋有无受限。

（2）颈抵抗（或称颈强直）检查法：嘱受检者仰卧去枕，两下肢伸直，检查者以右手轻压胸部，左手置于受检者枕后轻轻抬头向前屈曲，然后左右转动颈部。观察有无抵抗以及能否充分前屈曲。有抵抗者及不能充分向前屈曲者为颈强直阳性。如屈颈时受检者的两膝关节屈曲称为布鲁金斯基（Brudzinski）征阳性。

4. 检查副神经（耸肩及对抗头部旋转）。

5. 触诊耳前、耳后、枕后、颌下、颏下、颈前、颈后、锁骨上淋巴结。检查时应使检查部位的皮肤及皮下组织放松，利用手指由浅入深进行滑动触摸皮下的淋巴结是否肿大。注意观察淋巴结的大小、数目、硬度、压痛、活动度及有无粘连，局部皮肤有无红肿、瘢痕、瘘管等。

6. 视诊甲状腺有无肿大，肿大程度及对称性。嘱受检者做吞咽动作，可见肿大的甲状腺随吞咽动作上下移动，以此与其他颈部肿块鉴别。

7. 触诊甲状腺峡部（配合吞咽）。甲状腺峡部位于环状软骨下方第 2 至第 4 气管环前面。检查者站于受检者前面用拇指或站在受检者后面用食指从胸骨上切迹向上触摸，可触及气管前软组织，判断有无增厚，嘱受检者吞咽，可感觉到此软组织在手指下滑动，以判断有无肿块。

8. 触诊甲状腺侧叶（配合吞咽）。

（1）前面触诊：一手拇指施压于一侧甲状软骨，将气管推向对侧，另一手食指、中指在对侧胸锁乳突肌后缘向前推挤甲状腺侧叶，拇指在胸锁乳突肌前缘触诊，配合吞咽动作，重复检查，可触及被推挤的甲状腺。用同样方法检查另一侧甲状腺。

（2）后面触诊：一手食指、中指施压于一侧甲状软骨，将气管推向对侧，另一手拇指在对侧胸锁乳突肌后缘推挤甲状腺，食指、中指在其前缘触诊甲状腺，配合吞咽动作，重复检查。用同样方法检查另一侧甲状腺。

9. 分别触诊左右颈动脉。

10. 触诊气管位置。受检者取舒适坐位或仰卧位，使颈部处于自然直立状态。①右手食指与无名指分别置双侧胸锁关节上，中指置于气管之上，观察中指是否在食指与无名指中间，若距离不等则示有气管移位；②检查者将食指与无名指分别置于两侧胸锁关节上，然后将中指分别置于气管与胸锁乳突肌之间的间隙，观察、感觉、比较间隙是否一样宽。若不一样宽则为气管向间隙窄的一侧移位。

11. 听诊颈部（甲状腺、血管）杂音。当触到甲状腺肿大时，将听诊区体件放在肿大的甲状腺上，如听到动脉收缩期杂音及低调的连续性静脉"嗡鸣"音，对诊断甲状腺功能亢进症很有帮助。正常人颈部大血管一般无杂音。检查时可用听诊器膜式体件置于颈动脉、椎动脉，或锁骨下动脉的体表处，听诊有无血管杂音。杂音一般在收缩期明显，提示该动脉狭窄。

【提示】

临床意义：正常人气管位于正中，大量胸腔积液或气胸时，可使气管移向对侧；肺不张、单侧胸膜肥厚粘连时气管移向患侧。

【操作评分】（10 分）

1. 观察颈部皮肤、血管方法正确。共 1 分。
2. 测试颈项强直方法正确。共 1 分。
3. 按顺序触诊颈部淋巴结方法正确。共 2 分。
4. 触诊甲状腺方法正确。共 3 分。
5. 分别触诊左右颈动脉方法正确。共 1 分。
6. 触诊气管位置方法正确。共 1 分。
7. 听诊颈部血管杂音方法正确。共 1 分。

四、前、侧胸部

【学习目的】

1. 了解胸部的体表标志、人工画线及分区。

2. 掌握肺部视、触、叩、听的检查内容、方法和顺序，并能区分清音、浊音、实音、过清音，及鼓音、肺泡呼吸音、支气管呼吸音、支气管肺泡呼吸音的特点及正常分布。

3. 熟悉胸廓、胸壁、肺正常状态及其生理变异，常见阳性体征的临床意义，并正确描述检查结果。

【检查方法与步骤】

1. 暴露胸部，能指出胸部体表主要骨骼标志（肋脊角、剑突、胸骨角、肋间隙）、主要垂直标志线（锁骨中线、腋前线、肩胛线）及主要自然陷窝（锁骨上窝、锁骨下窝、胸骨上窝、腋窝）。

2. 观察胸部外形、对称性、皮肤和呼吸运动等，嘱受检者端坐或平卧，进行自然呼吸。检查者面对受检者进行观察，当受检者胸廓轻微活动时，嘱受检者解开裤带，以便更好地观察腹式呼吸。观察呼吸式（胸式、腹式），呼吸深度、频率、节律，呼吸气相、长短的关系，呼吸辅助肌活动的强弱、胸廓两侧的运动度是否相等以及有无增强或减弱。

3. 触诊左侧乳房（四个象限及乳头）。右手浅部滑行触诊法检查受检者左侧乳房，顺序是由外上象限起始→外下象限→内下象限→内上象限→中部→最后挤压乳头根部，检查有无压痛、是否触及包块、乳头有无分泌物等。

4. 触诊右侧乳房（四个象限及乳头），左手检查右侧乳房。

5. 用右手触诊左侧腋窝淋巴结（五群）。检查者左手抓住受检者左腕向外上屈肘外展抬高约45°，右手指并拢，掌面贴近胸壁向上逐渐达腋窝顶部，滑动触诊，然后依次触诊腋窝后、内、前壁，再翻掌向外将受检者外展之上臂下垂，触诊腋窝外侧壁。检查腋窝前壁时，应在胸大肌深面仔细触摸。检查腋窝后壁时，应在腋窝后壁肌群深面触摸。

6. 用左手触诊右侧腋窝淋巴结（五群）。

7. 触诊胸壁弹性、有无压痛。用手指或手掌轻压胸壁，检查有无皮肤、肌肉、肋骨、锁骨、胸骨及神经等触痛。

8. 检查双侧呼吸动度（上、中、下，双侧对比）。将两手平放于胸廓下部的对称部位，嘱受检者做深呼吸，双手随呼吸运动向两侧移动，观察双手移动有无差别，正常双手移动一致，说明两侧呼吸动度一致。由上而下逐渐检查。

9. 检查有无胸膜摩擦感。将手掌或手掌尺侧缘平贴于胸壁，嘱受检者做深呼吸，触及有无胸膜摩擦感，其特点类似两片皮革互相摩擦的感觉，常见的部位是腋中线下部胸壁。

10. 检查双侧触觉语颤（上、中、下，双侧对比）。用两手掌或手掌尺侧缘轻放于受检者胸壁的对称部位，嘱受检者用同等强度重复发"一"长音，此时在胸壁上可触到由声波所产生的振动，即为触觉语颤。由上而下依次检查，注意两侧对称部位的语颤是否相等，有无一侧或局部的语颤增强或减弱。注意：①触诊时不可将两手强压在胸壁上；②强调两侧对称部位进行比较；③为排除检查者双手感觉可能存在敏感度的差异导致的错误判断，检查时同一对称部位应正反手交叉检查进行比较。

11. 叩诊双侧肺尖（双侧对比）。肺上界：即肺尖上界（kronig 峡）的宽度，自斜方肌前缘中央部开始叩诊。叩诊音为清音，逐渐向外叩，当变为浊音时做一记号；然后再向内侧叩诊，直到变为浊音。此清音带宽度表示肺尖范围。

12. 叩诊双侧前胸和侧胸（双侧对比）。自肺尖开始，左右对称部位，向下逐个肋间进行叩诊，左右对比。双侧胸部叩诊时，板指一般应与肋骨平行，紧贴于肋间隙。直接叩诊法：用中指掌侧或将手指并拢以其指尖对胸壁进行叩击，借叩击的反响和指下的振动感来判断病变情况。

13. 听诊双侧肺尖。

14. 听诊双侧前胸和侧胸（有无异常呼吸音、啰音、胸膜摩擦音，双侧对比），注意呼吸音强度、高低、性质及呼吸时间的长短等。

15. 检查双侧语音共振（上、中、下，双侧对比），嘱受检者用按平时谈话的音调数"一、二、三"时，在胸壁上可用听诊器听到柔和而模糊的声音即为听觉语音（支气管语音）。

【提示】

1. 取坐位时，受检者端坐，全身肌肉放松，两手自然下垂。检查前胸时，胸部应稍向前挺。检查腋部时，宜将该侧手臂举起置于头上。取卧位时，须让受检者随时变换体位，以检查各部。

2. 叩诊注意事项：①环境应安静，应充分暴露叩诊部位；②检查者的位置应舒适方便；③根据胸壁组织的厚薄、病变范围及深浅不同应用不同的叩诊力量，根据叩诊音、叩击部位震动感的强弱判断病变情况；④比较左右两侧对称部位的叩诊音时，应排除胸腔内实质性脏器（如心脏、肝脏、胃泡）的影响所造成的误差。

3. 生理变异：①肝浊音区为右侧锁骨中线第 4 肋间隙至第 6 肋骨，大多为第 5 肋间隙；②心浊音区见心脏叩诊部分；③脾浊音区为左腋中线第 9~11 肋间隙，有时因胃内有气体存在不易叩出；④特劳伯（Traube's）区在左侧腋前线下方，因胃内含气叩诊呈鼓音，此区范围大小因胃内含气量多少而改变。正常右肺前界与胸骨右缘一致，左肺前界为心界绝对浊音区左缘。

4. 听诊注意事项：①仔细检查听诊器，如管腔是否通畅，皮管有无破损，听诊器体件有无松动，音膜有无破裂；②听诊器耳件方向应弯向前内与耳道方向相合；③听诊器体件应紧贴胸壁，中间不得有间隙和有任何物体相隔（如衣服）；④受检者应体位舒适、肌肉放松，环境安静、温暖，听诊器体件应温暖。

【操作评分】（10 分）

1. 能指出胸部体表主要骨骼标志、主要垂直线标志（锁骨中线）及主要自然陷窝，能提到观察胸廓形状（桶状胸、扁平胸、肋间隙是否饱满、乳房是否对称等），能准确观察呼吸运动、呼吸频率、呼吸节律等。共 2 分。

2. 胸部（廓）扩张度双手触诊方法姿势正确，双手语音震颤触诊方法正确，能提到胸部触诊可触及胸膜摩擦感，并能进行正确操作。共 2 分。

3. 胸部间接叩诊时手指动作、方法、顺序正确，直接叩诊手指方法正确，会叩肺移动度。共2分。

4. 胸部听诊方法、顺序正确，能表述听诊4种主要内容（正常呼吸音、异常呼吸音、啰音、胸膜摩擦音）。共4分。

五、心脏

【目的要求】

1. 掌握心脏的检查内容、方法及顺序，了解其正常状态与生理变异。

2. 掌握心脏浊音界的叩诊及心界测量方法，掌握第一、第二心音的特点与辨别方法。

3. 学习正常心脏视、触、叩、听的检查方法，认识心脏的体征。

【检查方法与步骤】

1. 观察心尖、心前区搏动 受检者仰卧位，暴露胸部，检查者在其右侧。开始时检查者下蹲视线与受检者胸廓同高，切线方向观察心前区有无隆起及异常搏动。然后视线逐步高于胸廓，全面观察心前区。

2. 触诊心尖搏动、心前区有无异常（搏动及震颤） 检查者右手掌平置于受检者心前区开始触诊，然后逐渐以手掌尺侧小鱼际肌或食指、中指、环指并拢，以其指腹进行触诊，按压力度适当，以感知有无微细的震动感。用上述触诊手法在心前区胸骨左缘第4肋间触诊，或叙述如何能使触诊满意的条件（前倾位、收缩期、呼吸末、屏住呼吸）。

3. 心脏间接叩诊 嘱受检者取仰卧位或坐位，做平静呼吸，用间接叩诊法叩诊，坐位叩诊时板指的位置与心脏边缘平行；仰卧位叩诊板指方向与肋间隙平。板指要平贴肋间隙并加一定压力。叩诊力应均匀一致，一般宜轻，胸壁厚者可稍加叩力。叩诊顺序是从外向内，自下而上。先叩左界，后叩右界。心左界自心尖搏动外侧2~3cm处起向右叩，然后向上依次叩诊，由外向内叩诊音变化依次为清音、浊音、实音。浊音（相对浊音界）为各肋间心左界；其他肋间叩诊起始部位为上一肋间心界宽度左移2~3cm，向右叩，直到叩出左侧第2肋间心左界。如心尖搏动不明显则从左侧第5肋间腋前线处向内侧叩，依次叩出第5、第4、第3、第2肋间心左界。叩诊右侧心界先沿右侧锁骨中线由第2肋间向下叩出肝上界（浊音肋间，多数为右侧第5肋间），从肝上界的上一肋间锁骨中线处向内叩出心脏相对浊音界，其他肋间叩诊方法同左侧。左右相对浊音界叩出后用两把直尺测出每个肋间浊音点至前正中线的距离，再测出锁骨中线至前正中线的距离，并做记录。

4. 心脏听诊 ①听诊顺序：二尖瓣听诊区→肺动脉瓣区→主动脉瓣听诊区→主动脉瓣第2听诊区→三尖瓣区；②听诊内容：心率、心律、心音、杂音及心包摩擦音等。

【提示】

1. 心脏体格检查是全身体格检查的重要内容，应熟记检查的项目和内容，并且能准确地发现和记录阳性体征。

2. 心浊音界叩诊是心脏体检的重点和难点内容，要反复训练，熟练掌握心浊音界叩诊的手法，力求做到检查手法规范，检查结果正确。

3. 要熟记心脏听诊的项目及各瓣膜听诊区的部位所在，为完成各瓣膜区的听诊内容每个瓣膜听诊区应听诊15秒至1分钟。

4. 受检者取坐位或仰卧位，必要时可变换体位以利听诊，如左侧卧位。有时可嘱受检者进行适量运动后再听诊，有时嘱其于深呼气末屏住呼吸再听诊。

【操作评分】（10分）

1. 心脏视诊方法正确，能叙述心脏视诊的主要三个内容，并能指出其部位（心前区隆起与凹陷、心尖搏动、心前区异常搏动）。共2分。

2. 心脏触诊手法正确，能在心尖搏动区及心前区正确进行触诊，可触及震颤、心包摩擦感。共2分。

3. 心脏叩诊手法、姿势、力量正确，会叩心浊音界，能回答并叩出某肋间心浊音界，锁骨中线测量方法正确。共2分。

4. 能正确指出心脏瓣膜各听诊区，听诊顺序正确（二尖瓣区、肺动脉瓣区、主动脉瓣区、主动脉瓣第2听诊区、三尖瓣区，逆时针方向），能叙述心脏听诊主要内容。共4分。

六、背部

【学习目的】

掌握脊柱及后胸部的基本检查内容及方法。

【检查方法与步骤】

1. 嘱受检者坐起。

2. 充分暴露背部。

3. 观察脊柱、胸廓外形及呼吸运动。检查者用手指沿脊椎棘突以适当压力从上向下划压，划压后出现一条红线，以此观察脊柱有无侧弯，有无过度前突或后突现象。正常脊柱呈"S"状弯曲，即颈椎稍向前突，胸椎向后突，腰椎向前突。嘱受检者躯干做前屈、后伸、侧弯及旋转动作，观察脊柱有无活动受限。

4. 检查胸廓活动度及其对称性。

5. 检查双侧触觉语颤。

6. 检查有无胸膜摩擦感。

7. 请受检者双上肢交叉。

8. 叩诊双侧后胸部，肩胛间区叩诊时板指与脊柱平行。

9. 叩诊双侧肺下界。受检者平静呼吸，在锁骨中线、腋中线及肩胛线上自上而下进行叩诊。当清音变为浊音再变为实音时，即表示肺下界在该线上的位置，正常分别为第6、第8、第10肋间隙，左右两侧大致相同。

10. 叩诊双侧肺下界移动度（肩胛线）。平静呼吸时在肩胛线叩出双侧肺下界后，嘱受检者深吸气后屏住呼吸，重新在肩胛线叩出肺下界。这时肺下界下降，并用笔做出标记，再嘱深呼气后屏住呼吸叩出肺下界，再做标记，这时肺下界上升。两个标记间的距离即为肺下界移动范围，正常人为6~8cm。

11. 听诊双侧后胸部（有无异常呼吸音、啰音，双侧对比）。

12. 听诊有无胸膜摩擦音。

13. 检查双侧语音共振（双侧对比）。

14. 触诊脊柱有无畸形、压痛。检查者用右手拇指自上而下按压每一脊椎棘突，观察受检者有无痛苦表现。

15. 检查脊柱有无叩击痛。

（1）直接叩诊法：直接用叩诊锤或右手中指指端叩击各脊椎棘突，多用于检查胸椎及腰椎。

（2）间接叩击法：嘱受检者端坐，检查者以左手掌面放在其头顶，右手半握拳以小鱼际肌部叩击左手背，观察有无叩击痛。

16. 检查双侧肋脊点和肋腰点有无压痛。

17. 检查双侧肾区有无叩击痛。检查者左手掌平置于受检者的肾区（肋脊角），右手握拳，用轻到中等的力量叩击左手背，正常人肾区无叩击痛。

【提示】

取坐位时，受检者端坐，全身肌肉放松，两手自然下垂，检查背部时身体稍向前弯，头略低，将两手交叉抱肩或抱肘。

【操作评分】（10分）

1. 观察脊柱、胸廓外形及呼吸运动方法正确。共1分。

2. 触诊胸廓活动度方法正确。共1分。

3. 触诊语音震颤方法正确。共1分。

4. 背部叩诊方法正确。共1分。

5. 叩诊双侧肺下界和肺下界移动度方法正确。共1分。

6. 背部听诊方法正确。共1分。

7. 听诊语音共振方法正确。共1分。

8. 触诊脊柱有无畸形、压痛方法正确。共1分。

9. 叩诊检查脊柱有无叩击痛方法正确。共1分。

10. 检查双侧肋脊点和肋腰点有无压痛，双侧肾区有无叩击痛方法正确。共1分。

七、腹部

【学习目的】

1. 了解腹部的体表标志及分区。

2. 熟悉腹部检查的顺序及方法，掌握触诊方法。

3. 熟悉腹部检查的正常状态及阳性体征的临床意义。

【检查方法与步骤】

检查顺序为视、听、叩、触；记录顺序为视、触、叩、听内容，触诊会刺激肠道，引起肠鸣音亢进。

1. 正确暴露腹部。

2. 嘱受检者屈膝，放松腹肌，双上肢置于躯干两侧，平静呼吸。

3. 观察腹部外形、对称性、皮肤、脐及腹式呼吸等。腹壁静脉血流方向检查法：脐上下各选择一段没有分支的静脉，检查者将右手食指和中指并拢压在静脉上，然后将一手食指沿着静脉紧压而向外移动，挤出该段静脉内的血液，至一定距离后放松该手指，另一指仍紧压静脉。如果该段挤空的静脉很快充盈，则血流方向是从放松的手指一端流向紧压的手指一端。再相反方向做一遍，如血流充盈很慢，则进一步证实血流是从另一只手指方向流向按压后血流缓慢充盈的手指方向。

4. 听诊肠鸣音至少1分钟。将听诊器体件置于腹壁上，有步骤地移动其位置。振水音：嘱受检者仰卧位，将听诊器体件放于上腹部或将耳朵凑近腹部，用稍弯曲的手指在受检者上腹做连续迅速的冲击动作，或用两手左右摇晃受检者上腹部，胃内气体与液体相互撞击的声音即振水音。正常人进食较多的液体后可检查出此征。如空腹或餐后6~8小时仍有此征，则示胃内液体潴留，考虑幽门梗阻。

5. 听诊腹部有无血管杂音，主要听诊区有平脐腹直肌外缘上方为肾动脉杂音听诊区，剑突下与脐之间为腹主动脉听诊区。注意股动脉、髂动脉等处是否闻及血管杂音。正常人腹部无血管杂音。

6. 叩诊全腹。正常情况，腹部叩诊除肝、脾所在部位为浊音或实音外，均为鼓音。胆囊被肝脏覆盖，临床上不能用叩诊法检查胆囊的大小，仅能检查有无叩击痛。正常人肝脏及胆囊均无叩击痛。胃泡鼓音区（Traube 鼓音区）位于左胸下前部，因胃内充气、叩诊呈鼓音，其大小因胃内含气量的多少及邻近组织器官的状态而异。①脾脏叩诊：宜用轻叩诊法。在左腋中线上叩诊，正常人脾脏浊音区在左腋中线上第9~11肋之间，宽4~7cm，前方不超过腋前线。②膀胱叩诊：在耻骨联合上方叩诊，膀胱空虚时，因耻骨上方有肠管存在，叩呈鼓音，即叩不出膀胱。膀胱充盈时，可叩出呈圆形浊音区。注意：当子宫增大（见于妊娠、子宫肌瘤）或卵巢囊肿时，该叩诊区也呈浊音。如排空膀胱后，浊音转为鼓音为尿潴留所致的膀胱胀大。

7. 叩诊肝上界。一般沿右锁骨中线、右腋中线和右肩胛下角线进行，由肺区向下叩，由清音转为浊音时为肝上界，因此处为肺遮盖的肝顶部，故为肝脏相对浊音界。再往下叩转为实音，为肝脏绝对浊音界。

8. 叩诊肝下界。一般由腹部鼓音区沿右锁骨中线或前正中线向上叩诊，由鼓音变为浊音处即为肝下界。注意：因肝下界与结肠、胃等重叠，很难叩准，故肝下界多用触诊法确定。一般叩诊的肝下界较触诊的肝下界升高2~3cm，仅在肝缘明显增厚时两者结果相近。叩诊肝浊音界时，应注意其是否扩大、缩小、消失，有无叩击痛。

9. 检查肝脏有无叩击痛。

10. 检查移动性浊音（经脐平面先左后右）：嘱受检者仰卧，自腹中部开始，向两侧腹部叩诊，出现浊音时，板指手不离开腹壁，嘱受检者右侧卧，使板指在腹的最高点，再叩诊，呈鼓音。当叩诊向腹下侧时，叩音又为浊音，再嘱受检者左侧卧，用同样的方法叩击。这种因体位不同而出现的浊音区变动现象称移动性浊音。

11. 浅触诊全腹部（自左下腹开始，逆时针至脐部）：用全手掌轻轻在腹部表浅部位，利用掌指关节和腕关节的弹力柔和地进行滑动触摸，借以了解腹壁紧张度，有无压痛、反跳痛及包块。

12. 深触诊全腹部（自左下腹开始，逆时针至脐部）：检查时嘱受检者张口平静呼吸，触诊的手随腹式呼吸腹壁的起伏而升降，并以并拢的二、三、四指末端逐渐压向腹腔的脏器或包块。当触及脏器或包块时，手指连同该处的腹壁皮肤一起做上下、左右的滑动触摸，并观察脏器或包块随呼吸变化而活动的情况。如果是肠管或条索状包块，应做与长轴相垂直方向的滑动触摸。此法常用于腹腔深部包块和胃肠病变检查。

13. 训练受检者做加深的腹式呼吸 2~3 次。

14. 在右锁骨中线上单手法触诊肝脏，无左手配合，右手触诊方法同双手触诊法右手动作。肝下缘记录方法：分别记录右锁骨中线上肝下缘至右肋下缘和前正中线上肝下缘至剑突下的距离，以 cm 表示。正常人肋下应在 1cm，剑突下多在 3cm 之内。触诊肝脏时，应详细描述其大小、质地（软、韧、硬）、形态（肝表面有无结节，边缘是否整齐等）、压痛、搏动等。

15. 在右锁骨中线上双手法触诊肝脏：受检者取仰卧位，两膝关节稍屈曲。检查者位于受检者右侧，用左手托住受检者右侧胸及右腰部，左手拇指固定于右肋缘。右手掌平放于受检者右侧腹壁，手指并拢，腕关节伸直，使食指和中指的指端指向肋缘，也可使食指的桡侧缘对着肋缘。触诊时先教会受检者做腹式呼吸，检查者右手从髂前上棘水平腹直肌外缘自下而上，逐渐向右季肋缘或剑突下移动。触诊的右手随着呼气指端深入腹腔，吸气时腹壁隆起相应抬高手指，抬起的速度可稍落后于腹壁的抬起。如触及肝脏下缘时，可触及肝下缘从指端滑过；随着呼气时腹壁下陷右手及时下按，此时可再一次触及肝下缘从指端滑过。如此，肝脏下缘随吸气下移就可碰到手指。下移后的肝脏下缘随呼气而上升也可再一次碰到手指。

16. 在前正中线上双手法触诊肝脏。

17. 检查肝颈静脉回流征。

18. 检查胆囊点有无压痛及莫非（Murphy）征：用单手滑动触诊法或钩指触诊法，正常人胆囊不能触及，如在右肋缘下腹直肌外缘触及卵圆形囊性包块多为胆囊，要注意胆囊的大小、压痛、形状及质地。胆囊触痛 Murphy 征检查法：检查者将左手平放在受检者的右肋缘部位，拇指放在腹直肌外侧缘与肋弓交界处，并用中等度压力在呼气时压迫腹壁，拇指不要松劲，嘱受检者深呼吸，吸气时下降的有炎症的胆囊碰到拇指引起疼痛或因疼痛而突然屏气，称为 Murphy 征阳性。

19. 双手法触诊脾脏。受检者取仰卧位，检查者位于受检者右侧。先嘱受检者仰卧位，两腿稍屈曲，检查者左手掌置于受检者左侧胸第 9~11 肋处，试将脾脏从左向右推，并限制胸式呼吸，右手掌并放于脐部，使并拢的手指与左肋弓大致呈垂直方向，以稍微弯曲的手指末端轻压向腹部深处，并随受检者的腹式呼吸运动，逐渐地由下向上接近左肋弓进行触诊。脾大时，触诊的手指可触及脾脏边缘，如脾脏过大则右手应先放在下腹部，逐渐向脐及脐上部移动。

20. 如仰卧位不易触及脾脏时，嘱受检者取右侧卧位，右下肢伸直，左下肢屈膝进行脾脏触诊。

21. 双手法触诊双侧肾脏。检查者位于受检者右侧，受检者可取仰卧位、侧卧位、坐位或立位。触诊右肾时，检查者左手托住受检者右肋脊角处（后腰部），右手掌放在右季肋部，手指末端恰在肋弓的下方。手指微弯曲，嘱受检者深呼吸，随着受检者的腹式呼吸运动，呼气时检查者双手向相对方向逐渐加压，右手压向腹腔深部，直抵腹后壁，并试图与左手相接近，腹壁较薄软的受检者常可触及肾脏。触诊左肾时，检查者左手自受检查前方绕过，左手掌托住受检者左侧肋脊角处，其余步骤同右肾触诊。触诊肾脏的关键在于受检者以深的腹式呼吸动作相配合。反击触诊法：当受检者腹壁较厚或配合不协调时可用此法。当受检者吸气时，用左手向前冲击后腰部，在季肋部施压的右手有被肾脏顶举的感觉，注意用力要适当。正常人一般不能触及肾脏。

22. 检查腹部触觉（或痛觉）。

23. 检查腹壁反射：嘱受检者仰卧位，两下肢稍屈曲，用竹签在腹壁上的一定部位按一定方向轻轻划过，正常可看到该处腹壁肌肉收缩，示腹壁反射存在。划法：右上腹由外侧向内上方；左上腹由外侧向内上方；右下腹由外侧向内下方；左下腹由外侧向内下方；脐两侧，由外向脐。

【提示】

1. 视诊注意事项

（1）室内温度适宜，嘱受检者仰卧位，充分暴露全腹部，平静呼吸，使腹壁放松。

（2）检查者应在受检者的右侧，按一定顺序从不同角度和方向进行仔细全面观察。

（3）光线要充足，以自然光为好，最好从侧面来，便于观察肠形及包块。一般是自上而下，有时为了查出细小隆起或蠕动波，眼睛需降低至腹平面，自侧面呈切线方向观察。

2. 触诊注意事项

（1）受检者取仰卧位，两腿稍屈曲并稍分开，张口做腹式呼吸，使腹肌放松，检查脾脏时可取右侧卧位，检查肾脏时可取坐位或立位。

（2）检查者位于受检者右侧，检查时手掌要保持温暖，手掌和前臂应与受检者的腹壁保持平面位置，动作要轻柔，缓缓用力、由浅入深，由健康部位开始，逐渐移向病变区，边检查边注意受检者表情及反应，有时应做好解释工作，采用提问等方式来转移受检者的注意力，以减轻腹肌紧张。

（3）正常体检从左下腹开始，依次左腰部、上腹部、脐区、下腹部、右髂部、右腰部、右上腹部呈 S 顺序。

3. 肝脏触诊注意事项

（1）首先训练受检者进行腹式呼吸，以配合检查者触诊。

（2）动作要轻柔。

（3）应从下向上逐步推移进行触诊，否则可因肝脏过大，右手放到肝脏的膈面而漏诊，且肝脏受压疼痛甚至有肝破裂的危险。

（4）右手压力适度，由浅入深，过深至肋下缘的腹壁绷得过紧可限制肝脏随呼吸上下移动。

（5）在受检者深吸气之初，触诊手指不要移向肋缘去触摸肝脏，也不要过早地随腹壁而抬起，应在继续施压中的原位置迎触肝脏。换言之，触诊肝脏时是向下移的肝脏来接触手指，而不是手指移向肋缘去触摸肝脏。

（6）应仔细区分其他脏器，不要误诊。

（7）于某处触及肝下缘后，应向两侧延伸触诊，以了解全部肝下缘情况。

【操作评分】（10分）

1. 正确表述腹部的体表标志及分区，视诊方法正确，能表述腹部外形、呼吸运动、腹壁静脉、胃肠型和蠕动波等。共2分。

2. 腹部触诊手法、顺序正确，肝脾触诊及测量方法正确，在腹部肿块、液波震颤、振水音、压痛及反跳痛诸项目中任选两项，操作方法正确。共4分。

3. 叩诊手法、动作、力量、顺序正确，肝浊音界、移动性浊音、膀胱叩诊方法正确，脊肋角叩击痛检查方法正确。共2分。

4. 腹部听诊顺序方法正确，能表述何谓肠鸣音正常、亢进、消失，血管杂音（动脉性和静脉性）听诊部位正确。共2分。

八、上肢

【学习目的】

掌握上肢的检查方法和特点。

【检查方法与步骤】

1. 正确暴露上肢。

2. 观察上肢皮肤、关节等（双侧对比），注意检查各关节有无形态异常、肿胀、压痛及波动感，有无关节脱位，有无杵状指、匙状指或爪形手，有无肢端肥大、肌肉萎缩。

3. 观察双手及指甲（双侧对比）。

4. 触诊指间关节和掌指关节。

5. 检查指关节运动。

6. 检查上肢远端肌力。

7. 触诊腕关节。

8. 检查腕关节运动：两肘弯曲至90°，肘部并能靠拢腋下胸壁，两前臂做内、外旋转运动，手掌向上能转向下者，示桡尺关节功能正常。

9. 触诊双肘鹰嘴和肱骨髁状突。

10. 触诊滑车上淋巴结：右手扶托受检者右前臂，以左手小指抵在肱骨内上髁上，其他三指（食指、中指、无名指）并拢在肱二头肌与肱三头肌间沟中纵行，横行滑动触摸，换手以同法检查左侧。

11. 检查肘关节运动：两手下垂，手心向内。两手能向下垂直说明肘关节伸直正常。

12. 检查屈肘、伸肘的肌力。

13. 暴露肩部。

14. 视诊肩部外形。

15. 触诊肩关节及其周围。

16. 检查肩关节运动：两上肢向上举，两手合拢并能置于头后者示肩关节外展、外旋及肘关节屈曲运动正常。

17. 检查上肢触觉（或痛觉）。

18. 检查肱二头肌反射（双侧对比）：左手托扶受检者的肘部，使之屈曲，前臂稍内旋，检查者的拇指置于受检者的肱二头肌腱上，用叩诊锤叩击该拇指，正常者前臂呈快速性屈曲。

19. 检查肱三头肌反射（双侧对比）：受检者肘关节屈曲，检查者托扶其前臂及肘关节，用叩诊锤叩击尺骨鹰嘴突的上方肱三头肌腱，前臂做伸展动作。

20. 检查桡骨骨膜反射（双侧对比）：受检者肘关节半屈曲，前臂略向外旋，腕关节自然下垂，检查者用叩诊锤叩击桡骨茎突上方，正常反应为肘屈及前臂旋前。

21. 检查霍夫曼（Hoffmann）征（双侧对比）：检查者用左手扶住受检者肘关节上方，右手中指与食指夹住受检者的中指，并向手背方向提拉，使腕关节呈轻度过伸位，然后以拇指迅速弹刮受检者中指指甲末端，少数正常人可有 1~2 指轻微掌曲，如引起拇指及其余四指轻微掌曲反应为阳性，见于椎体束及颈椎疾患。

【提示】
掌握上肢的检查方法。

【操作评分】（10 分）

1. 观察上肢皮肤、关节、双手及指甲等方法正确。共 2 分。

2. 触诊左右滑车上淋巴结方法正确。共 2 分。

3. 检查左右上肢运动功能和肌力方法正确。共 2 分。

4. 检查肱二头肌反射、肱三头肌反射、桡骨骨膜反射及霍夫曼（Hoffmann）征（双侧对比）方法正确。共 4 分。

九、下肢

【学习目的】
掌握下肢的检查方法和特点。

【检查方法与步骤】

1. 正确暴露下肢。

2. 观察双下肢外形、皮肤、趾甲等，注意检查各关节有无形态异常、肿胀，压痛及波动感，有无关节脱位，有无膝内、外翻及足内、外翻，有无杵状趾，有无肢端肥大、肌肉萎缩、下肢静脉曲张及水肿等。

3. 触诊腹股沟区有无肿块、疝等。

4. 触诊腹股沟淋巴结横组：正常人常可在腹股沟处触及直径约 0.1~0.5cm 的表浅淋巴结，其质地较软、表面光滑、活动、无压痛。

5. 触诊腹股沟淋巴结纵组。

6. 触诊股动脉搏动，必要时听诊。

7. 检查髋关节屈曲、内旋、外旋运动：一腿直立，另一腿伸直外展及旋转活动，检查髋关节的外展及旋转功能。

8. 检查双下肢近端肌力（屈髋）。

9. 触诊膝关节和浮髌试验：嘱受检者仰卧位，将下肢伸直，检查者用左手拇指及其余四指分别固定在肿胀的膝关节上方两侧，右手拇指和其余四指分别固定在关节下方两侧，然后用右手食指将髌骨连续向后按压数次，加压时髌骨与关节面有撞击感，松开时有髌骨浮起感，此即浮髌试验阳性。

10. 检查膝关节屈曲运动：受检者取直立姿势，观察膝关节能否伸直；嘱受检者做下蹲及起立活动，观察膝关节的屈曲功能。

11. 检查髌阵挛：嘱受检者下肢伸直，检查者用左手拇指和食指捏住髌骨上缘，用力向下快速推动数次后，并保持一定推力，如髌骨出现上下节律性运动则为阳性。

12. 触诊踝关节及跟腱。

13. 检查有无凹陷性水肿。

14. 触诊双足背动脉。

15. 检查踝关节背屈、跖屈运动。

16. 检查双足背屈、跖屈肌力。

17. 检查踝关节内翻、外翻运动。

18. 检查屈趾、伸趾运动。

19. 检查下肢触觉（或痛觉）。

20. 检查膝腱反射：受检者取坐位，小腿自然下垂，或取卧位，检查者用左手于腘窝部托起受检者下肢，使髋、膝关节稍屈曲，叩击髌骨下方股四头肌腱。正常反应为小腿做伸展运动。

21. 检查跟腱反射：受检者取仰卧位，髋、膝关节稍屈曲，下肢外展外旋，检查者用左手托其足掌，使足呈过伸位，用叩诊锤叩击跟腱。正常反应为腓肠肌收缩，足向跖面屈曲。如此不能叩出，可嘱受检者双腿跪于坐椅上，两足自然下垂，再叩击跟腱常可引出。

22. 检查巴宾斯基（Babinski）征：受检者取仰卧位，髋、膝关节伸直，检查者左手扶住受检者的踝部，右手用竹签由后向前沿足底外侧划至小趾掌关节，再转向拇趾侧，正常表现为足趾向跖面屈曲（跖反射-即巴宾斯基征阴性），如拇趾背伸，其余足趾呈扇面外展为巴宾斯基征阳性。

23. 检查奥本海姆（Oppenheim）征：检查者用左手拇指和食指沿受检者的胫骨前脊两侧用力由上向下滑压，如拇趾背伸，其余足趾呈扇面外展为阳性。

24. 检查克匿格（Kernig）征：受检者取仰卧位，先将一侧髋和膝关节各屈曲呈直角。检查者一手扶住膝关节，由一手托住该下肢足跟部，使之上抬，正常人可将膝关节伸直135°以上。若在135°之内出现抵抗感或沿坐骨神经发生疼痛感，或对侧下肢屈曲者均为阳性。

25. 检查布鲁金斯基（Brudzinski）征：检查方法同颈强直，如受检者出现膝关节与髋关节反射性屈曲者为阳性。

26. 检查拉赛格（Lasegue）征：受检者取仰卧位，两下肢伸直，检查者左手置于膝关节上，使下肢伸直，右手将下肢向上抬起。正常人下肢可以抬高70°以上，若在70°以内出现屈曲受阻或沿坐骨神经疼痛为阳性。

【提示】

掌握下肢的检查方法。

【操作评分】（10分）

1. 观察下肢皮肤、关节、下肢静脉、踝部及趾甲等方法正确。共 2 分。

2. 触诊腹股沟淋巴结方法正确。共 1 分。

3. 触诊股动脉及足背动脉搏动方法正确。共 1 分。

4. 检查左右上肢运动功能和肌力方法正确。共 2 分。

5. 检查膝腱反射和跟腱反射方法正确。共 2 分。

6. 检查 Babinski 征、Oppenheim 征、Kernig 征、Brudzinski 征、Lasegue 征方法正确。共 2 分。

十、肛门直肠（仅必要时检查）

【学习目的】

掌握肛门直肠的检查方法。

【检查方法与步骤】

1. 嘱受检者左侧卧位，右腿屈曲。

2. 观察肛门、肛周、会阴区。

3. 戴上手套，食指涂以润滑剂行直肠指检。

4. 观察指套有无分泌物。

【操作评分】（10分）

1. 操作方法正确。共 5 分。

2. 观察内容全面。共 5 分。

十一、外生殖器（仅必要时检查）

【学习目的】

掌握外生殖器的检查方法。

【检查方法与步骤】

男性：

1. 视诊阴毛、阴茎、冠状沟、龟头、包皮。

2. 视诊尿道外口。

3. 视诊阴囊，必要时做提睾反射。

4. 触诊双侧睾丸、附睾、精索。

女性：

1. 视诊阴毛、阴阜、大小阴唇、阴蒂。

2. 视诊尿道口及阴道口。

3. 触诊阴阜、大小阴唇。

4. 触诊尿道旁腺、巴氏腺。

【提示】

1. 解释检查的必要性，注意保护隐私。

2. 确认膀胱已排空，受检者取仰卧位。

【操作评分】（10分）

1. 注意保护受检者的隐私。共2分。

2. 检查方法正确。共2分。

3. 观察内容全面。共6分。

十二、共济运动、步态与腰椎运动

【学习目的】

掌握共济运动、步态与腰椎运动的检查方法。

【检查方法与步骤】

1. 请受检者站立。

2. 指鼻试验（睁眼、闭眼）。

3. 检查双手快速轮替运动。

4. 检查Romberg征（闭目难立征）。

5. 观察步态。

6. 检查曲腰运动。

7. 检查伸腰运动。

8. 检查腰椎侧弯运动。

9. 检查腰椎旋转运动。

【操作评分】（10分）

1. 检查共济运动方法正确。共2分。

2. 观察步态方法正确。共2分。

3. 检查腰椎运动方法正确。共6分。

第三章

中 医 四 诊

第一节 望 诊

【学习目的】

1. 掌握望诊的内容、方法及顺序，熟悉各种生理和病理体征，并能正确地加以描述及分析病理体征的临床意义。

2. 掌握望神的方法以及对神气的判断，注意假神与重病好转的区别。

3. 掌握望小儿指纹的方法及步骤。

4. 掌握望舌的内容、方法和顺序。

一、全身望诊

（一）望神

【检查方法与步骤】

1. 受检者端坐或平卧，自然呼吸，检查者面对受检者进行观察。

2. 受检者暴露双目，检查者视线与受检者双目同高，平行观察双目的神采及灵活状态，做到一望即知。

3. 逐一暴露受检部位，从上至下观察神情、气色、体态。

4. 受检者向前迈5~10步，观察其步态、姿势。

（二）望色

【检查方法与步骤】

1. 受检者端坐或平卧，自然呼吸，检查者在自然光线下对受检者进行观察。

2. 取坐位时，检查者面对受检者，视线与受检者面部同高，平行观察受检者的面部色泽变化。

3. 取卧位时，检查者站立于受检者右侧，视线从上至下对面部进行全面观察。

（三）望形体

【检查方法与步骤】

1. 受检者端坐或平卧。

2. 检查者视线从上至下对受检者的宏观外貌进行全面观察，包括形体的强弱胖瘦、体质形态、躯干四肢、皮肉筋骨的外观等。

（四）望姿态

【检查方法与步骤】

1. 受检者取自然体位或平卧，检查者对受检者的舒适体位及特殊姿态进行观察。

2. 嘱受检者做体位改变，观察其病理姿态。

3. 嘱受检者站立，做必要的动作，检查者对其衰惫姿态及异常动作进行观察。

【提示】

1. 望诊时光线要充足柔和，以自然光为好。光线最好从侧面来，受检者面向光亮处。要避开有色门窗和周围反光较强的有色物体，以免望诊时颜色产生假象。

2. 望色时必须把患者的面色（或肤色等）与其所处人群的常色作比较加以判断；当患者因原来肤色较深不易发现其他病色，或病情复杂，面色与病情不符时应结合其他诊断结果进行综合判断，以免造成误诊。

3. 望色应以患者的整体面色（或肤色）为主，以面色的荣润含蓄或晦暗枯槁作为判断病情轻重和预后的主要依据，并注意面部色泽的动态变化。

4. 气候、光线、昼夜、情绪、饮食等非疾病因素也可影响面色变化，望诊时应注意排除上述因素干扰。

5. 掌握得神、失神、假神，主要观察目光、表情与动态方面，人之两目有无神气是望神的重点。

6. 观察形体强弱时要将形体的外在表现与机体的功能状态、神气的衰旺等结合起来进行综合判断。

7. 在观察形体胖瘦时应注意其内在精气的强弱（主要表现为脏腑功能的强弱），并把形与气两者综合起来加以判断，方能得出正确的结论。

8. 检查时，应重视与受检者初次接触时受检者所表现的姿态。

9. 若患者的某些病理姿态在自然体位时觉察不出，则可根据检查的需要，嘱患者做某些必要的动作和体位改变，使病理姿态充分显露，以明确诊断。

【操作评分】（10分）

1. 望诊内容全面系统，项目无遗漏。共3分。

2. 望诊方法正确、规范、熟练。共2分。

3. 望诊顺序及受检者体位正确。共2分。

4. 能正确表述望诊主要内容。共3分。

二、局部望诊

（一）望头面

【检查方法与步骤】

1. 受检者取端坐位，检查者面对受检者，分别从正面和侧面对头形及面部进行观察。

2. 受检者若为婴儿，由监护人端坐抱立，暴露囟门，检查者下蹲，视线与受检者囟门同高，切线方向观察囟门有无突起。

3. 视线逐步高于囟门，全面观察头颅、囟门、头发及头部动态。

（二）望五官

【检查方法与步骤】

1. 受检者端坐或平卧，检查者在自然光线下对受检者进行观察。

2. 检查者先观察受检者双目的形态和动态，然后用右手食指和拇指指腹撑开受检者左眼睑，按顺序观察受检者的眼睑、白睛、两眦、黑睛、瞳仁，再用左手撑开右眼睑进行检查。

3. 检查者先观察受检者双耳的色泽和形态，然后用右手食指和拇指捏住受检者左耳轮，展开耳廓，观察左耳道，再用左手展开右耳廓进行检查。

4. 检查者先观察受检者鼻的色泽和形态，然后让受检者头后仰，检查者视线顺着受检者鼻腔进行观察。

5. 检查者面对受检者从正面对口与唇的色泽、形态和动态进行观察。

6. 受检者上下牙齿咬合，张开嘴唇，暴露牙龈，检查者面对受检者从正面对齿与龈的色泽、形态进行观察。

7. 受检者用力张口，检查者左手掌放在受检者前额部，右手持压舌板下压受检者舌面，嘱受检者发"啊"音，暴露咽喉，从正面对咽喉的色泽、形态进行观察。

（三）望躯体

【检查方法与步骤】

1. 受检者端坐或平卧进行自然呼吸，检查者在自然光线下对受检者进行观察。

2. 检查者先从正面和侧面观察受检者颈项的外形和色泽，然后嘱受检者分别做颈项的左右旋转、后伸、前屈、左右侧屈运动，观察受检者颈项的活动度及颈脉的变化。

3. 受检者取坐位时，全身肌肉放松，两手自然下垂，检查前胸时，胸部应稍向前挺；检查胁部时将该侧手臂举起置于头上。取卧位时，须让受检者变换体位，充分暴露胸胁部，然后对受检者胸胁部的外形和呼吸进行全面观察。

4. 受检者取卧位，充分暴露腹部，双腿屈曲，嘱受检者放松腹肌，检查者位于其右侧，先下蹲视线与受检者腹平面同水平，自侧面切线方向观察受检者腹部有无隆起，然后视线逐步高于腹部，全面对受检者腹部进行观察。

5. 受检者取坐位时，全身放松，检查腰背部时身体稍向前弯，头略低，将两手交叉抱肩或抱肘。取卧位时，须让受检者变换体位，充分暴露腰背部，然后对受检者腰背部的形态和活动度进行全面观察。

（四）望四肢

【检查方法与步骤】

1. 受检者站立，充分暴露四肢，检查者对受检者四肢的形态进行观察。

2. 受检者双手前伸，与肩同高，观察其上肢动态，再向前迈 5~10 步，观察其步态、姿势。

（五）望二阴

【检查方法与步骤】

1. 受检者取截石位，充分暴露前阴，检查者对受检者前阴的形色改变进行观察。

2. 受检者取侧卧位，双腿尽量前屈靠近腹部，充分暴露后阴，检查者对受检者肛门部的形色改变进行观察。

（六）望皮肤

【检查方法与步骤】

1. 受检者取卧位，全身放松，检查者位于其右侧。

2. 逐一暴露受检部位，从上至下观察受检者皮肤的色泽及形态改变。

【提示】

1. 望头面主要是观察头之外形、动态及头发的色质变化和脱落情况，以了解脑、肾的病变及气血的盛衰。

2. 望目应重点观察两目的眼神、色泽、形态和动态的异常改变。望目应和望神结合起来观察。

3. 望耳可诊察肾、胆和全身的病变；望鼻可诊察肺和脾胃的病变，判断脏腑的虚实、胃气的盛衰、病情的轻重和预后；望口与唇可诊察脾与胃的病变；望齿与龈可诊察肾、胃的病变及津液的盈亏。

4. 望诊观察皮肤色泽、形态变化时应当结合患者的种族、地理、气候等条件综合考虑。

5. 对于皮肤的某些病证要注意区分原发性损害与继发性损害。

6. 对于皮肤的病证要注意其部位、数目、大小、颜色、边缘边界、形状、分布排列及其出现、消退的先后顺序。

7. 要结合患者的整体状况、舌脉等综合分析。

【操作评分】（10分）

1. 望诊内容全面系统，项目无遗漏。共3分。

2. 望诊方法正确、规范、熟练。共2分。

3. 望诊顺序及受检者体位正确。共2分。

4. 能正确表述望诊主要内容。共3分。

三、望排出物

（一）望痰涎

【检查方法与步骤】

1. 受检者于晨起未洗漱、饮食之前，先吐出口中唾液，检查者取其深咳嗽之痰，在自然光线下置于明亮处观察其颜色和质、量。

2. 受检者平卧，检查者位于其流涎之一侧，下蹲视线与口角同高，观察其涎液的颜色和质、量。

（二）望呕吐物

【检查方法与步骤】

1. 受检者呕吐时，检查者位于其右侧，右手取清洁敞口容器置于受检者胸前接住呕吐物，左手轻拍受检者背部，防止其呛噎。

2. 检查者在自然光线下将呕吐物置于明亮处，观察其颜色、质和量。

（三）望大便

【检查方法与步骤】

1. 检查者取清洁敞口容器，留受检者大便，然后置于明亮处，观察其颜色、质和量。

2. 若大便为黑色，加入 100~200ml 净水，观察大便中是否带血。

（四）望小便

【检查方法与步骤】

1. 受检者于晨起未洗漱、饮食之前，将小便排入清洁敞口容器之中，检查者在自然光线下，将小便置于明亮处观察其颜色、质、量。

2. 嘱受检者将一昼夜间所有小便均排入容器中，计算其 24 小时小便总量。

【提示】

1. 排出物是各有关脏腑的生理、病理活动的产物，所以观察排出物的形、色、质、量的变化可以了解各有关脏腑的病变以及邪气的性质，其内容十分丰富。它们的共性概括为清、稀、淡——属虚、属寒；浓、稠、臭——属实、属热。

2. 望大便主要是察大便的颜色及便质、便量。

3. 望小便应重点注意其色、质、量、次数的变化。

4. 应当注意气候、饮水、药物、食物对小便量、色、次数的影响。

5. 对小便少者要结合腹部按诊，以排除癃闭。

【操作评分】（10 分）

1. 望诊项目无遗漏。共 2 分。

2. 望诊方法正确。共 2 分。

3. 望诊顺序正确。共 2 分。

4. 能正确表述望诊主要内容。共 2 分。

5. 标本留取正确。共 2 分。

四、舌诊

【检查方法与步骤】

1. 受检者端坐或平卧，检查者在自然光线下明亮处对受检者进行观察。

2. 伸舌姿势：受检者将舌伸出口外，口尽量张开，充分暴露舌体。舌体自然放松，舌面平展舒张，舌尖自然垂向下唇。

3. 顺序：检查者按舌尖、舌中、舌侧、舌根的顺序对舌象进行观察，先看舌体的舌质，后看舌苔。受检者分别向上、向下、向左、向右活动舌体，检查者对受检者舌的动态进行观察。

4. 受检者张开口腔，将舌体向上腭方向翘起，舌尖轻抵上腭，舌体保持自然松弛，勿用力太过，使舌下络脉充分暴露，检查者首先观察舌系带两侧的大络脉，再观察周围的细小络脉。

【提示】

1. 望舌质注意观察舌质的颜色、光泽、形态及动态；察舌苔重点观察舌苔的有无、色泽、质地及分布。

2. 望舌应以充足而柔和的自然光线为好，面向光亮处，使光线直射口内，要避开有色门窗和周围反光较强的有色物体，以免舌苔颜色产生假象。

3. 饮食和药物对舌象影响很大，临床遇到舌的苔质与病情不符，或舌苔突然发生变化时，应注意询问受检者近期尤其是就诊前一段时间内的饮食、服药等情况。

4. 望舌时受检者伸舌时间不能过长，一般不超过 1 分钟。如一次判断不清，可让受检者休息 3~5 分钟后，重复望舌 1 次。

【操作评分】（10 分）

1. 伸舌姿势正确。共 1 分。

2. 望诊内容全面。共 2 分。

3. 望诊方法正确、规范、熟练。共 2 分。

4. 望诊顺序及受检者体位正确。共 2 分。

5. 能正确表述望诊的主要内容。共 3 分。

第二节　闻　诊

【学习目的】

1. 掌握闻诊的内容、方法及顺序，熟悉各种生理和病理体征，并能正确地加以描述及分析病理体征的临床意义。

2. 掌握听声音的方法及内容。

3. 掌握嗅气味的方法及内容。

一、听声音

【检查方法与步骤】

1. 检查者从对受检者的礼节性交谈及问诊开始，即应注意辨听受检者的声音、语言及呼吸。

2. 辨听受检者的咳嗽、呕吐、呃逆、嗳气、叹息、喷嚏、哈欠等异常声响。

3. 受检者平卧或站立，检查者将一侧耳朵靠近受检者腹部，辨听其肠鸣之音，然后推抚其脘腹部，再辨听其声。

二、嗅气味

【检查方法与步骤】

1. 检查者步入病室，用鼻深吸气两次，注意辨别病室气味。

2. 检查者在对受检者做问诊和切诊时即开始嗅辨受检者的口气、汗气。

3. 检查者以清洁敞口容器分别取受检者的痰、涕、大小便、呕吐物，妇女还可取月经、白带、恶露（或通过问诊获知），一一嗅辨其气味。

【提示】

1. 受检者应处于一个轻松、熟悉的环境，如自己的居室、病房等，检查者多在望诊和问诊的同时即注意辨听受检者发出的声响。

2. 听声音主要是根据声音的大小、高低、清浊区别寒热虚实。初病声嘶多属实；久病失音多属虚。声高气粗重浊多属实；反之则属虚。

3. 凡气味酸腐臭秽者多属实热证；无臭或略有腥气者多属虚寒证。

【操作评分】（10分）

1. 闻诊内容全面，项目无遗漏。共3分。

2. 闻诊方法正确、规范、熟练。共3分。

3. 能正确表述闻诊主要内容。共4分。

第三节　问　诊

【学习目的】

掌握问诊的内容、方法及顺序，并能用中医术语正确地加以描述及记录。

【检查方法与步骤】

1. 检查者选择一个较安静适宜的环境，受检者无拘束感。若受检者某些病因不便告人，应避开周围人群，单独询问。

2. 从礼节性交谈开始，检查者先作自我介绍，语言亲切和蔼、友善，然后询问和记录一般项目。

3. 询问受检者的主诉，再围绕主诉询问发病及治疗经过、伴随症状等，做到问辨结合。

4. 询问和记录受检者的既往史及个人史、婚育史、家族史。

【提示】

1. 检查者语言应亲切、和蔼、友善，缩短检查者与受检者之间的距离，使问诊能顺利进行。

2. 注意系统性、目的性和必要性，问主诉及现病史时尤应逐渐深入，有目的、有层次、有顺序地进行询问，并注意要全神贯注地倾听受检者的回答。

3. 检查者语言要通俗易懂，避免使用艰涩难懂的医学术语、暗示性提问、逼问以及重复提问。

4. 若受检者病情危重，应在简单问诊后以抢救为先，以免贻误时机。

5. 检查者应及时核定受检者陈述中的不确切或有疑问之处，以提高病史的真实性。

【操作评分】（10 分）

1. 问诊内容全面系统，项目无遗漏。共 4 分。

2. 问诊用语恰当准确、熟练。共 2 分。

3. 问诊顺序正确。共 2 分。

4. 能正确表述问诊主要内容。共 2 分。

第四节　切　诊

【学习目的】

1. 熟悉常见脉象的特征及临床意义。

2. 掌握脉诊的三部诊法。

3. 掌握按诊的内容、方法及顺序。

一、脉诊

【检查方法与步骤】

1. 脉诊时间应选在清晨受检者未活动时，若受检者已活动，应休息 15 分钟左右再进行检查。

2. 受检者正坐或正卧，手臂平伸，手心向上，使手臂与心脏保持同一水平，伸直手腕，检查者在其腕关节下垫上脉枕。

3. 检查者与受检者侧向而坐，检查者用中指按在受检者掌后高骨（桡骨茎突）内侧关脉部位，食指按关前的寸脉部位，环指按关后的尺脉部位，三指应呈弓形，指头平齐，以指腹按压脉体。检查者用左手切受检者右手，用右手切受检者左手（图 3-1）。

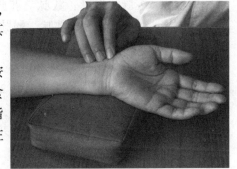

图 3-1　脉诊

4. 部位取准后，按照脉诊基本指法来诊查脉象。这一基本指法就是举、按、寻、循、推。

举是用较轻的力按脉；按是用较重的力按脉，甚至按着至骨，如果按至肌肉则为中取；寻即寻找，就是寻找脉动最明显的部位或者最适当的指力和指法；循是沿着脉道纵轴方向向上或者向下指指相移，以体会脉动的长短和来势的盛衰；推是顺应脉动，左右内外推动脉脊，以体会脉率快慢和脉搏的力量、趋势。

此外，还有总按和单诊。总按是三指同时用力举按寻推。单诊是单指触及某部的脉脊，以了解三部之脉各自的特征。单按诊寸脉时，微微提起中指和无名指；诊关脉时，则微提食指和无名指；诊尺脉时，则微提食指和中指。总按、单按可配合使用。诊脉时间每侧脉不少于 1 分钟。

5. 诊小儿脉可用"一指（拇指）定关法"，而不细分三部。

【提示】

1. 脉诊时间以清晨（平旦）未起床、未进食时为佳，但对门急诊患者不能拘泥平旦，诊脉时应保持诊室安静，让患者在安静环境休息片刻，以减少各种因素的干扰。

2. 注意保持正确体位，体位不当可影响气血运行，使脉象失真。受检者取端坐或者仰卧位，前臂自然伸展，与心脏保持同一水平，手掌向上，五指微曲，手腕伸直，手臂上一切环状物如手表、手镯等都应摘除。

3. 注意脉诊时手指的角度，三指平按或垂直下指都是不合适的。

4. 调整诊脉的呼吸。脉动次数以检查者呼吸一次即一息为时间单位来计算。检查者的呼吸一般应该调整到每分钟 16～18 次，呼吸过快和过慢都会引起判断偏差。检查者调整呼吸还有助于安神定志，聚精会神。

5. 把握诊脉的时间。古人提出"脉候五十动"。诊脉保证一定的时间，方能仔细辨别脉象的节律变化。另外，初按和久按的脉象也有不同，而且举、按、寻、循、推等指法需要一定的时间来完成，每次诊脉每手不少于 1 分钟，两手以 3 分钟左右为宜。

6. 脉象受年龄、性别、形体、生活起居、职业和精神情志等诸多因素影响，可出现各种生理变异，只要有神、有根，仍属平脉范围，临床应与病脉相鉴别。

7. 临床注意辨脉主病不可拘泥。有症与脉不合者，当审其轻重，辨其真假，舍症从脉，或舍脉从症以治之。脉、症、时三者，须时时互相参考。

8. 脉象的种类：诊脉的复杂性又体现在脉象的种类较多。《脉经》中将脉象分为 24 种，即浮脉、沉脉、迟脉、数脉、芤脉、洪脉、滑脉、涩脉、弦脉、紧脉、伏脉、革脉、实脉、虚脉、微脉、细脉、软脉、弱脉、动脉、促脉、代脉、结脉、散脉、缓脉。实际上，临床上常见、常用的脉象不超过 20 种，关键在于如何去准确把握一些常见脉象。

【操作评分】（10 分）

1. 检查者与受检者体位正确。共 2 分。

2. 三指定位准确。共 2 分。

3. 脉诊方法正确、规范、熟练。共 3 分。

4. 能正确表述常见脉象。共 3 分。

二、按诊

（一）按胸胁

【检查方法与步骤】

1. 受检者取仰卧位，全身放松，两腿自然伸直，两手臂放在身旁。检查者站在受检者右侧，以右手或双手对受检者胸胁进行检查。

2. 受检者充分暴露前胸部位，检查者食指、中指、环指并拢，从上到下、从左到右按压（包括触、摸、按，下同）受检者前胸；然后右手三指自然弯曲，以指端按同样顺序轻叩受检者前胸。

3. 检查者右手掌自然伸开，四指并拢，平抚于受检者虚里部位，诊察虚里的搏动情况。

4. 受检者充分暴露胁部，检查者食指、中指、环指并拢，从胸侧腋下至肋弓部位进行切按、轻叩，先左后右；然后右手三指并拢，以指腹从中上腹部向肋弓方向循按，至肋弓下，用力适度。

（二）按脘腹

【检查方法与步骤】

1. 受检者取仰卧位，全身放松，屈起双膝，两手臂放在身旁。检查者站在受检者右侧，以右手或双手对受检者脘腹进行检查。

2. 受检者充分暴露脘腹部位，检查者食指、中指、环指并拢，以从心下至胃脘、大腹、小腹、少腹的顺序按压（包括触、摸、按，下同）受检者脘腹；然后右手三指自然弯曲，以指端按同样顺序轻叩受检者脘腹。

3. 检查者两手分置于受检者少腹两侧相对位置，手指并拢，以一手轻轻叩拍腹壁，另一手感受有无波动感，并同时判断叩拍的声响，以诊察有无水鼓或气鼓。

（三）按肌肤

【检查方法与步骤】

1. 受检者取仰卧位，全身放松，两腿自然伸直，两手臂放在身旁。检查者站在受检者右侧，以右手或双手对受检者肌肤进行检查。

2. 受检者充分暴露头面、胸腹、四肢及存在疼痛、肿胀、疮疡等病变部位的肌肤，检查者食指、中指、环指并拢，从上到下按压受检者以上部位的肌肤，判断其寒热、润燥、滑涩、疼痛及肿胀等情况。

（四）按手足

【检查方法与步骤】

1. 受检者正坐或仰卧，充分暴露手足部位，全身放松。

2. 检查者手指并拢，以手指面或手掌面触摸受检者手足部位，感受其冷热；然后做比较诊法，分别触摸受检者的手足心和手足背、手心和前额，比较其热度。

3. 受检者若为小儿，检查者还需触摸受检者指尖及中指部位，比较其热度。

（五）按腧穴

【检查方法与步骤】

1. 受检者取仰卧位，全身放松，两腿自然伸直，两手臂放在身旁。检查者站在受检者右侧，以右手对受检者腧穴进行检查。

2. 受检者充分暴露相关腧穴部位，检查者根据对望、闻、问诊所得资料的初步分析，有针对性地选择相关腧穴，以食指、中指、环指并拢，在腧穴位置进行触（以手指或手掌轻轻接触受检者局部）、摸（以手抚摸局部）、推（以手稍用力在受检者局部做前后或左右移动）、按（以手按压局部），判断其寒热、有无结节或条索状物、有无压痛或其他敏感反应等情况。

【提示】

1. 检查者切诊前要洗手，避免交叉感染，向受检者做自我介绍，说明切诊的原因、目的和要求，结束后感谢受检者的合作。切诊时检查者的手应保持温暖，手法轻柔，切诊下腹部时嘱受检者排尿，并根据切诊部位和切诊内容的要求嘱受检者采取适当体位。

2. 诊脉时内外环境要安静，布指时先用中指确定关脉部位，然后食指在寸脉部位，环指在尺脉部位，力度要有举、按、寻的变化。

3. 脉象受到季节气候、地理环境、饮食情况及性别、年龄、体质等因素的影响会有一些变化，属于生理范围，不应诊为病态。

4. 按诊时，检查者手法要轻巧，避免突然用力，一般先触摸，后按压，指力由轻到重，由浅入深。同时嘱受检者主动配合，随时反映自己的感觉，边按诊边观察受检者的表情变化，了解其对按诊的反应。

【操作评分】（10 分）

1. 检查内容全面系统，检查项目无遗漏。共 3 分。

2. 检查方法正确、规范、熟练。共 2 分。

3. 检查顺序合理流畅。共 2 分。

4. 检查者和受检者体位正确。共 1 分。

5. 能正确表述检查结果。共 2 分。

第四章

临床常用操作技术

第一节 常用穿刺活检技术

一、胸膜腔穿刺术

胸膜腔穿刺术是用于检查胸膜腔积液的性质，抽气、抽液减轻压迫症状，或通过穿刺向胸膜腔内给药的一种诊疗技术。

【适应证】

1. 抽液做化验及病理检查，以确定胸膜腔积液的性质及病原，协助诊断。

2. 治疗性抽吸积气、积液、积血，解除胸腔压迫症状。

3. 胸腔内注射药物。

4. 胸腔积脓行胸腔灌洗。

【禁忌证】

1. 有出血倾向。

2. 穿刺局部皮肤有感染。

3. 既往胸腔穿刺曾发生过严重的胸膜反应。

4. 体质衰弱、病情危重难于耐受操作者。

5. 不配合者。

【器材准备】

胸腔穿刺包（包括洞巾、带胶皮管的胸穿针两枚、纱布、标本容器等）、无菌手套两双、治疗盘、局麻药（2%利多卡因1支）、2ml和50ml注射器各1只、碘伏、砂轮、记号笔、棉签、胶带、椅子、痰盂。如需胸腔内注射药物，应准备好所需药物及注射器。

【术前准备】

1. 详细了解病史，参阅患者胸部X线或CT片，包裹性胸腔积液可结合X线或超声检查确定穿刺点。进行体格检查和必要的实验室检查，如血常规、血小板计数、出血时间、活化部分凝血活酶时间及凝血酶原时间等。

2. 向患者和（或）法定监护人说明胸膜腔穿刺的目的、意义、安全性和可能发生的并发症。简要说明操作过程，解除患者的顾虑，取得配合，并签署知情同意书。

3. 嘱患者如有痰，术前咳出，术中尽量不要咳嗽或深呼吸，如需咳嗽先示意。术前告知患者练习发哼哼声，以便在抽液或抽气时配合医师的操作。

4. 对精神过度紧张者术前半小时可服地西泮 10mg 或可待因 30mg。

5. 如使用 1%普鲁卡因做局部麻醉，使用前应做过敏试验。

6. 穿刺室消毒。

7. 确保穿刺部位标记正确，核查器材准备是否齐全。

8. 术者及助手按六部洗手法洗手，戴好帽子和口罩。

【操作步骤】

1. 患者面朝椅背坐于靠背椅上，双手平置于椅背上，头伏于前臂。不能起床者，可取半卧位，患侧前臂置于枕部，以张大肋间隙。

2. 胸腔积液穿刺点选择胸部叩诊实音最明显的部位，一般可取肩胛线、腋后线 7~8 肋间、腋中线 6~7 肋间或腋前线 5~6 肋间。气胸患者取半卧位，一般在患侧锁骨中线第 2 肋间隙进行穿刺。穿刺点确定后可用记号笔在皮肤上作标记（图 4-1、图 4-2）。

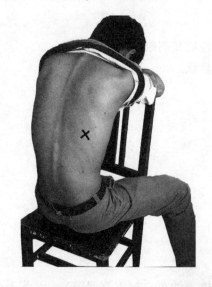 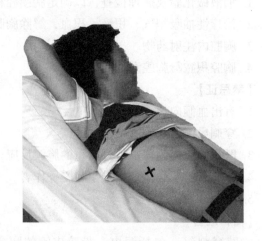

图 4-1　胸腔穿刺体位（坐位）及穿刺点　　　图 4-2　胸腔穿刺体位（卧位）及穿刺点

3. 穿刺点部位皮肤以碘伏自内向外消毒，消毒范围直径约 15cm。解开穿刺包，术者戴无菌手套，检查穿刺包内器械，注意穿刺针是否通畅，铺洞巾。

4. 局部麻醉。持 2ml 注射器抽取 2%利多卡因，针尖斜面向上在下一肋骨上缘的穿刺点（图 4-3）斜刺入皮内，注射 2%利多卡因至形成橘皮样隆起的皮丘（5mm），然后直刺逐渐深入，先回抽无回血后注药，以免误注入血管内，直至胸膜壁层。一旦抽出胸水，停止进针并注射剩余的利多卡因，以便麻醉高度敏感的壁层胸膜。在拔出针头前注意穿刺的深度。

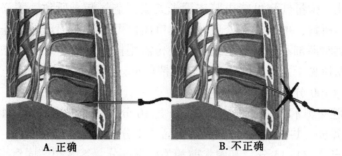

A.正确   B.不正确

图 4-3 进针的位置、角度

5. 术者用左手拇指和食指绷紧并固定穿刺部位皮肤，右手将穿刺针在麻醉处缓缓直刺，当穿刺针进入肌层后，用 50ml 注射器吸去胶皮管内空气，将胶皮管吸扁，再用血管钳夹闭胶皮管。继续缓缓进针，当针尖抵抗感突然消失和（或）胶皮管突然复张时表示穿刺针已进入胸膜腔，接上注射器。术者固定穿刺针并松开血管钳，由助手进行抽液或抽气，注射器抽满后再次夹闭胶皮管，然后取下注射器，将液体注入容器，予以计量或送检。

6. 需进行药物治疗时，可在抽液完毕将药物稀释后注入。推入药物后回抽胸液，再推入，反复 2~3 次。若同时注入少量利多卡因及地塞米松可减轻疼痛及发热等不良反应。恶性胸腔积液可注射抗肿瘤药物或硬化剂，诱发化学性胸膜炎，促使脏层与壁层胸膜粘连，闭合胸膜腔，防止胸液重新积聚。

7. 术毕拔针，消毒穿刺点，稍用力压迫穿刺部位，覆盖无菌纱布，用胶带固定。

【术后处理】

1. 嘱患者卧床休息 2~4 小时，若胸膜腔注入了药物需经常变换体位，使药物在胸膜腔内均匀分布。继续观察 4~8 小时，注意患者术后反应及有无并发症。

2. 整理用物，医疗垃圾分类处理，标本及时送检，并做详细穿刺记录。

【注意事项】

1. 进针须从肋骨上缘，以免刺伤肋骨下缘的血管及神经，并避免在第 9 肋间以下穿刺，以免穿透膈肌，损伤腹腔脏器。

2. 操作中应密切观察患者的反应，发现胸膜反应（如头晕、面色苍白、出汗、心悸、胸部压迫感或剧痛、血压下降、脉细、肢冷、昏厥等），或出现连续性咳嗽、气短、咳泡沫痰等现象，应立即拔出穿刺针，协助患者平卧，观察血压、脉搏的变化。必要时皮下注射 0.1% 肾上腺素 0.3~0.5ml，或根据临床表现作相应的对症处理。

3. 一次抽液不应过多、过快，以免胸腔内压突然下降，肺毛细血管扩张，液体渗出增多造成急性肺水肿。诊断性抽液 50~100ml，检查肿瘤细胞（至少 100ml）应立即送检，以免细胞自溶。减压抽液首次 <600ml，以后每次 <1000ml；脓胸则每次尽量抽净。疑为化脓性感染时，助手用无菌试管留取标本，然后涂片做革兰染色镜检、细菌培养及药敏试验。

4. 严格无菌操作，防止血胸、气胸、穿刺口出血、胸壁蜂窝组织炎、脓胸、空气栓塞、肺水肿等并发症。

5. 血胸多由刺破肋间动静脉所致,发现抽出的血液易凝固应停止抽液,并密切观察患者生命体征的变化。少量气胸可能由胶皮管未夹紧,空气漏入所致,不必处理。明显气胸多由刺破脏层胸膜所致,可按气胸处理。穿刺口出血可用消毒棉球按压止血。胸壁蜂窝组织炎及脓胸为穿刺时消毒不严引起的细菌感染,需用抗生素治疗。大量脓胸应行胸腔闭式引流术。空气栓塞偶见于人工气胸治疗时,病情危重,可引起死亡。

【操作评分】(100分)

1. 掌握胸膜腔穿刺术的适应证与禁忌证。共10分,每漏、错一项扣1分。

2. 器材准备齐全。共10分,每漏一件物品扣1分。

3. 术前准备充分。共15分,其中术前相关检查5分,签署知情同意书5分,洗手、戴帽子和口罩3分,其余2分。

4. 操作步骤正确。共55分,其中患者体位姿势正确5分,穿刺点部位准确5分,局部麻醉方法正确5分,穿刺手法正确25分,术者与助手配合默契5分,术毕操作正确5分,术后处理及记录正确5分。

5. 掌握注意事项,能密切观察及处理不良反应,防止并发症发生。共10分,一项错误扣2~3分。

二、心包穿刺术

心包穿刺术(pericardiocentesis)是用于检查心包腔积液的性质,抽液缓解心包填塞症状,或通过穿刺向心包腔内给药的一种诊疗技术。

【适应证】

1. 抽液做化验及病理检查,以确定心包腔积液的性质及病原,协助诊断。

2. 大量积液发生心包压塞时,需紧急抽液缓解症状。

3. 化脓性心包炎,抽脓灌洗。

4. 心包腔内注射药物。

【禁忌证】

1. 慢性缩窄性心包炎和风湿性心包炎。

2. 以心脏扩大为主而积液少者。

3. 有出血倾向者。

4. 穿刺局部皮肤有感染。

5. 心包积液尚未证实。

6. 体质衰弱、病情危重难以耐受操作者。

7. 不配合者。

【器材准备】

心包穿刺包(包括洞巾、带胶皮管的胸穿针2枚、纱布、导线1根、标本容器等)、无菌手套两双、治疗盘、局麻药(2%利多卡因1支)、2ml和50ml注射器各1只、碘伏、砂轮、棉签、胶带、心电监护仪、痰盂、记号笔。

【术前准备】

1. 术前应行心脏超声检查，以便决定心包穿刺的部位。选液平段最大、距体表最近点作为穿刺部位。如能在超声引导下穿刺抽液则更准确、安全。初步估计积液量，量少者不宜穿刺。

2. 详细了解病史，进行体格检查和必要的实验室检查，如血常规、血小板计数、出血时间、活化部分凝血活酶时间及凝血酶原时间等。

3. 向患者和（或）法定监护人说明心包穿刺术的目的、意义、安全性和可能发生的并发症。简要说明操作过程，解除患者的顾虑，取得配合，并签署知情同意书。嘱其在穿刺过程中切勿咳嗽或深呼吸。

4. 对精神过度紧张者术前半小时可服地西泮 10mg 或可待因 30mg。

5. 检查器材准备是否齐全。

6. 术者及助手按六部洗手法洗手，戴好帽子和口罩。

【操作步骤】

1. 患者取半卧位或坐位，仔细叩出心浊音界，选好穿刺点，并用记号笔做标记。

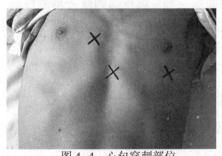
图 4-4　心包穿刺部位

2. 常用穿刺点：①心尖部：一般在左侧第 5 肋间或第 6 肋间心浊音界内 1~2cm 处；②剑突与左肋弓缘夹角处（图 4-4）；③右侧第 4 肋间心绝对浊音界内 1cm 处，此点适用于心包右侧积液较多者。穿刺时应注意有伤及乳房内动脉的危险。

3. 穿刺点部位以碘伏自内向外进行皮肤消毒，消毒范围直径约 15cm。解开穿刺包，术者戴无菌手套，检查穿刺包内器械，注意穿刺针是否通畅。铺洞巾。

4. 局部麻醉：持 2ml 注射器用利多卡因注射一皮丘，然后沿穿刺方向逐渐深入，先回抽无回血后注药，直至进入心包腔抽出心包积液为止，判断皮肤至心包腔的距离。

5. 先将穿刺针后的胶皮管用血管钳夹闭，并将穿刺针尾端通过无菌导线接上心电监护的胸导联电极（图 4-5）。左手固定穿刺点皮肤，右手持无菌纱布包裹针尾的穿刺针。①从心尖部进针，应使针自下而上，向脊柱并稍向后缓慢刺入心包腔；②从剑突下进针，应与腹壁呈 30°~40°角，向上、稍向左后刺入心包腔后下部；③从右胸前进针，应向内、向后指向脊柱刺入。待针尖部抵抗感突然消失时，表明针已刺入心包腔。如有心脏搏动触及针尖的感觉或发现心电图出现心肌损伤图形，提示穿刺针已接触心肌，应将针后退少许。术者固定穿刺针，助手将注射器套于胶皮管上，放松血管钳，缓慢抽吸，记取液量，留标本送检。

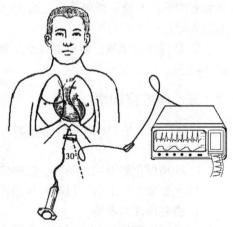
图 4-5　心包穿刺术

6. 术毕夹闭胶皮管后拔针，消毒穿刺点，覆盖无菌纱布，压迫数分钟，胶带固定。

【术后处理】

1. 嘱患者卧床休息2~4小时，观察4~8小时，注意患者术后反应及有无并发症。

2. 整理用物，医疗垃圾分类处理，标本及时送检，并做详细穿刺记录。

【注意事项】

1. 严格掌握适应证，因心包穿刺有一定的危险性，故应由有经验的医师操作或指导，且应在心电图监护下进行穿刺，较为安全。

2. 严格无菌操作，防止心律失常、刺破心室、肺损伤等并发症。

3. 抽液时应遵循"见血暂停"的原则。若开始即抽出颜色污秽、3~5分钟不凝的血液为血性心包积液，可继续抽吸；若颜色较鲜，抽出即凝，或后来变为血性，则可能是损伤心脏的血管出血所致，应立即停止抽吸，并严密观察有无心包填塞症状出现或加重。

4. 取下注射器前要夹闭胶皮管，以防空气进入。

5. 第1次抽液量为100~200ml，以后抽液可逐渐增加到300~500ml。抽液速度要慢，抽液过多过快可导致心脏急性扩张或回心血量过多而引起肺水肿。因疼痛刺激或神经反射出现面色苍白、气促加剧、头晕、心慌、出汗等，应立即停止抽液，协助患者取平卧位，必要时皮下注射0.1%肾上腺素0.3~0.5ml。

6. 术中、术后均需密切观察生命体征变化。术后静卧，每30分钟测1次脉搏、血压，共4次，以后每1小时1次，共观察24小时。

【操作评分】（100分）

1. 掌握心包穿刺术的适应证与禁忌证。共10分，每漏、错一项扣1分。

2. 器材准备齐全。共10分，每漏一件物品扣1分。

3. 术前准备充分。共15分，其中术前相关检查5分，签署知情同意书5分，洗手、戴帽子和口罩3分，其余2分。

4. 操作步骤正确。共55分，其中患者体位姿势正确5分，穿刺点部位准确5分，局部麻醉方法正确5分，穿刺手法正确25分，术者与助手配合默契5分，术毕操作正确5分，术后处理及记录正确5分。

5. 掌握注意事项，能密切观察及处理不良反应，防止并发症发生。共10分，一项错误扣2~3分。

三、腹腔穿刺术

腹腔穿刺术是用穿刺针经腹壁刺入腹膜腔的操作技术。

【适应证】

1. 抽液做化验及病理检查，以确定腹腔积液的性质及病原，协助诊断。

2. 大量腹水时放液，以减轻压迫症状。

3. 腹腔内注射药物。

4. 进行诊断性穿刺，以明确腹腔内有无积液、积脓、积血。

【禁忌证】

1. 严重肠胀气。

2. 腹腔慢性炎症广泛粘连。

3. 妊娠后期。

4. 有肝性脑病倾向者，不宜放腹水。

5. 疑有卵巢囊肿、多房性肝包虫病。

6. 弥散性血管内凝血。

7. 躁动不能配合者。

【器材准备】

腹腔穿刺包（包括洞巾、带胶皮管的腹穿针两枚、17~18 号长针头 1 枚、纱布、标本容器等）、无菌手套两双、治疗盘、局麻药（2%利多卡因 1 支）、2ml 和 50ml 注射器各 1 只、碘伏、砂轮、记号笔、棉签、胶带、痰盂、腹带（需大量放腹水者）。

【术前准备】

1. 了解病史，如仅少量积液，尤其是有包裹性分隔时，必须在 B 超定位后或 B 超指导下穿刺。进行体格检查，包括测量腹围、脉搏、血压、腹部体征等。

2. 向患者和（或）法定监护人详细说明腹腔穿刺的目的、意义、安全性和可能发生的并发症。简要说明操作过程，解除患者的顾虑，取得配合，并签署知情同意书。

3. 穿刺前嘱患者排尿，以免穿刺时损伤膀胱。

4. 检查器材准备是否齐全。

5. 术者及助手按六部洗手法洗手，戴好帽子和口罩。

【操作步骤】

1. 患者取坐位、半卧位或侧卧位，如放腹水，背部先垫好腹带。

2. 穿刺部位：①脐与髂前上棘中外 1/3 交点，此处不易损伤腹壁动脉，通常选择左侧穿刺点；②侧卧位可取脐水平线与腋前线或腋中线之延长线交界处，此处常用于诊断性穿刺；③坐位可取脐与耻骨连线中点上方 1cm、偏左或偏右 1.5cm 处，此处无重要器官且易愈合（图 4-6）；④少量腹水进行诊断性穿刺时，穿刺前宜令患者先侧卧于拟穿刺侧 3~5 分钟，如在 B 超引导下穿刺则更准确。

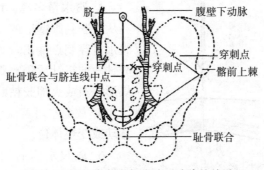

图 4-6　腹腔穿刺点与腹壁下动脉的关系

3. 穿刺部位以碘伏自内向外进行皮肤消毒，消毒范围直径约 15cm。解开穿刺包，术者戴无菌手套，检查穿刺包内器械，注意穿刺针是否通畅。铺洞巾。

4. 局部麻醉：持 2ml 注射器用利多卡因注射一皮丘，然后向下斜行逐渐深入，先回抽无回血后注药，直至进入腹腔当针尖有落空感时为止，判断皮肤至腹腔的距离。

5. 诊断性腹腔穿刺时，术者用左手拇指和食指绷紧并固定穿刺部位皮肤，右手持接有 17~18 号长针头的 20ml 注射器经穿刺点自上向下斜行刺入，穿刺针进入皮下后，把空针抽成负压再进针，当针尖有落空感时表明已进入腹腔，抽液送检。

6. 腹腔内积液不多，穿刺不成功时，为明确诊断可行诊断性腹腔灌洗。采用与诊断性腹腔穿刺相同的穿刺方法，把有侧孔的塑料管置入腹腔，塑料管尾端连接一盛有 500~1000ml 生理盐水的输液瓶，倒挂输液瓶，使生理盐水缓缓流入腹腔，当液体流完或病人感觉腹胀时，把瓶放正，转至床下，使腹内灌洗液借虹吸作用流回输液瓶中。灌洗后取瓶中液体做检验。

7. 大量放液时，可用 8 号或 9 号针头，针座接一胶皮管，用血管钳夹闭胶皮管，从穿刺点自上向下斜行刺入，进入腹腔后，腹水自然流出，以输液夹夹持胶皮管，调节放液速度。腹水放出后应计量，随着腹水的流出，将腹带自上而下逐渐束紧，以防腹压骤降而发生虚脱或休克。抽液后先夹闭胶皮管，再拔针。

8. 术毕拔针，按压针孔，消毒穿刺点，覆盖无菌纱布，用胶带固定。

【术后处理】

1. 嘱患者卧床休息 2~4 小时，观察 4~8 小时，注意患者术后反应及有无并发症。

2. 整理用物，医疗垃圾分类处理，标本及时送检，并做详细穿刺记录。

【注意事项】

1. 严格无菌操作，以防感染。

2. 术中应密切观察患者，大量放腹水后可导致患者水盐代谢失衡，血浆蛋白丢失，甚至发生虚脱、休克、肝性脑病等。如出现面色苍白、出汗、头晕、心悸、气短、恶心等应停止操作，并做相应处理。

3. 放腹水不宜过快、过多。肝硬化患者一次如放液超过 3000ml，有可能诱发肝性脑病、电解质紊乱，甚至血压下降。在维持输入大量白蛋白的基础上，可视病情大量放液。

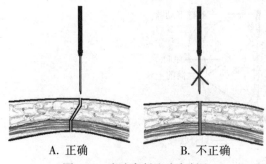

A. 正确　　　　B. 不正确
图 4-7　腹腔穿刺迷路穿刺法

4. 腹水量多者，用迷路穿刺法，使针孔不在从皮肤到腹壁层的一条直线上，以防拔针后腹水自穿刺点漏出（图 4-7）。术后按压 1~2 分钟。如拔针后仍有腹水自穿刺点漏出，可用蝶形胶布或火棉胶粘贴。

5. 放腹水时若流出不畅，可将穿刺针稍作移动或变换体位。

6. 放腹水前后均应测量腹围、脉搏、血压、检查腹部体征，以观察病情变化。

7. 术后嘱患者平卧，并使穿刺针孔位于上方，以免腹水继续漏出。

【操作评分】（100 分）

1. 掌握腹腔穿刺术的适应证与禁忌证。共 10 分，每漏、错一项扣 1 分。

2. 器材准备齐全。共 10 分，每漏一件物品扣 1 分。

3. 术前准备充分。共 15 分，其中术前相关检查 5 分，签署知情同意书 5 分，洗手、戴帽子和口罩 3 分，其余 2 分。

4. 操作步骤正确。共 55 分，其中患者体位姿势正确 5 分，穿刺点部位准确 5 分，局部麻醉方法正确 5 分，穿刺手法正确 25 分，术者与助手配合默契 5 分，术毕操作正确 5 分，术后处理及记录正确 5 分。

5. 掌握注意事项，能密切观察及处理不良反应，防止并发症发生。共 10 分，一项错误扣 2~3 分。

四、肝脏穿刺术

肝脏穿刺术包括肝穿刺活体组织检查术（简称肝活检）和肝穿刺抽脓术，是采取肝组织标本或抽脓的一种穿刺技术。

【适应证】

1. 肝脓肿抽脓引流。

2. 原因不明的肝功能异常、肝大。

3. 各种原因不明的黄疸及门静脉高压者。

4. 疑为肝癌者。

5. 某些血液病。

【禁忌证】

1. 重度黄疸、中量以上腹水。

2. 有出血倾向者。

3. 充血性肝大。

4. 疑为肝包虫病、肝血管瘤者。

5. 大量腹水或并发急腹症者。

6. 躁动不能配合者。

【器材准备】

肝脏穿刺包内有肝快速穿刺套针（图 4-8。针长 7cm，套针内带有短的活塞针芯，空气和水可以通过，但可阻止吸进套管内的肝组织进入注射器）、抽脓针（肝脓肿穿刺抽脓用）。注射器（10ml 及 50ml）、治疗盘、局麻药、无菌手套、碘伏、记号笔、10ml 生理盐水、棉签、胶带、腹带、小沙袋、标本瓶（盛有 95% 酒精或 10% 甲醛）。

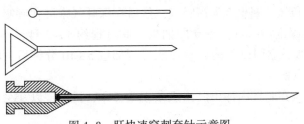

图 4-8 肝快速穿刺套针示意图

【术前准备】

1. 详细了解病史，向患者和（或）法定监护人详细说明肝脏穿刺的目的、意义、安全性和可能发生的并发症。简要说明操作过程，解除患者的顾虑，取得配合，并签署知情同意书。

2. 行胸部 X 线检查，以了解有无肺气肿、胸膜肥厚等。

3. 术前测量血压、脉搏等，测定血型、血小板计数、活化部分凝血活酶时间、凝血酶原时间，如有异常应肌肉注射维生素 K_1 10mg，每日 1 次。3 天后复查，如仍不正常，不应穿刺。术前服用地西泮 10mg。

4. 如疑为阿米巴或细菌性肝脓肿，应先抗生素治疗 2~4 天再行穿刺。

5. 嘱患者做深呼气末屏气练习，并嘱在穿刺时要抑制咳嗽和深呼吸，以免针头划伤肝脏。

6. 检查器材准备是否齐全。

7. 术者及助手按六部洗手法洗手，戴好帽子和口罩。

【操作步骤】

1. 嘱患者仰卧位，身体右侧靠床沿，并将右手置于枕后，背部右侧肋下垫一枕头，抽脓液时取坐位或半卧位。

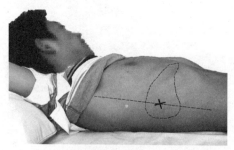

图 4-9　肝脏穿刺体位与穿刺点

2. 肝活检穿刺点一般取右侧腋中线第 8、9 肋间或腋前线第 8、9 肋间或肝实音处；肝脓肿抽脓穿刺点在压痛点明显处，或 B 超定位后穿刺；疑诊肝癌者，宜选较突出的结节处穿刺；肝大超出肋缘下 5cm 以上者，亦可自肋缘下穿刺（图 4-9）。

3. 穿刺点部位以碘伏自内向外进行皮肤消毒，消毒范围直径约 15cm。解开穿刺包，术者戴无菌手套，检查穿刺包内器械，注意穿刺针是否通畅。铺洞巾。

4. 局部麻醉：持 2ml 注射器用利多卡因注射一皮丘，然后针头直刺逐渐深达肝包膜，先回抽无回血后注药。

5. 在患者背部铺好腹带，备好肝快速穿刺套针，以胶管将穿刺针连接于 10ml 注射器，吸入生理盐水 3~5ml。

6. 术者左手指固定穿刺点，右手持肝活检穿刺针从穿刺部位的肋上缘与胸壁呈垂直方向刺入 0.5~1cm。将注射器内生理盐水推出 0.5~1ml，冲出针内可能存留的皮肤及皮下组织，以防针头堵塞。

7. 注射器保持负压。嘱患者先深吸气，然后在深呼气末屏住呼吸。术者迅速将穿刺针刺入肝脏内（穿刺深度<6cm），并立即抽出。此过程约 1~2 秒，不可随意搅动穿刺针，拔针后患者才可呼吸，立即以无菌纱布按压穿刺部位 5~10 分钟后，胶带固定，压上小沙袋，并以多头腹带束紧。

8. 用生理盐水从穿刺针内冲出肝组织条于弯盘中，挑出，以 95% 酒精或 10% 甲醛固定送检。

9. 若做肝脓肿抽脓时，先用血管钳夹闭抽脓针的胶皮管，当针进入肝脏脓腔时，将

50ml 注射器接于抽脓针的胶皮管上，进行抽吸。抽脓过程中无需固定穿刺针头，可让针随呼吸摆动，以免损伤肝组织。注射器吸满后，夹闭胶皮管，拔下注射器，排出脓液并送检，并注意颜色及气味，尽可能抽尽脓液。如脓液黏稠，可注入无菌生理盐水稀释后再抽。

【术后处理】

1. 抽毕拔针，消毒穿刺点，覆盖无菌纱布按压数分钟，胶带固定，压上小沙袋，并以多头腹带束紧。

2. 整理用物，医疗垃圾分类处置，标本及时送检，并做详细穿刺记录。

3. 肝活检术后静卧 24 小时，监测血压、脉搏，并注意有无内出血及气胸，4 小时内每半小时测 1 次。如患者情况良好，手术后 24 小时去除沙袋、腹带。

【注意事项】

1. 要求患者反复训练屏息方法（深吸气后于呼气末屏气片刻），以便配合操作。

2. 肝穿刺前要仔细检查穿刺针装入针芯后空气与水能否通过。

3. 若穿刺不成功，针退至皮下，必要时更换穿刺方向，重复穿刺，但不宜超过 3 次。

4. 术中防止空气进入，注意穿刺并发症，如出现穿刺局部疼痛、内出血、胆汁性腹膜炎、气胸、胸膜性休克等，应及时处理。

【操作评分】（100 分）

1. 掌握肝脏穿刺术的适应证与禁忌证。共 10 分，每漏、错一项扣 1 分。

2. 器材准备齐全。共 10 分，每漏一件物品扣 1 分。

3. 术前准备充分。共 15 分，其中术前相关检查 5 分，签署知情同意书 5 分，洗手、戴帽子和口罩 3 分，其余 2 分。

4. 操作步骤正确。共 55 分，其中患者体位姿势正确 5 分，穿刺点部位准确 5 分，局部麻醉方法正确 5 分，穿刺手法正确 25 分，术者与助手配合默契 5 分，术毕操作正确 5 分，术后处理及记录正确 5 分。

5. 掌握注意事项，能密切观察及处理不良反应，防止并发症发生。共 10 分，一项错误扣 2~3 分。

五、肾穿刺活体组织检查术

肾穿刺活体组织检查术是采取肾脏活体组织标本的一种方法，简称肾活检。肾活检对肾脏疾病的研究、诊断、治疗及预后判断有极为重要的临床价值。

【适应证】

1. 原因不明的无症状蛋白尿（>1.0g/24h）或血尿。

2. 急性肾炎治疗 2~3 个月病情无好转者。

3. 肾小球肾炎导致的快速进展性肾衰竭。

4. 伴有蛋白尿、异常尿沉渣或肾衰竭的全身免疫性疾病。

5. 原发性肾病综合征需确定病理类型及治疗方案者。

6. 全身系统性疾病累及肾脏者。

7. 肾移植排异反应。

8. 原因不明的急性肾衰竭少尿期延迟等。

【禁忌证】

1. 绝对禁忌：有明确出血倾向、凝血机制障碍、严重高血压未控制者、精神病不合作者或孤立肾、肾脏缩小的终末期肾衰竭。

2. 相对禁忌：活动性肾盂肾炎、肾结核、肾盂积水或积脓、肾脓肿或肾周围脓肿、肾肿瘤或肾动脉瘤、多囊肾、有重度腹水、心力衰竭、妊娠、年迈者。

【器材准备】

肾穿刺包（含穿刺针，目前多用 Tru-Cut 型穿刺针和 Menghini 型穿刺针，前者为切割穿刺针，后者为负压吸引穿刺针）、注射器、手术刀、细腰穿针、治疗盘、局麻药、无菌手套、碘伏、记号笔、无菌测量尺、棉签、胶带、腹带、小沙袋、标本瓶。

【术前准备】

1. 详细了解病史，向患者和（或）法定监护人详细说明肾穿刺活体组织检查的目的、意义、安全性和可能发生的并发症。简要说明操作过程，解除患者的顾虑，取得配合，并签署知情同意书。

2. 检查血小板计数、出血时间、活化部分凝血活酶时间及凝血酶原时间，验血型。术前 3 天肌肉注射维生素 K_1，停用抗凝药。检查肾功能，做 B 超了解肾脏大小、位置及活动度，并排除多囊肾、孤立肾；尿常规、中段尿细菌培养排除上尿路感染。

3. 严重肾衰应于术前透析数次，纠正出凝血异常，至术前 24 小时停止透析。

4. 指导患者练习深吸气后或平静呼吸时做屏气动作，卧床排尿（术后需卧床 24 小时）。

5. 对精神紧张患者术前 15 分钟肌肉注射地西泮 10mg。术前测血压、脉搏等。

6. 检查器材准备是否齐全。

7. 术者及助手按六部洗手法洗手，戴好帽子和口罩。

【操作步骤】

1. 经皮肾穿刺定位（图 4-10）：B 超定位最常用。若用 B 超穿刺探头定位，直视下可见穿刺针尖的位置，定位更为准确。一般选右肾下极外侧缘，此处肾皮质组织多，无大血管，可避开肾门和集合系统，不易穿入肾盂肾盏，术后并发症少。一般右肾下极相当于第 1 腰椎水平，第 12 肋缘下 0.5~2.0cm，距脊柱中线 6~8cm。

2. 患者排尿后取俯卧位，铺腹带。腹下垫直径 10~15cm 的棉枕，使肾脏紧贴腹壁，避免穿刺时滑动移位。

3. 穿刺点部位以碘伏自内向外进行皮肤消毒，消毒范围直径约 15cm。解开穿刺包，术者戴无菌手套，检查穿刺包内器械，注意穿刺针是否通畅。铺洞巾。

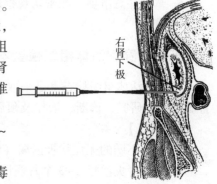

右肾下极

图 4-10　肾穿刺部位

4. 局部麻醉：持 2ml 注射器用利多卡因注射一皮丘，然后皮下、肌肉逐层麻醉，先回抽后注药。再换细腰穿针逐层刺入，直至脂肪囊深层被膜外（进肾囊前应让患者屏住呼吸，过肾囊壁多有穿透感，再稍进针接近肾被膜时针尖有顶触感，此时针尾随呼吸同步摆动），然后拔出针芯，注入 2% 利多卡因 1.0ml，以麻醉肾被膜，记录针刺深度后拔针。

5. 用手术刀切通穿刺点皮肤，参考腰穿针所测深度将穿刺针刺入。患者屏气后刺入肾囊达被膜外，见穿刺针随呼吸同步运动后嘱患者吸气末屏气。术者用负压吸引穿刺针（助手抽吸注射器造成负压）立即快速刺入肾脏 3cm 左右取肾组织后迅速拔出。嘱患者正常呼吸。助手加压压迫穿刺点 5 分钟以上，以碘伏消毒，敷无菌纱布固定，然后压上小沙袋，并以多头腹带束紧。

6. 由在穿刺现场的病理技师显微镜下证实标本内有肾小球后（5 个以上）结束手术，否则应重复取材。亦可用穿刺探头（B 超探头上有进针狭缝或附加导针装置）导针直视穿刺。

7. 取材足够后立即送电子显微镜、光学显微镜及免疫荧光显微镜检查，送检前使用不同溶液及方法予以固定。

【术后处理】

1. 术后嘱患者卧床 24 小时，有肉眼血尿时延长卧床时间，直至尿液清亮 3 次以上。持续严重肉眼血尿时可用垂体后叶素处理。密切观察血压、脉搏、尿液改变，多饮水，每次排尿均留标本送检。继续肌肉注射维生素 K_1 3 天，并予抗生素预防感染。

2. 整理用物，医疗垃圾分类处理，标本及时送检，并做详细穿刺记录。

【注意事项】

1. 鼓励患者多饮水，避免肾出血形成血块梗阻尿路口，极少数发生血块阻塞尿道可引起肾绞痛，应及时给予解痉止痛剂。

2. 注意血尿、肾周血肿、腰痛、动静脉瘘、感染、损伤其他脏器、肾撕裂伤等并发症。

3. 术后腰痛多由肾周（被膜下、脂肪囊内）血肿所致，约 1 周左右消失。

【操作评分】（100 分）

1. 掌握肾脏穿刺术的适应证与禁忌证。共 10 分，每漏、错一项扣 1 分。

2. 器材准备齐全。共 10 分，每漏一件物品扣 1 分。

3. 术前准备充分。共 15 分，其中术前相关检查 5 分，签署知情同意书 5 分，洗手、戴帽子和口罩 3 分，其余 2 分。

4. 操作步骤正确。共 55 分，其中患者体位姿势正确 5 分，穿刺点部位准确 5 分，局部麻醉方法正确 5 分，穿刺手法正确 25 分，术者与助手配合默契 5 分，术毕操作正确 5 分，术后处理及记录正确 5 分。

5. 掌握注意事项，能密切观察及处理不良反应，防止并发症发生。共 10 分，一项错误扣 2~3 分。

六、腰椎穿刺术

腰椎穿刺术是用腰穿针经腰椎间隙刺入椎管的一种穿刺技术。

【适应证】

1. 中枢神经系统感染、变性、脱髓鞘疾病。

2. 怀疑蛛网膜下腔出血而 CT 扫描阴性者。

3. 某些颅内肿瘤。

4. 脊髓病变、多发性神经根病变。

5. 原因不明的昏迷、抽搐。

6. 椎管造影。

7. 某些疾病的椎管内注射药和减压引流治疗。

8. 蛛网膜下腔出血及某些颅内炎症时，引流有刺激性的脑脊液以缓解头痛等临床症状。

9. 测定颅内压力，了解有无颅内压增高或减低。

10. 检查脑脊液的动力学，了解椎管内是否阻塞及其程度。

【禁忌证】

1. 颅内高压有可能形成脑疝者。

2. 怀疑后颅窝肿瘤。

3. 有颅底骨折脑脊液漏者。

4. 穿刺部位皮肤及脊柱有感染者，腰椎有畸形或骨质破坏。

5. 有出血倾向者。

6. 垂危、休克或躁动不能配合的患者。

7. 全身严重感染如败血症等不宜穿刺，以免发生中枢神经系统感染。

8. 高位颈段脊髓肿瘤，腰穿后可致脊髓急性受压，出现呼吸麻痹。

【器材准备】

腰椎穿刺包（包括洞巾、6 号和 7 号腰穿针各 1 枚、玻璃测压管、纱布、标本容器等）、无菌手套、治疗盘、局麻药、碘伏、记号笔、棉签、胶带等。需做细菌培养者，准备灭菌试管。

【术前准备】

1. 详细了解病史，穿刺前检查患者的生命体征、意识、瞳孔，检查眼底以了解有无视乳头水肿。

2. 向患者和（或）法定监护人详细说明腰椎穿刺的目的、意义、安全性和可能发生的并发症。简要说明操作过程，解除患者的顾虑，取得配合，并签署知情同意书。

3. 检查器材准备是否齐全。

4. 术者及助手按六部洗手法洗手，戴好帽子和口罩。

【操作步骤】

1. 患者侧卧于硬板床，常取左侧卧位，脊柱靠近床缘约 20cm，背部和床面垂直，脊柱与床纵向平行，头颈向前胸屈曲，两手抱膝紧贴腹部，尽量使腰椎后凸，拉开椎间隙，以利进针。

2. 定穿刺点：双侧髂骨最高点连线与后正中线的交会处相当于 L_4 棘突或 $L_{3~4}$ 棘突间隙。选择 $L_{3~4}$ 棘突间隙为穿刺点，用记号笔在皮肤上做标记（图 4-11）。如果在 $L_{3~4}$ 棘突间隙穿刺失败，可改在上或下一椎间隙进行。

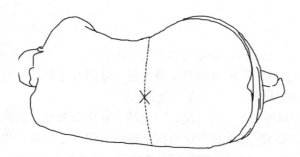

图 4-11　腰椎穿刺体位与穿刺点

3. 穿刺点部位以碘伏自内向外进行皮肤消毒，消毒范围直径约 15cm。解开穿刺包，术者戴无菌手套，检查穿刺包内器械，注意穿刺针是否通畅。铺洞巾。

4. 局部麻醉：用 2% 利多卡因自皮肤到椎间韧带做局部麻醉。

5. 术者用左手拇指和食指绷紧并固定穿刺部位皮肤，避免穿刺点移位，右手持腰穿针，针尖斜面朝向头部刺入皮下后，要从正面及侧面察看进针方向是否正确，这是穿刺成功的关键。针头稍斜向头部，缓慢刺入（成人 4~6cm，儿童 2~4cm）。针头穿过韧带时有一定的阻力感，当阻力突然降低时，提示针已穿过硬脊膜进入蛛网膜下腔。将针芯慢慢拔出，可见脑脊液流出。

6. 接上测压管测量压力，要求患者全身放松，双下肢和颈部略伸展，平静呼吸，可见测压管内液面缓缓上升，到一定平面后液平面随呼吸而波动，此读数为脑脊液压力。正常侧卧位脑脊液压力为 80~180mmH$_2$O（40~50 滴/分钟）。

7. 奎肯试验（queckenstedt test），又称压颈试验，了解蛛网膜下腔有无阻塞。压颈试验前应先做压腹试验，由助手用拳压患者腹部持续 20 秒，脑脊液压力即迅速上升，解除压迫后，压力如迅速下降至原水平，证明腰穿针完全在蛛网膜下腔内。压颈试验方法：由助手先后分别压迫左右颈静脉，然后同时压迫双侧颈静脉，每次压迫 10 秒。正常时压迫颈静脉后，脑脊液压力迅速升高 1 倍左右，解除压迫后 10~20 秒，迅速降至原来水平，表示蛛网膜下腔通畅。如在穿刺部位以上有椎管梗阻，压颈时压力不上升（完全性梗阻），或压力上升、下降缓慢（部分性梗阻），称为压颈试验阳性。如压迫一侧颈静脉脑脊液压力不上升，但压迫对侧上升正常，提示压力不上升侧的横窦闭塞。压颈试验的原理是正常脑和脊髓的蛛网膜下腔是相通的，压迫颈静脉→颅内静脉压增高→脑脊液回流受阻→颅内压迅速上升。凡颅内高压者，禁做此试验。

8. 测压后用标本容器收集脑脊液 2~5ml 送检。若颅内压增高时放液需谨慎，仅收集测压管中脑脊液，或用针芯控制慢慢放出，最好不要超过 2ml。

9. 插入针芯拔针，局部按压 1~2 分钟，消毒穿刺点，覆盖无菌纱布，用胶带固定。

【术后处理】

1. 术毕嘱患者去枕平卧 4~6 小时。

2. 整理用物，医疗垃圾分类处理，标本及时送检，并做详细穿刺记录。

【注意事项】

1. 严格无菌操作。

2. 疑有颅内高压必须先做眼底检查，如有明显视乳头水肿或有脑疝先兆者，禁忌穿刺。如果必须穿刺协助诊断，可先用脱水剂降低颅内压。选用细穿刺针，刺入硬脊膜后，针芯不要完全拔出，使脑脊液缓慢滴出，以免引起脑疝。

3. 穿刺过程中注意观察患者意识、瞳孔、脉搏、呼吸的改变，若病情突变应立即停止操作，并进行抢救。发现颅内高压或出现脑疝症状应立即停止放液，快速静脉给予脱水剂或向椎管内注入生理盐水 10~20ml，如脑疝不能复位，迅速行脑室穿刺。

4. 防止因放液过多、穿刺针过粗脑脊液自穿刺孔处外漏或过早起床所引起的低颅压性头痛。低颅压者可于腰穿放出脑脊液后，注入等量生理盐水，防止加重低颅压。术后头痛治疗主要是补充液体，如生理盐水 500~1500ml，或鼓励病人多饮水，多进咸食，少进甜食，以免利尿，卧床休息，一般 5~7 天缓解。

5. 鞘内注射药物，需放出等量脑脊液，药物以生理盐水稀释，注射应极缓慢。推入药物时勿一次完全注入，应注入、回抽，每次注入多于回抽，如此反复多次。

6. 损伤性出血多为穿刺不顺利所致，血性脑脊液数分钟后可自凝。非损伤性出血如蛛网膜下腔出血通常不自凝。

7. 取脑脊液检查时，第 1 管做细菌学检查，第 2 管做生化检查，第 3 管做常规、细胞学检查，以免因损伤致细胞检查不准确。

8. 腰椎穿刺失败的原因：①穿刺方向不对；②穿刺针选择不对，成人用细针，儿童用粗针都易造成穿刺失败；③患者过分紧张，椎间隙未拉开；④脊柱畸形，患者过度肥胖等；⑤颅压过低。

【操作评分】（100分）

1. 掌握腰椎穿刺术的适应证与禁忌证。共 10 分，每漏、错一项扣 1 分。

2. 器材准备齐全。共 10 分，每漏一件物品扣 1 分。

3. 术前准备充分。共 15 分，其中术前相关检查 5 分，签署知情同意书 5 分，洗手、戴帽子和口罩 3 分，其余 2 分。

4. 操作步骤正确。共 55 分，其中患者体位姿势正确 5 分，穿刺点部位准确 5 分，局部麻醉方法正确 5 分，穿刺手法正确 25 分，术者与助手配合默契 5 分，术毕操作正确 5 分，术后处理及记录正确 5 分。

5. 掌握注意事项，能密切观察及处理不良反应，防止并发症发生。共 10 分，一项错误扣 2~3 分。

七、骨髓穿刺术

骨髓穿刺术是通过抽取骨髓做细胞学、细菌学或寄生虫检查的一种辅助诊断技术。

【适应证】

1. 各类血液病的诊断及治疗随访。

2. 不明原因的红细胞、白细胞、血小板增多或减少及形态学异常。

3. 不明原因发热的诊断，可做骨髓培养，骨髓涂片找寄生虫等。

4. 部分恶性肿瘤的诊断：如多发性骨髓瘤、淋巴瘤、骨髓转移性瘤等。

5. 了解骨髓造血机能，指导抗癌药及免疫抑制剂的使用。

6. 骨髓干细胞培养或骨髓移植。

【禁忌证】

血友病及弥漫性血管内凝血等出血倾向的患者。

【器材准备】

骨髓穿刺包（包括骨穿针 1 枚、洞巾、纱布、标本容器等）、无菌手套、治疗盘、局麻药、10ml 或 20ml 的注射器、碘伏、记号笔、棉签、胶带、载玻片、推片等。

【术前准备】

1. 详细了解病史，向患者和（或）法定监护人详细说明骨髓穿刺的目的、意义、安全性和可能发生的并发症。简要说明操作过程，解除患者的顾虑，取得配合，并签署知情同意书。

2. 实验室检查，如出血时间、活化部分凝血活酶时间及凝血酶原时间等。

3. 检查器材准备是否齐全。

4. 术者及助手按六部洗手法洗手，戴好帽子和口罩。

【操作步骤】

1. 确定穿刺点：①髂前上棘穿刺点（图 4-12）：在髂前上棘后 1~2cm 处，此处操作方便，易固定，危险性小；②髂后上棘穿刺点（图 4-13）：在骶椎两侧，臀部上方突出处，此处骨皮质薄，骨髓腔大，容易刺入；③腰椎棘突：一般取第 3、4 腰椎棘突；④胸骨穿刺点：在胸骨柄或胸骨体相当于第 1、2 肋间隙的位置，胸骨较薄（约 1cm），严防穿透胸骨，发生意外。由于胸骨骨髓液含量丰富，仅适于其他部位穿刺失败后。

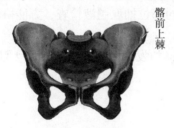
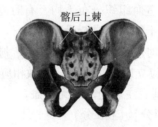

图 4-12　髂前上棘穿刺点　　　　　图 4-13　髂后上棘穿刺点

2. 髂前上棘或胸骨穿刺取仰卧位，髂后上棘穿刺取俯卧位或侧卧位，棘突穿刺取侧卧位或坐位。

3. 穿刺点部位以碘伏自内向外进行皮肤消毒，消毒范围直径约 15cm。解开穿刺包，术者戴无菌手套，检查穿刺包内器械，注意穿刺针是否通畅。铺洞巾。

4. 局部麻醉：以 2% 利多卡因做局部皮下、皮内直至骨膜浸润麻醉。

5. 将骨髓穿刺针的固定器固定在适当的长度上（髂骨穿刺约 1.5cm，胸骨穿刺约 1cm）。术者用左手拇指和食指绷紧并固定穿刺部位皮肤，右手持针向骨面垂直刺入（胸骨穿刺应与骨面呈 30°~40°角）旋转进针，缓缓钻入骨质至阻力感消失，穿刺针能固定在骨内，示针尖已达骨髓腔。

6. 拔出针芯，可见针芯前段表面有少许血性液体，提示可能是骨髓。接上 10ml 或 20ml 的注射器，缓缓用力抽吸。患者此时可感到一种轻微锐痛，随即可见少许红色骨髓液进入注射器内。若做血细胞学检查，仅需骨髓 0.1~0.2ml 即可。助手或检验师将骨髓液滴于载玻片上，立即涂片数张，以免发生凝固。做骨髓细菌培养或找狼疮细胞需抽取 1~2ml 送检。

7. 如未能抽出骨髓液，可能是针腔被堵塞或干抽，此时应重新插入针芯，稍加旋转再进入少许或退出少许，拔出针芯。如见针芯带有血迹，再接上注射器抽吸。如反复改变深度均未成功，要考虑有无骨髓纤维化的可能，可换另一穿刺部位。

8. 抽毕，插入针芯，左手取无菌纱布置于针孔处，右手将穿刺针拔出，消毒穿刺点，按压 1~2 分钟，胶带固定无菌纱布。

【术后处理】

1. 术毕嘱患者静卧 2~4 小时。

2. 整理用物，医疗垃圾分类处理，标本及时送检，并做详细穿刺记录。

【注意事项】

1. 严格执行无菌操作，以免发生骨髓炎。

2. 穿刺针和注射器必须干燥，以免发生溶血。

3. 穿刺时用力不宜过猛，尤其做胸骨穿刺。

4. 针头进入骨质后避免摆动过大，以免断针。

5. 一次穿刺失败时需重新穿刺。若穿刺针管内染有血迹，则应更换穿刺针，否则可导致所取骨髓液凝固，影响检查结果的准确性。

6. 做血细胞学检查仅需抽取骨髓 0.1~0.2ml，否则易使骨髓液稀释影响检查结果。骨髓液取出后立即涂片，否则很快凝固，使涂片失败。

7. 骨髓造血组织分布不均，有时需多次从不同部位抽取髓液检查，方能协助诊断。

8. 多次干抽时应进行骨髓活检。

9. 穿刺时应注意观察患者面色、脉搏、血压，如发现患者精神紧张、大汗淋漓、脉速等休克症状应立即停止穿刺，并做相应处理。

10. 穿刺后注意局部有无出血。

【操作评分】（100 分）

1. 掌握骨髓穿刺术的适应证与禁忌证。共 10 分，每漏、错一项扣 1 分。

2. 器材准备齐全。共 10 分，每漏一件物品扣 1 分。

3. 术前准备充分。共 15 分，其中术前相关检查 5 分，签署知情同意书 5 分，洗手、戴帽子和口罩 3 分，其余 2 分。

4. 操作步骤正确。共 55 分，其中患者体位姿势正确 5 分，穿刺点部位准确 5 分，局部麻醉方法正确 5 分，穿刺手法正确、抽取骨髓液量合适 25 分，术者与助手配合默契 5 分，术毕操作正确 5 分，术后处理及记录正确 5 分。

5. 掌握注意事项，能密切观察及处理不良反应，防止并发症发生。共 10 分，一项错误扣 2~3 分。

八、淋巴结穿刺术

淋巴结穿刺术是采集淋巴结抽取液，制作涂片做病原微生物或细胞学检查，以协助临床诊断的一种技术。

【适应证】

有淋巴结肿大者疑诊：①造血系统肿瘤（如白血病、淋巴瘤）；②淋巴结结核；③癌转移；④黑热病；⑤真菌病等。

【禁忌证】

1. 可能的或已肯定的原发性恶性肿瘤。

2. 肿大的淋巴结靠近大动脉或神经。

【器材准备】

治疗盘、带 18~19 号针头的 10ml 注射器、碘伏、棉签、消毒纱布、胶带、载玻片、推片等。

【术前准备】

1. 了解病史，向患者和（或）法定监护人详细说明淋巴结穿刺的目的、意义、安全性和可能发生的并发症。简要说明操作过程，解除患者的顾虑，取得配合。

2. 检查器材准备是否齐全。

3. 术者按六部洗手法洗手，戴好帽子和口罩。

【操作步骤】

1. 选择肿大明显的体表淋巴结为穿刺对象。

2. 常规消毒穿刺部位皮肤，同时消毒术者手指。

3. 术者以左手拇指和食指固定淋巴结，右手持 10ml 注射器，沿淋巴结长轴方向刺入淋巴结内（刺入的深度依淋巴结的大小而定），边拔针边用力抽吸，利用负压将淋巴结内的液体和细胞成分吸出。不必等组织液进入注射器即固定注射器内栓并拔出针头，勿使抽吸物进入注射器内。

4. 拔下针头，将注射器充气后再套上针头，将针头内的抽出液射到载玻片上，均匀涂片，备染色镜检。

5. 穿刺部位消毒，覆盖无菌纱布，胶带固定。

【术后处理】

整理用物，医疗垃圾分类处理，标本及时送检，并做详细穿刺记录。

【注意事项】

1. 选择穿刺的淋巴结不宜太小，应远离大血管，且易于固定。

2. 如未获抽出液，可将针头由原穿刺点进入，向不同方向穿刺、抽吸数次，直到获得抽出液为止（注意不要发生出血）。

3. 一般在餐前穿刺，以免抽取液中含脂质过多，影响染色。

4. 做涂片前仔细观察抽出液的外观性状。炎性为淡黄色，结核为黄绿色或污灰色黏稠液，可见干酪样物质。

【操作评分】（100分）

1. 掌握淋巴结穿刺术的适应证与禁忌证。共10分，每漏、错一项扣1分。

2. 器材准备齐全。共10分，每漏一件物品扣1分。

3. 术前准备充分。共15分，其中术前相关检查5分，签署知情同意书5分，洗手、戴帽子和口罩3分，其余2分。

4. 操作步骤正确。共55分，其中患者体位姿势正确5分，穿刺点部位准确10分，穿刺手法正确30分，术毕操作正确5分，术后处理及记录正确5分。

5. 掌握注意事项，能密切观察及处理不良反应，防止并发症发生。共10分，一项错误扣2~3分。

九、深静脉穿刺插管术

深静脉穿刺插管术是采用深静脉穿刺插管进行加压输液、输血、采集血标本、测定中心静脉压、肺动脉插管、心血管造影、安装临时起搏器的一种技术。

【适应证】

1. 急救时无法采用周围静脉内加压输液、输血等。

2. 行全胃肠外营养、高渗性溶液或需反复注射对血管有刺激的药物。

3. 外周静脉穿刺困难，无法采集血标本。

4. 锁骨下静脉穿刺术还可用于中心静脉压测定、肺动脉插管、心血管造影、安装临时起搏器。

【禁忌证】

1. 穿刺局部有感染。

2. 凝血机制障碍或血小板明显减少。

【器材准备】

深静脉穿刺套管1套（包括套管穿刺针、导丝、扩张器、硅胶管）、穿刺包（包括纱布2~3块、洞巾、剪刀、持针器、线、缝针、镊子）、5ml注射器两支、无菌手套、治疗盘、局麻药、肝素、碘伏、棉签、输液装置。

【术前准备】

1. 了解病史，向患者和（或）法定监护人详细说明深静脉穿刺插管术的目的、意义、安全性和可能发生的并发症。简要说明操作过程，解除患者的顾虑，取得配合，并签署知情同意书。

2. 检查器材准备是否齐全。

3. 术者及助手按六部洗手法洗手，戴好帽子和口罩。

【操作步骤】

（一）颈内静脉穿刺术

1. 穿刺前向患者解释穿刺的目的及意义，消除其紧张、恐惧心理。

2. 患者仰卧，头后仰并偏向一侧，肩下垫一小枕，显露胸锁乳突肌。如需穿刺插管，选用右侧颈内静脉为宜。局部皮肤常规消毒，戴口罩及无菌手套。若行插管则铺洞巾，穿刺点局麻。

3. ①颈部中段穿刺：穿刺针连接 5ml 无菌注射器，注射器内装有肝素盐水 3~5ml（肝素 5~10U/ml），进针点在胸锁乳突肌两脚上方，胸锁乳突肌中点，针头与矢状面呈 30°角，方向指向胸锁关节，与皮肤呈 30°~40°角，穿过胸锁乳突肌一边进针一边回抽，并保持一定的负压，抽到静脉血且很顺畅时，再继续前进 2~3mm（图 4-14）。②颈部下段穿刺：进针点在胸锁乳突肌胸骨头、锁骨头和锁骨三角区顶部，针头矢状面呈 30°~45°角，方向指向剑突，与皮肤呈 30°~40°角（图 4-15）。

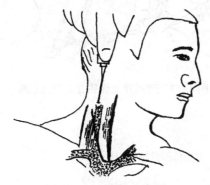 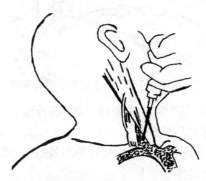

图 4-14　颈部中段穿刺　　　　　　　　　图 4-15　颈部下段穿刺

4. 左手固定穿刺针，右手取下注射器，同时左手拇指堵住针柄，以防空气进入颈内静脉。经穿刺针插入导引钢丝，体外保留约 40cm，退出穿刺针。

5. 从导引钢丝尾插入扩张管，按一个方向旋转，将扩张管旋入血管后，左手用无菌纱布按压穿刺点并拔除扩张管。

6. 将硅胶导管顺导引钢丝以旋转方式插入血管中，同时将钢丝抽出，以免引起严重不良后果，一般导管插入深度为 13~15cm。

7. 将装有生理盐水的注射器接导管尾端，在抽吸回血后，向管内注入 2~3ml 生理盐水，锁定卡板，取下注射器，拧上肝素帽。

8. 将导管固定片固定在接近穿刺点处，缝针固定导管，用纱布覆盖穿刺及缝合处，透明胶膜固定。

9. 连接输液器。

（二）锁骨下静脉穿刺术

1. 穿刺前向患者解释穿刺的目的及意义，消除其紧张、恐惧心理。

2. 患者去枕平卧，头偏向对侧，肩背部垫一小枕，抬高穿刺侧。

3. 颈、胸、肩部常规消毒，铺巾，戴口罩及无菌手套，穿刺点局麻。

4. 穿刺针连接 5ml 注射器，注射器内装有肝素盐水 3~5ml。

5. ①从锁骨中点下缘下方约 1cm，再偏外侧 1cm 处进针，针尖指向胸锁乳突肌胸骨头与锁骨所形成的夹角平分线上 1cm 处，与胸壁平面呈 15°角，针尖方向越往下气胸的并发症出现率越高。进入锁骨下后把肩膀针栓同时往下压，使针尖向上，且进针行针一定要紧贴锁骨进行，这样才不易误穿动脉及穿破胸膜出现气胸（图 4-16）；②从锁骨上穿刺，穿刺点在胸锁乳突肌外缘与锁骨交角之平分线上，距顶角 0.5~1cm 处，针尖指向剑突（图 4-17）。

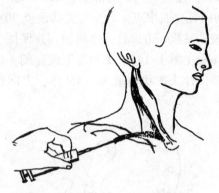
图 4-16 经锁骨下缘锁骨下静脉穿刺

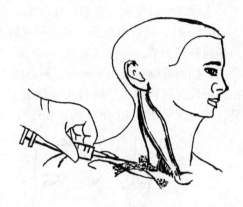
图 4-17 经锁骨上缘锁骨下静脉穿刺

6. 其余同颈内静脉穿刺术插管。

【术后处理】

整理用物，医疗垃圾分类处理，标本及时送检，并做详细穿刺记录。

【注意事项】

1. 严格无菌操作规程，以防感染。

2. 准确掌握好穿刺方向，避免发生并发症，如气胸、血胸、血肿、气栓、神经损伤、感染等。防止误伤颈总动脉，万一误伤，立即拔针，压迫止血。

3. 穿刺时保持注射器有轻度负压，以便遇到回血及时停止进针，这样可以防止针头进入过深，减少气胸、血胸的发生。

4. 如一侧穿刺不成功可改为对侧，禁在原穿刺点反复穿刺，以避免误伤动脉以及血肿、气胸的发生。

5. 强调平卧位，头转向对侧，肩背部垫枕抬高，以便于定位及操作。

6. 颈部下段穿刺易损伤颈前静脉及胸膜，故慎用。

7. 穿刺过程中，患者不做深呼吸，以防空气栓塞。硅胶管进入上腔静脉常为负压，输液时不能将瓶内液体输完，更换接头、导管时，均应在患者呼气后屏气状态下进行，严防空气进入。

8. 每次穿刺完成后，应密切观察病人呼吸及胸部变化，必要时摄胸片以排除有无气胸发生。

9. 每日输液结束后，经肝素帽注入肝素稀释液 1ml（25U/ml），然后用无菌纱布包裹固定。

10. 当拔管或脱管时立即用纱布覆盖导管入口处，并压迫 5~10 分钟。

【操作评分】（100 分）

1. 掌握深静脉穿刺插管术的适应证与禁忌证。共 10 分，每漏、错一项扣 1 分。

2. 器材准备齐全。共 10 分，每漏一件物品扣 1 分。

3. 术前准备充分。共 15 分，其中术前相关检查 5 分，签署知情同意书 5 分，洗手、戴帽子和口罩 3 分，其余 2 分。

4. 操作步骤正确。共 55 分，其中患者体位姿势正确 5 分，穿刺点部位准确 5 分，局部麻醉方法正确 5 分，穿刺手法正确 15 分，插管方法正确、过程顺利 15 分，术毕操作正确 5 分，术后处理及记录正确 5 分。

5. 掌握注意事项，能密切观察及处理不良反应，防止并发症发生。共 10 分，一项错误扣 1 分。

十、关节腔穿刺术

关节腔穿刺术是骨伤诊疗中较常用的方法，它通过注射器对四肢关节腔的特定部位向内穿刺，进行抽液检查、引流，或注射药物、空气或造影剂等进行治疗和检查。

【适应证】

1. 四肢关节腔内积液，须行穿刺抽液检查或引流，或注射药物进行治疗。

2. 关节腔内注入空气或造影剂，行关节造影术，以了解关节软骨或骨端的变化。

【禁忌证】

1. 穿刺部位局部皮肤有破溃、严重皮疹或感染。

2. 严重凝血机制障碍，如血友病等。

【器材准备】

穿刺包（包括 18~20 号穿刺针、试管、治疗巾）、无菌手套、治疗盘（内置 2% 利多卡因、20ml 注射器、碘伏、75% 酒精、棉签、记号笔、胶布）。

【术前准备】

1. 了解病史，向患者和（或）法定监护人详细说明关节腔穿刺术的目的、意义、安全性和可能发生的并发症。简要说明操作过程，解除患者的顾虑，取得配合。

2. 检查器材准备是否齐全。

3. 确定穿刺部位，并用记号笔标记穿刺点。

4. 术者按六部洗手法洗手，戴好帽子和口罩。

【操作步骤】

1. 初学者先行记号笔标记定位。局部严格消毒后，术者戴无菌手套，铺无菌巾。

2. 穿刺点用 2% 利多卡因局部麻醉（从皮肤至关节腔）。

3. 术者右手持注射器，左手固定穿刺点。沿麻醉路径穿针，当针进入关节腔后，右手不动，固定针头及注射器，左手缓慢抽动注射器筒栓进行抽液或注药等操作，如有阻塞可将注射器取下，注入少许空气，将阻塞排除，再继续抽吸。常用关节穿刺部位及方法如下：

（1）肩关节穿刺术：患肢轻度外展外旋，肘关节屈曲位，于肱骨小结节与喙突之间垂直刺入关节腔，也可从喙突尖下外侧三角肌前缘，向后外方向刺入关节腔（图 4-18）。

（2）肘关节穿刺术：肘关节屈曲 90°，紧依桡骨小头近侧，于其后外方向前下进针，关节囊在此距离表面最浅，桡骨头亦清晰可触知；也可在尺骨鹰嘴顶端和肱骨外上髁之间向内前方刺入；还可经尺骨鹰嘴上方，经肱三头肌腱向前下方刺入关节腔（图 4-19）。

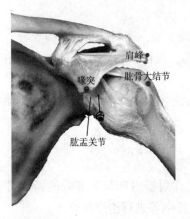

图 4-18 肩关节穿刺术

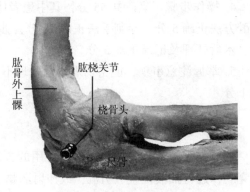

图 4-19 肘关节穿刺术

（3）腕关节穿刺术：可经尺骨茎突或桡骨茎突侧面下方垂直向内下进针，因桡动脉行经桡骨茎突远方，故最好在尺侧穿刺（图 4-20）。

（4）髋关节穿刺术：在髂前上棘与耻骨结节连线的中点，腹股沟韧带下 2.5cm，在向外侧约 2.5cm，即股动脉鞘的稍内侧垂直刺入，也可取下肢内收位，穿刺针与皮肤呈 45°从股骨大转子上缘平行，经股骨颈向内上方刺入（图 4-21）。

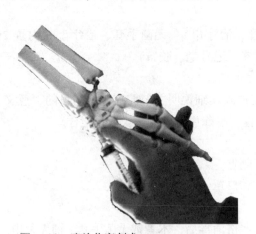

图 4-20 腕关节穿刺术

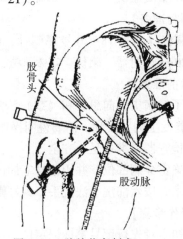

图 4-21 髋关节穿刺术

（5）膝关节穿刺术：以髌骨上缘的水平线与髌骨外缘的垂直线的交点为穿刺点，经此点向内下方刺入关节腔，也可经髌韧带的任何一侧，紧贴髌骨下方向后进针（图 4-22）。

（6）踝关节穿刺术：紧贴外踝（趾长伸肌腱与外踝之间）或内踝尖部（胫前肌腱与内踝之间），向内上进针，经踝部与相邻的距骨之间进入关节囊（图 4-23）。

【术后处理】

术毕拔针，消毒穿刺点，稍用力压迫穿刺部位，覆盖无菌纱布，用胶带固定。

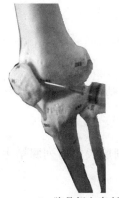 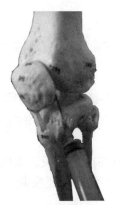

A. 膑骨侧方穿刺   B. 膝眼穿刺

图 4-22 膝关节穿刺术

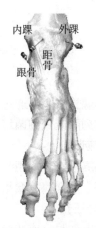

图 4-23 踝关节穿刺术

【注意事项】

1. 一切器材、药品及操作皆应严格无菌，否则可致关节腔感染。

2. 应边抽吸，边进针，注意有无新鲜血液，如有说明刺入血管，应将穿刺针退出少许，改变方向再继续进针。另外，当抽得液体后，再稍稍将穿刺针刺入少许，尽量抽尽关节腔内的积液。但不可刺入过深，以免损伤关节软骨。如抽出困难，可改变穿刺方向或旋转针尖斜面方向。

3. 反复在关节内注射类固醇，可造成关节损伤，因而任何关节内注射类固醇不应超过3次。

4. 对抽出的液体除需做镜下检查、细菌培养和抗生素敏感试验外，还要做认真的肉眼观察，初步判定其性状，给予及时治疗。例如，正常滑液为草黄色，清晰透明；若为暗红色陈旧性血液往往为外伤性；抽出的血液内含有脂肪滴可能为关节内骨折；混浊的液体多提示有感染；若为脓液，则感染的诊断确定无异。

5. 关节腔有明显积液者，穿刺后应加压包扎，适当给予固定。根据积液多少，确定再穿刺的时间，一般每周穿刺两次即可。

【操作评分】（100分）

1. 掌握适应证与禁忌证。共5分，正确5分，基本正确3分，错误0分。

2. 器材药物准备充分。共5分，遗漏1项扣1分。

3. 无菌操作规范正确。共10分，任一步骤中违反无菌操作规范为0分。

4. 采用普鲁卡因局部麻醉做皮试。共5分，未做皮试扣5分。

5. 操作定位准确，注射方向正确，层次分明。共60分，每项穿刺术10分。

6. 注射操作过程中观察或询问患者有无异常反应。共10分，没有做的扣10分。

7. 关节腔有明显积液者，穿刺后应加压包扎。共5分，未加压包扎扣5分。

第二节 前列腺检查及按摩术

前列腺检查主要通过直肠指检进行。若怀疑为慢性前列腺炎，则需要进行前列腺按摩，以取得前列腺液做细菌培养和实验室检查。此术亦可作为治疗方法。

【适应证】

前列腺检查主要用于前列腺病变，如急性前列腺炎、慢性前列腺炎、前列腺增生、前列腺癌等。前列腺按摩指征要明确，一般用于慢性前列腺炎。

【禁忌证】

急性前列腺炎或怀疑结核、脓肿或肿瘤者禁忌按摩。

【器材准备】

无菌手套、液状石蜡、载玻片、无菌试管（做前列腺液细菌培养）。

【术前准备】

1. 了解病史，向患者说明前列腺检查及按摩术的目的和意义，解除思想顾虑，取得配合。

2. 检查器材准备是否齐全。

3. 术者及助手按六部洗手法洗手，戴好帽子和口罩。

【操作步骤】

1. 检查时患者多取膝胸位或截石位，若患者病情严重或衰弱取左侧卧位。

2. 检查者戴无菌手套或指套，并涂以润滑剂，以右手食指先在肛门口处轻轻按摩，使患者适应，以免肛门括约肌骤然紧张。然后将手指徐徐插入肛门，当指端进入距肛门口约4~5cm直肠前壁处即可触及前列腺。检查时应注意前列腺的大小、形状、硬度、有无结节、触痛、波动感，以及正中沟是否变浅或消失等。正常前列腺栗子大小，中等硬度，有弹性，能触及中间沟，表面光滑。

急性细菌性前列腺炎时，前列腺肿胀、压痛、局部温度升高、表面光滑；形成脓肿则有饱满或波动感。慢性前列腺炎时，前列腺饱满、增大、质软、轻度压痛；病程长者，前列腺缩小、变硬、不均匀，有小硬结。良性前列腺增生时，前列腺表面光滑、质韧、有弹性，中间沟消失或隆起。前列腺癌时，有前列腺结节，坚硬。

3. 按摩前列腺时，以手指末节自前列腺两侧向内、向下徐徐按摩，每侧4~5次，然后再将手移至腺体的上部沿正中沟向尿道外口方向滑行挤压，可见前列腺液从尿道口流出，收集标本立即送检（图4-24）。

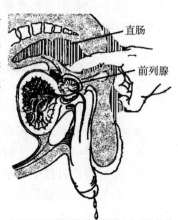

图4-24 前列腺触诊及按摩

【注意事项】

1. 按摩时用力要均匀适当，太轻时不能使前列腺液驱出，太重则会引起疼痛。

2. 按摩时要按一定方向进行，不应往返按摩，不合理的手法往往会使检查失败。

3. 一次按摩失败或检查阴性，如有临床指征，需隔 3~5 天再重复进行。

【操作评分】（10 分）

1. 掌握前列腺检查及按摩术的适应证与禁忌证。共 2 分，每漏、错一项扣 0.5 分。

2. 器材准备齐全。共 1 分，每漏一件物品扣 0.2 分。

3. 术前准备充分。共 1.5 分，每一项 0.5 分。

4. 操作步骤正确。共 4 分，其中患者体位姿势正确 1 分，手法正确 2 分，术毕操作正确 0.5 分，术后处理及记录正确 0.5 分。

5. 掌握注意事项，共 1.5 分，一项错误扣 0.5~1 分。

第三节　中心静脉压测定

中心静脉压（central venous pressure，CVP）测定是指通过对右心房或上、下腔静脉胸腔段内压力的测定，判断患者血容量、心功能和血管张力等综合情况的一种方法。CVP 测定在危重病人的诊断、监测治疗方面有较广泛的临床应用价值，而周围静脉压力测定则无法准确反映以上综合情况。

【适应证】

1. 鉴别低血容量性休克或非低血容量性休克，尤其与心源性休克的鉴别。

2. 鉴别少尿、无尿原因是肾前性或肾性因素。

3. 鉴别心力衰竭是因循环负荷过重或是心肌正性肌力下降。

4. 危重病人及体外循环手术时对血容量、心功能状态及周围血管阻力的监测。

5. 在紧急情况下可利用静脉通道进行输液。

【禁忌证】

1. 穿刺或切开部位有感染。

2. 凝血功能障碍。

【器材准备】

静脉切开包、静脉导管、中心静脉压测定装置、治疗盘、局麻药、5ml 注射器、无菌手套、生理盐水、肝素钠注射液、输液架、碘伏、棉签、胶带。

【术前准备】

1. 详细了解病史，向患者和（或）法定监护人详细说明中心静脉测定的目的、意义、安全性和可能发生的并发症。简要说明操作过程，解除患者的顾虑，取得配合，并签署知情同意书。

2. 检查器材准备是否齐全。

3. 术者及助手按六部洗手法洗手，戴好帽子和口罩。

【操作步骤】

1. 静脉置管途径

（1）**经皮穿刺法**：较多采用。经锁骨下静脉穿刺或头静脉插管至上腔静脉；或经股静脉穿刺插管至下腔静脉。一般认为，经上腔静脉测压较经下腔静脉测压更准确。

（2）**静脉切开法**：仅用于经大隐静脉切开插管至下腔静脉，或因血容量低、血压低导致血管收缩、充盈不好，致反复穿刺失败者。

2. 患者平卧，暴露插管部位。术者戴无菌手套，常规消毒局部皮肤，铺洞巾。以2%利多卡因行皮下、肌肉逐层麻醉。

3. 行经皮穿刺或静脉切开法，将静脉导管插入上腔静脉或下腔静脉与右心房交界处。插入深度：经锁骨下静脉者12~15cm，其他35~45cm。

4. 将静脉导管与Y型管连接（图4-25），测压计的零点调到右心房水平（仰卧位平腋中线）。把1处夹子扭紧，2、3处夹子放松，使输液瓶内液体充满测压管到高于预计的静脉压之上。再把2处夹紧，松开1处夹子，使静脉导管与测压管相通，此时测压管内的液面迅速下降。当液面达到一定水平，且随呼吸上下移动时，测压计中刻度即为CVP。不测压时，夹闭3处，松开1、2处，使输液瓶与静脉导管相通，继续补液。每次测压倒流入测压管内的血液需冲洗干净，保持管道通畅。

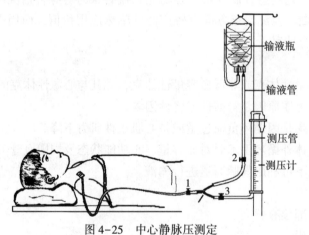

输液瓶

输液管

测压管

测压计

图4-25　中心静脉压测定

测压时，如果水柱不随呼吸上下移动，表示管端尚未达右心房或上、下腔静脉胸腔段；如果水柱随吸气时上升、呼气时下降，表示管端在下腔静脉腹腔段。

【术后处理】

整理用物，医疗垃圾分类处理，并做详细穿刺记录。

【注意事项】

1. 严格无菌操作，以免发生感染。

2. 测压时，发现静脉压突然升高且有显著波动，可能是静脉导管尖进入右心室所致，应抽出一小段后再测压。

3. 如发现导管无血液流出，使用输液瓶内液体冲洗或变动输液瓶位置仍无变化，应考虑可能有血栓堵塞，可用肝素液或3%枸橼酸钠溶液冲洗。

4. 静脉导管留置时间一般不超过5天，超过3天时需用肝素冲洗、抗凝，以防血栓形成，导致静脉炎或血栓性静脉炎。

5. 拔管时，应用注射器抽吸，以防尖端有附着的血栓脱落形成栓塞。

【临床意义】

CVP 正常值为 $50\sim120mmH_2O$（$10mmH_2O=0.098kPa$），CVP 的变化应根据临床表现进行客观分析。

1. 中心静脉压的变化受以下因素影响：血容量、静脉回心血量、右心室舒张压力、肺循环阻力、胸膜腔内或腹内压。

2. 若休克患者 $CVP<50mmH_2O$ 时，表示血容量不足，应立即补充血容量。

3. 若经补充血容量后 $CVP>100mmH_2O$，患者仍处于休克状态，则应考虑有无容量血管过度收缩或心功能不全的可能，应控制输液速度及输液量，严密观察病情，分析原因，并即时作出相应处理。

4. 若 $CVP>150\sim200mmH_2O$，则提示有容量负荷过重或心力衰竭、急性肺水肿可能，应严格控制入量或停止补液，并根据具体情况静脉快速注射洋地黄制剂、利尿剂或静脉滴注血管扩张剂。

5. 如有明显腹胀、肠梗阻、腹内巨大肿瘤或腹部大手术时，利用股静脉插管测量的 CVP 可高达 $250mmH_2O$ 以上，不能代表真正的 CVP。

6. 少数重症感染患者，虽 $CVP<100mmH_2O$ 也有发生肺水肿的可能，应予注意。

7. 使用血管收缩剂或高渗脱水剂时，CVP 可升高；使用强心剂或血管扩张剂后，CVP 可降低。

【操作评分】（100分）

1. 掌握中心静脉压测定的适应证与禁忌证。共10分，每漏、错一项扣1分。

2. 器材准备齐全。共10分，每漏一件物品扣1分。

3. 术前准备充分。共15分，其中术前相关检查5分，签署知情同意书5分，洗手、戴帽子和口罩3分，其余2分。

4. 操作步骤正确。共55分，其中患者体位姿势正确5分，穿刺点部位准确5分，局部麻醉方法正确5分，穿刺手法正确25分，术者与助手配合默契5分，术毕操作正确5分，术后处理及记录正确5分。

5. 掌握注意事项，能密切观察及处理不良反应，防止并发症发生。共10分，一项错误扣2~3分。

第四节　心电图机的操作

【适应证】

鉴别心律失常，辅助诊断心肌病变，诊断急性及慢性心包炎，心房、心室肥大。

【禁忌证】

无绝对禁忌证。

【器材准备】

心电图机、心电图纸、导电糊或酒精、持物钳、清洁棉球或纱布块等。

【术前准备】

1. 室内要求保持温暖（不低于18℃），以避免因寒冷而引起的肌电干扰。

2. 使用交流电源的心电图机必须接可靠的专用地线（接地电阻应低于0.5Ω）。

3. 放置心电图机的位置应使其电源线尽可能远离诊察床和导联电缆，床旁不要摆放其他电器具（无论通电与否）及穿行的电源线。

4. 诊床的宽度不应窄于80cm，以免肢体紧张而引起肌电干扰。如果诊床的一侧靠墙，则必须确定墙内无电线穿过。

5. 对初次接受心电图检查者，必须事先作好解释工作，消除紧张心理。

6. 在每次做常规心电图之前受检者应经充分休息，解开上衣，在描记心电图时要放松肢体，保持平静呼吸。

7. 如果放置电极部位的皮肤有污垢或毛发过多，则应预先清洁皮肤或剃毛。

8. 辨认心电图机上各键钮、开关、电压、走纸速度、抗干扰、调基线、手动键，并调试到功能状态。

【操作步骤】

1. 嘱受检者仰卧于检查床上，暴露胸部、腕部、踝部。

2. 在安放探查电极处用电膏（剂型分为糊剂、霜剂和溶液等）涂擦放置电极处的皮肤，而不应该只把导电膏涂在电极上。

3. 正确安放探查电极，按红（或标R字样）、黄（L）、绿（F）、黑（RF）的标志将电极板分别连接于右上、左上、左下、右下肢体的腕踝部；再将白色杯状胸前导联电极板按C_1、C_2、C_3、C_4、C_5、C_6分别置放于胸骨右缘第4肋间（C_1），胸骨左缘第4肋间（C_2），左锁骨中线第5肋间（C_4），C_2和C_4连线中点（C_3），腋前线平C_4（C_5），腋中线平C_5（C_6）。

4. 按准备键，定标电压键，做出定标电压图，按停止键；按Ⅰ导联键、开始键、出图3个心动周期，按停止键；如此法完成12导联出图操作。

5. 再检查心电图定标电压，若符合要求取下记录纸，在记录纸上注明日期、姓名，并标明导联。

6. 关闭电源。

7. 取下极片放置得当，并进行整理。

【术后处理】

整理用物，医疗垃圾分类处理。

【注意事项】

1. 如果发现某个胸壁导联有无法解释的异常T波或U波时，应检查相应的胸壁电极是否松动脱落，若该电极固定良好而部位恰好在心尖搏动最强处，可重新处理该处皮肤或更换质量较好的电极。若仍无效，可试将电极的位置稍微偏移一些。此时若波形变为完全正常，则可认为这种异常的 T 波或 U 波是由于心脏冲撞胸壁，使电极的极化电位发生变化而引起的伪差。

2. 如果发现 II 和/或 aVF 导联的 Q 波较深，则应在深吸气后屏住气时立即重复描记这些导联的心电图。若此时 Q 波明显变浅或消失，则可考虑横膈抬高所致。反之若 Q 波仍较深而宽，则不能除外下壁心肌梗死。

3. 如发现心率>60 次/分钟而 PR>0.22 秒者，则应取坐位时再记录几个肢体导联心电图，以便确定是否有房室阻滞。

4. 每天做完心电图后必须洗净电极。用铜合金制成的电极，如发现有锈斑，可用细砂纸擦掉后，再用生理盐水浸泡一夜，使电极表面形成电化性能稳定的薄膜，镀银的电极用水洗净即可，使用时应避免擦伤镀银层。

5. 导联电缆的芯线或屏蔽层容易损坏，尤其是靠近两端的插头处，因此使用时切忌用力牵拉或扭转，收藏时应盘成直径较大的圆盘，或悬挂放置，避免扭转或锐角折叠。

6. 交直流两用的心电图机应按说明书的要求定期充电，以利延长电池使用寿命。

7. 心电图主机应避免高温、日晒、受潮、尘土或撞击，盖好防尘罩。

8. 由医疗仪器维修部门定期检测心电图机的性能。热笔记录式心电图应根据记录纸的热敏感性和走纸速度调整热笔的压力和温度。

9. 在安放探查电极时应使用导电膏或酒精，胸电极在擦拭导电膏或酒精时应各自分开，禁止将所有胸导测量位置一次性进行涂抹，这将会造成体表短路，影响测出波形效果。此外，应尽量避免用棉签或毛笔蘸生理盐水或自来水代替导电膏，因为用这种方法处理皮肤，皮肤与电极之间的接触阻抗较大，极化电位也很不稳定，容易引起基线漂移或其他伪差。尤其是皮肤干燥或皮脂较多者，伪差更为严重，还会加快电极的腐蚀及老化。

【操作评分】（100 分）

1. 掌握心电图机操作的适应证与禁忌证。共 10 分，每漏、错一项扣 1 分。

2. 器材准备齐全。共 10 分，每漏一件物品扣 1 分。

3. 术前准备充分。共 15 分。

4. 步骤正确。共 55 分，其中患者体位姿势正确 10 分，心电图机操作步骤及方法正确 30 分，术者与助手配合默契 5 分，术毕操作正确 5 分，术后处理及记录正确 5 分。

5. 掌握注意事项，能密切观察及处理不良反应，防止并发症发生。共 10 分，一项错误扣 2~3 分。

第五章 临床常用急救技术

第一节 咽导管插管术

咽导管插管术分为鼻咽导管插管术和口咽导管插管术两种。

一、鼻咽导管插管术

鼻咽导管插管术是为保证气道通畅而利用鼻咽导管在生理气道与空气或其他气源之间建立的有效连接。

【适应证】

适用于有意识障碍，舌根后坠但呼吸平稳，血气分析及血氧饱和度正常的患者。

【禁忌证】

无绝对禁忌证。

【器材准备】

鼻咽导管（有不同型号及大小）1支，含利多卡因的水溶液润滑剂及1%麻黄素各1支、无菌手套。

【术前准备】

1. 详细了解病史，进行体格检查和必要的实验室检查，如血常规、血小板计数、出血时间、活化部分凝血活酶时间及凝血酶原时间等。

2. 向患者或家属详细说明鼻咽导管插管术的目的、意义、安全性和可能发生的并发症。简要说明操作过程，消除其顾虑，取得配合，并签署知情同意书。

3. 鼻咽导管插管前检查插管用具是否齐全、合适。

4. 术者及助手按六部洗手法洗手，戴好帽子和口罩。

【操作步骤】

1. 选择型号适宜的鼻咽导管。

2. 检查鼻腔，选择鼻孔较大的一侧滴入1%麻黄素两滴或三滴。

3. 以含利多卡因的水溶液润滑剂涂满鼻咽导管。

4. 沿鼻腔送入鼻咽导管时，导管一进入鼻腔就将导管与面部呈垂直方向插入鼻孔，使导管沿下鼻道推进，经鼻后孔至咽腔（图 5-1）。

5. 操作者一面注意倾听通过导管的气流，一面用左手调整头颈方向角度。当感到气流最强烈时，然后迅速在吸气相时推入导管。通常导管通过声门时患者会出现强烈咳嗽反射。

6. 如果推进导管时呼吸气流声中断，提示导管前端已触隐状窝，或误入食管，或进入舌根会厌间隙，应稍稍退出，重试。

【术后处理】

整理用物，医疗垃圾分类处理。

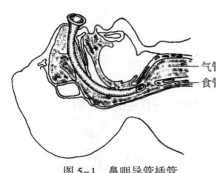

气管

食管

图 5-1　鼻咽导管插管

【注意事项】

不得用于意识清醒的患者。

【操作评分】（100 分）

1. 掌握鼻咽导管插管术的适应证与禁忌证。共 10 分，每漏、错一项扣 1 分。

2. 器材准备齐全。共 10 分，每漏一件物品扣 1 分。

3. 术前准备充分。共 15 分，其中术前相关检查 5 分，签署知情同意书 5 分，洗手、戴帽子和口罩 3 分，其余 2 分。

4. 步骤正确。共 55 分，其中患者体位姿势正确 10 分，鼻咽导管插管术手法正确 30 分，术者与助手配合默契 5 分，术毕操作正确 5 分，术后处理及记录正确 5 分。

5. 掌握注意事项，能密切观察及处理不良反应，防止并发症发生。共 10 分，一项错误扣 2~3 分。

二、口咽导管插管术

口咽导管插管术是为保证气道通畅而利用口咽导管在生理气道与空气或其他气源之间建立的有效连接。

【适应证】

适用于有意识障碍，舌根后坠但呼吸尚平稳，血气分析及血氧饱和度正常的患者。

【禁忌证】

无绝对禁忌证。

【器材准备】

口咽导管（有不同型号及大小）1 支、开口器、压舌板数个、无菌手套。

【术前准备】

1. 详细了解病史，进行体格检查和必要的实验室检查，如血常规、血小板计数、出血时间、活化部分凝血活酶时间及凝血酶原时间等。

2. 向患者或家属详细说明口咽导管插管术的目的、意义、安全性和可能发生的并发症。简要说明操作过程，消除其顾虑，取得配合，并签署知情同意书。

3. 口咽导管插管前，检查插管用具是否齐全、合适。

4. 术者及助手按六部洗手法洗手，戴好帽子和口罩。

【操作步骤】

1. 选择适当大小的口咽导管（图 5-2）。

2. 用左手或开口器将患者口腔打开，吸清口腔及咽部分泌物。

3. 用右手将口咽导管的凸面向尾部方向插入口腔（图 5-3）。

4. 当口咽导管通过舌背，将口咽导管旋转使凸面向头部继续前进直达咽部（图 5-4）。

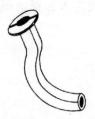 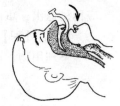 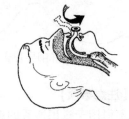

图 5-2　口咽导管　　　　图 5-3　口咽导管插管步骤一　　　图 5-4　口咽导管插管步骤二

5. 操作者一面注意倾听通过导管的气流，一面用左手调整头颈方向角度，当感到气流最强烈时，迅速在吸气相时推入导管。通常导管通过声门时患者会出现强烈咳嗽反射。

6. 如果推进导管时呼吸气流声中断，提示导管前端已触隐状窝，或误入食管，或进入舌根会厌间隙，应稍稍退出，重试。

【术后处理】

整理用物，医疗垃圾分类处理。

【注意事项】

不得用于意识清醒的患者。

【操作评分】（100 分）

1. 掌握口咽导管插管术的适应证与禁忌证。共 10 分，每漏、错一项扣 1 分。

2. 器材准备齐全。共 10 分，每漏一件物品扣 1 分。

3. 术前准备充分。共 15 分，其中术前相关检查 5 分，签署知情同意书 5 分，洗手、戴帽子和口罩 3 分，其余 2 分。

4. 操作步骤正确。共 55 分，其中患者体位姿势正确 10 分，口咽导管插管术手法正确 30 分，术者与助手配合默契 5 分，术毕操作正确 5 分，术后处理及记录正确 5 分。

5. 掌握注意事项，能密切观察及处理不良反应，防止并发症发生。共 10 分，一项错误扣 2~3 分。

第二节　气管插管术

气管插管术是为保证气道通畅而利用气管插管在生理气道与空气或其他气源之间建立的有效连接。

【适应证】

1. 因严重低氧血症和（或）高 CO_2 血症，或其他原因需要较长期机械通气，而又不考虑进行气管切开的患者。

2. 不能自行清除上呼吸道分泌物、胃内反流物和出血，随时有误吸危险者。

3. 下呼吸道分泌物过多或出血需要反复吸引者。

4. 上呼吸道损伤、狭窄、阻塞、气管食管瘘等影响正常通气者。

5. 因诊断和治疗需要，在短时间内要反复插入支气管镜者，为了减少患者的痛苦和操作方便，也可以事先行气管插管。

6. 患者自主呼吸突然停止，需紧急建立人工气道行机械通气者。

7. 外科手术和麻醉，如需要长时间麻醉的手术、低温麻醉及控制性低血压手术，部分口腔内手术预防血性分泌物阻塞气道、特殊手术的体位等。

【禁忌证】

1. 无绝对禁忌证。

2. 有喉头急性炎症，由于插管可以使炎症扩散，故应谨慎。

3. 喉头严重水肿者，不宜行经喉人工气道术。

4. 严重凝血功能障碍，宜待凝血功能纠正后进行。

5. 巨大动脉瘤，尤其位于主动脉弓部位的主动脉瘤，插管有可能使动脉瘤破裂，宜慎重，如需插管，则操作要轻柔、熟练，患者要安静，避免咳嗽和躁动。

6. 如果有鼻息肉、鼻咽部血管瘤，不宜行经鼻气管插管。

【器材准备】

麻醉喉镜、气管导管（图 5-5）、气管导管衔接管、开口器、胶布、牙垫、导管管芯、吸痰管、注射器、无菌手套，以及供给正压通气的呼吸器及氧气等。

【术前准备】

1. 详细了解病史，进行体格检查和必要的实验室检查，如血常规、血小板计数、出血时间、活化部分凝血活酶时间及凝血酶原时间等。

2. 向患者或家属详细说明气管插管的目的、意义、安全性和可能发生的并发症。简要说明操作过程，消除其顾虑，取得配合，并签署知情同意书。

3. 插管前，检查插管用具是否齐全合适，特别是喉镜是否明亮。

4. 气管插管时患者应呈中度或深昏迷，咽喉反射消失或迟钝；如嗜睡或浅昏迷，咽喉反应灵敏，应行咽喉部表面麻醉，然后插管。

5. 术者及助手按六部洗手法洗手，戴好帽子和口罩。

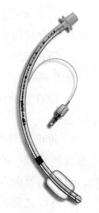

图 5-5 气管导管

【操作步骤】

1. 患者仰卧，头垫高 10cm，后仰。术者右手拇指、食指、中指拨开上、下唇，提起下颌并启开口腔。左手持喉镜沿右口角置入口腔，将舌体稍向左推开，使喉镜片移至正中位，此时可见悬雍垂。

2. 沿舌背慢慢推进喉镜片使其顶端抵达舌根，稍上提喉镜，可见会厌的边缘。继续推进喉镜片（图5-6），使其顶端达舌根与会厌交界处，然后上提喉镜，以撬起会厌而显露声门（图5-7）。

3. 右手以握笔式持气管导管，斜口端对准声门裂，轻柔地插过声门而进入气管内（图5-8）。放牙垫于上下齿之间，退出喉镜。听诊两肺有呼吸音，确定气管导管在气管内，且位置适当后，妥善固定导管与牙垫。

4. 气管导管套囊注入适量空气（3~5ml），使导管与气管壁密闭，便于辅助呼吸或控制呼吸，并可防止呕吐物、口腔分泌物或血液流入气管。

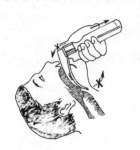
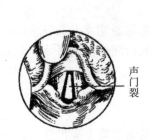
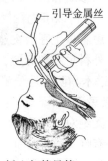

引导金属丝

声门裂

图5-6　推进喉镜　　　　图5-7　声门裂　　　　图5-8　插入气管导管

【术后处理】

整理用物，医疗垃圾分类处理。

【注意事项】

1. 动作轻柔，以免损伤牙齿。待声门开启时再插入导管，避免导管与声门相顶，以保护声门、后部黏膜、减少喉头水肿的发生。

2. 防止牙齿脱落误吸。术前应检查患者有无义齿和已松动的牙齿，将其去除或摘掉，以免在插管时损伤或不小心致其脱落，滑入气道，引起窒息而危及生命。

3. 防止气囊滑脱。如果气囊固定在导管上，一般不会滑脱。如果导管与气囊分开，应选择与导管相匹配的气囊，并用丝线捆扎在导管上，防止其滑脱落入气道，造成严重的后果。

4. 检查导管的位置。一般气管插管后或机械通气后应常规行床边X线检查，以确定导管位置。

5. 防止插管意外。气管插管时，尤其是在挑起会厌时，由于迷走神经反射，有可能造成患者的呼吸、心搏骤停，特别是生命垂危或原有严重缺氧、心功能不全的患者更容易发生。因此插管前应向患者的家属交代清楚，取得理解和配合。插管时应充分吸氧，并进行监测，备好急救药和器械。

6. 插管后吸痰时，必须严格无菌操作。吸痰持续时间一次不应超过30秒，必要时于吸氧后再吸痰。经导管吸入气体必须注意湿化，防止气管内分泌物稠厚结痂，影响呼吸道通畅。

7. 目前所用套囊多为高容低压，气囊充气不能过度，导管留置时间一般不宜超过72小时。72小时后病情无改善，可考虑气管切开术。导管留置期间每2~3小时放气1次。

【操作评分】（100分）

1. 掌握气管插管术的适应证与禁忌证。共10分，每漏、错一项扣1分。

2. 器材准备齐全。共10分，每漏一件物品扣1分。

3. 术前准备充分。共15分，其中术前相关检查5分，签署知情同意书5分，洗手、戴帽子和口罩3分，其余2分。

4. 步骤正确。共55分，其中患者体位姿势正确10分，气管插管手法正确30分，术者与助手配合默契5分，术毕操作正确5分，术后处理及记录正确5分。

5. 掌握注意事项，能密切观察及处理不良反应，防止并发症发生。共10分，一项错误扣2~3分。

第三节 环甲膜穿刺术

环甲膜穿刺术是为保证气道通畅而利用穿刺针在生理气道与空气或其他气源之间建立的有效连接。

【适应证】

1. 注射表面麻醉药。

2. 为喉、气管内其他操作做准备。

3. 注射治疗药物。

4. 导引支气管留置给药管。

5. 缓解喉梗阻。

6. 湿化痰液。

【禁忌证】

有出血倾向。

【器材准备】

7~9号注射针头或用作通气的粗针头、注射器、1%丁卡因溶液或所需的治疗药物，必要时准备支气管留置给药管（可用输尿管导管代替）、无菌手套。

【术前准备】

1. 详细了解病史，进行体格检查和必要的实验室检查，如血常规、血小板计数、出血时间、活化部分凝血活酶时间及凝血酶原时间等。

2. 向患者或家属详细说明环甲膜穿刺术的目的、意义、安全性和可能发生的并发症。简要说明操作过程，消除其顾虑，取得配合，并签署知情同意书。

3. 穿刺前，检查插管用具是否齐全合用。

4. 术者及助手按六部洗手法洗手，戴好帽子和口罩。

【操作步骤】

1. 患者取平卧或斜坡卧位，头后仰。

2. 环甲膜前的皮肤以碘伏常规消毒。

3. 左手食指和拇指固定环甲膜处的皮肤，右手持注射器垂直刺入环甲膜（图5-9、图5-10），到达喉腔时有落空感，回抽注射器有空气抽出。

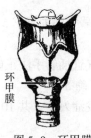

图5-9　环甲膜

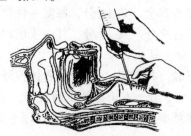

图5-10　环甲膜穿刺

4. 固定注射器于垂直位置，注入1%丁卡因溶液1ml，然后迅速拔出注射器。

5. 再按照穿刺目的进行其他操作。

6. 穿刺点用消毒干棉球压迫片刻。

7. 若经针头导入支气管留置给药管，则在针头退出后用纱布包裹并固定。

【术后处理】

整理用物，医疗垃圾分类处理。

【注意事项】

1. 穿刺时进针不要过深，避免损伤喉后壁黏膜。

2. 必须回抽有空气，确定针尖在喉腔内才能注射药物。

3. 注射药物时嘱患者勿吞咽及咳嗽，注射速度要快，注射完迅速拔出注射器及针头，以消毒干棉球压迫穿刺点片刻。针头拔出以前应防止喉部上下运动，否则容易损伤咽部的黏膜。

4. 注入药物应以等渗盐水配制，pH要适宜，以减少对气管黏膜的刺激。

5. 如穿刺点皮肤出血，干棉球压迫的时间可适当延长。

6. 术后如患者咳出带血的分泌物，嘱患者勿紧张，一般1~2天内即可消失。

【操作评分】（100分）

1. 掌握环甲膜穿刺术的适应证与禁忌证。共10分，每漏、错一项扣1分。

2. 器材准备齐全。共10分，每漏一件物品扣1分。

3. 术前准备充分。共15分，其中术前相关检查5分，签署知情同意书5分，洗手、戴帽子和口罩3分，其余2分。

4. 步骤正确。共55分，其中患者体位姿势正确10分，环甲膜穿刺手法正确30分，术者与助手配合默契5分，术毕操作正确5分，术后处理及记录正确5分。

5. 掌握注意事项，能密切观察及处理不良反应，防止并发症发生。共10分，一项错误扣2~3分。

第四节 气管切开术

气管切开术系指切开颈段气管，置入气管套管，以解除喉源性呼吸困难、呼吸机能失常或下呼吸道分泌物潴留所致呼吸困难的一种常用手术，也是临床常用的急救技术之一。气管切开置管后即可连接呼吸机，也可吸痰和给氧。

【适应证】

1. 各种原因引起的喉梗阻，且造成呼吸困难者。

2. 各种原因（如昏迷、颅脑和胸部外伤、口腔部严重损伤、某些胸腹部手术后）引起的呼吸道分泌物（如呕吐物、血凝块等）所致阻塞者。

3. 各种原因引起的呼吸衰竭或呼吸停止，需行人工机械辅助呼吸者。

4. 某些头颈部手术，因口腔插管影响手术操作者。

5. 需取出不能经喉取出的气管异物。

【禁忌证】

1. 患严重出血性疾病，止血困难者。

2. 气管切开处以下有占位性病变所致的呼吸道梗阻者。

3. 濒死者（可先行气管插管）。

【器材准备】

1. 器材准备：气管切开包（内有甲状腺拉钩两把，二叶气管扩张钳1把，银质气管套管Φ6、Φ7、Φ8各1只，3#手术刀柄及刀片1把，7#手术刀柄及刀片1把，弯组织剪1把，线剪1把，直蚊式止血钳3把，弯蚊式止血钳3把，直止血钳3把，弯止血钳3把，持针钳1把，布巾钳4把，组织钳2把，无钩镊1把，有钩镊1把，中弯圆针2枚，中三角针2枚，1号丝线1包，4号丝线1包）、照明灯、无菌手套两双、治疗盘（碘伏、棉签、注射器）、麻醉喉镜、局麻药（如利多卡因或普鲁卡因等）和表麻药（如1%丁卡因）、液状石蜡、吸引器以及抢救药品（如呼吸兴奋剂等）。如术后需行人工机械呼吸者则需准备一次性橡胶气管套管Φ6、Φ7、Φ8各1只和呼吸机。

2. 严重呼吸困难者，需准备气管插管，若气管切开过程中出现呼吸停止可立即气管插管，或气管切开前先插管，以免术中出现意外。

【术前准备】

1. 详细了解病史，进行体格检查和必要的实验室检查，如血常规、血小板计数、出血时间、活化部分凝血活酶时间及凝血酶原时间等。

2. 向患者或家属详细说明气管切开术的目的、意义、安全性和可能发生的并发症。简要说明操作过程，消除其顾虑，取得配合，并签署手术知情同意书。

3. 检查器械是否齐全、适用。

4. 需要使用呼吸机者，要检查呼吸机是否正常，并将管、线和氧气连接好。

5. 术者及助手戴好帽子、口罩后，按六部洗手法洗手。

【操作步骤】

1. 体位：①患者取仰卧位，肩下垫枕，头向后仰，颈部伸直并保持在正中位，使气管向前突出；②如不能采用仰卧位者，则可取半坐位，肩下仍需垫枕，头向后仰。如头后仰使呼吸困难加重时，可将头稍前屈，待做切口后再后仰，尽可能地保持下颌、喉结、胸骨切迹在同一直线上。

2. 消毒与铺巾：用碘伏进行常规皮肤消毒，消毒范围直径约为 20cm。打开气管切开包，戴无菌手套，检查切开包内器械，铺无菌巾。

3. 选择气管套管：选择大小适当的气管套管，并将内管取出，套入通管芯、气管套管系带，检查套管系带是否结实。如需使用呼吸机者，则应选用一次性橡胶气管套管；并向气囊内注入气体，检查气囊有无漏气，如无漏气，则抽出已注入气体，备用。

4. 麻醉：用 1% 普鲁卡因或 2% 利多卡因加肾上腺素少许的混合药液，从甲状软骨下缘到胸骨上切迹之间于颈前正中切口处做皮下浸润麻醉，气管两侧也可以注射少量局麻药。若患者已昏迷或非常紧急情况下可不予麻醉。

5. 切口：术者用左手拇指、中指固定喉部，手指按喉结以确定颈前正中中线，自甲状软骨至胸骨上切迹之间，做颈前正中切口，长 3~4cm，切开皮肤、皮下组织及颈浅筋膜，并彻底止血。

6. 暴露气管：用止血钳自颈白线处分离两侧胸骨舌骨肌及胸骨甲状肌，并将肌肉均匀地拉向两侧，暴露气管。甲状腺峡部通常位于第 2、3 气管环前壁，若甲状腺峡部较大，影响手术操作，则沿甲状腺峡部下缘与气管前筋膜之间分离，然后用甲状腺拉钩，将甲状腺峡部向上牵引，即暴露气管，将气管前筋膜稍加分离，气管环即清晰可见（注意分离过程中始终保持气管居中，且经常用手指触及气管位置，以免损伤临近重要组织）。

7. 确认气管

（1）视诊：分离气管前筋膜后可见到白色气管环。

（2）触诊：手指可触及有弹性的气管环。

（3）诊断性穿刺：用空针穿刺可抽到气体。

8. 切开气管：切开气管前，向气管内注入 1% 丁卡因 0.5ml，以防切开气管后出现剧烈咳嗽。用尖刀于第 2~3 气管环正中自下向上挑开气管前壁。注意刀刃不宜插入太深，以免损伤气管后壁及食管壁，而出现气管食管瘘。如有气管内分泌物、血凝块或异物等，可用吸引器吸出或取出。

9. 插入气管套管：气管切开后，立即用气管撑开器或中弯血管钳撑开，插入气管套管，迅速取出通管芯，套入内管（图 5-11）。暂用手指固定套管，以防止脱出。若分泌物较多立即用接有吸引器的吸痰管自套管内抽吸，将分泌物吸尽。

10. 切口处理：①分别检查气管前壁两侧切口缘是否内翻，尤其是小孩。若有内翻则可用蚊齿钳向外挑起；②仔细检查伤口有无活动性出血，并予以彻底止血处理；③牢固固定气管套管，系带打死结，以防止脱出；④皮肤切口上、下端分别缝合 1~2 针，并将皮肤对齐；⑤将一块纱布从正中剪开一半，垫于气管套管底板下方，以保护切口。

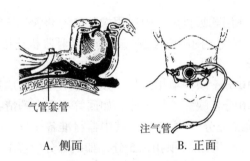

气管套管

注气管

A. 侧面　　　　　B. 正面

图 5-11　插入气管套管

11. 术后应注意患者呼吸情况，以及有无皮下气肿、气胸、纵隔气肿等并发症。若发生并发症应做相应处理。

【术后处理】

1. 两人同时术前、术后清点手术器械是否正确，并记录，整理手术用物品，医疗垃圾分类处理。

2. 观察原发疾病的变化，并积极治疗。

3. 观察患者生命体征，特别是呼吸、血氧饱和度等。

4. 监测动脉血气，及时给予处理。

5. 注意气管切开处有无出血、气管套管固定是否牢固、有无脱出，视情况处理。

6. 术后有无皮下气肿、气胸、纵隔气肿等并发症。若有并发症发生应做相应处理。

7. 给氧，气道湿化，视情况吸痰。

8. 气管套管出气口应防止异物进入。

9. 手术伤口换药。气管套管内芯定期进行消毒。

10. 具备拔管条件时应及时拔管。

【注意事项】

1. 一般术前不给药，更不能给吗啡类镇痛药，以免抑制呼吸加重缺氧。

2. 患者的体位应保持头、颈、胸在一条直线上，肩下垫枕，头后仰位。手术自始至终均应保持在正中线上，两侧拉钩牵引张力应均衡，避免将组织拉向一侧而不能及时暴露气管。

3. 术中应避开颈前静脉，也勿损伤甲状腺，以免出血增加手术困难，延长手术时间。

4. 术中如遇甲状腺峡部较宽时可将其峡部分离后，用两把血管钳夹住其峡部并切断，缝扎甲状腺峡部，防止出血。这样可显露气管环，以利手术。

5. 如患者既往已行颈部手术（如甲状腺手术），在行气管切开术时，应注意解剖的层次要清楚，术野要清晰，手术要细致，否则易造成不必要的损伤。

6. 气管与气管前筋膜应同时切开，且两者的切口应一致，以免发生纵隔气肿。

7. 手术完毕应注意观察呼吸情况，若无改善应了解有无并发症的存在。

8. 紧急气管切开，仅适合濒于窒息的患者，一般不用。可先气管插管，等病情稍稳定后再行气管切开。如患者很快脱离危险，则无需做气管切开术。

9. 术后应及时记录手术过程。

10. 如患者术后需要使用呼吸机则术中选用橡胶气管套管，气管插管成功后，于气囊内注入适量的空气，以防止漏气。同时将橡胶气管套管与呼吸机连接好。

【操作评分】（100分）

1. 掌握适应证。共10分，缺一项扣2分。如回答不完全酌情扣0.5~1分。

2. 掌握禁忌证。共10分，缺一项扣3分。如回答不完全酌情扣1~3分。

3. 器材准备和术前准备充分。共10分，其中器材准备5分，准备工作有两项，第1项中缺一种物品酌情扣0.1分，缺第2项扣2.5分，如缺部分内容酌情扣1~2分。术前准备5分，缺一项扣1分。

4. 操作步骤正确。共50分，缺一项扣6分，如一项操作不完整酌情扣1~2分，操作不规范或顺序有误酌情扣2~10分。如操作严重错误扣15~25分。

5. 术后处理得当。共10分，缺一项扣1分。

6. 掌握注意事项。共10分，缺一项扣1分。如一项回答不完全酌情扣0.5~1分。

第五节　心肺复苏术

心肺复苏术是心脏骤停后为挽救患者生命而采取的一种急救技术。

【适应证】

各种原因所造成的循环骤停和/或呼吸骤停。

【禁忌证】

有心脏搏动、胸廓畸形、严重胸部创伤等。

【器材准备】

手电筒，开口器，心电监护仪，硬板。

【术前准备】

1. 简要了解病史，进行必要的体格检查等。

2. 向患者或家属详细说明心肺复苏术的目的、意义、安全性和可能发生的并发症。

【操作步骤】

1. 证实患者是否意识丧失，心跳、呼吸停止。其主要特征为：瞳孔散大，对光反射消失，股动脉及颈动脉搏动触不到，心音消失，发绀。

2. 体位：将患者去枕平卧，安置在平硬地面上或在其背后垫一块硬板。

3. 保持呼吸道通畅：清除呼吸道的分泌物、呕吐物及异物，有假牙托者应取出。仰额举颌法开放气道，一手置于前额使头部后仰，另一手的食指与中指置于下颌骨近下颏（颌），将颏部向前抬起，拉开颈部。

4. 人工呼吸与胸外心脏按压

（1）人工呼吸：在保持呼吸道通畅的情况下进行，可采用口对口呼吸、口对鼻呼吸、口对口鼻呼吸（婴幼儿）。操作者用左手按压患者前额，用拇指和食指捏住患者的鼻翼下端，另一只手食指和中指抬起患者的下颌。深吸一口气后，张开口把患者的口部完全包住，深而快地向患者口内用力吹气，直至患者胸廓向上抬起为止。一次吹气完毕后，立即与患者口部脱离，轻轻抬起头部吸入新鲜空气，以便下一次人工呼吸，同时使患者的口张开，捏鼻的手也应放松，以便患者从鼻孔通气。观察患者胸廓回复，是否有气流从患者口内排出。吹气频率为 12~20 次/分，但应与心脏按压呈比例。心脏按压 30 次，吹气 2 次（30∶2）。吹气时应停止胸外按压，吹气量过大会引起肺泡破裂。

（2）胸外心脏按压：人工呼吸同时，进行人工心脏按压。①按压部位：胸骨中下 1/3 交界处或剑突上 4~5cm 处；②按压方法：操作者一手的掌根部紧放在按压部位，另一手掌放在此手背上，两手平行重叠且手指交叉互握抬起，使手指脱离胸壁。操作者双臂应绷直，双肩中点垂直于按压部位，利用上半身体重和肩、臂部肌肉力量垂直向下按压，使胸骨下陷 4~5cm（5~13 岁 3cm，婴幼儿 2cm）。按压应平稳、有规律地进行，不能间断。下压及向上放松的时间比为 1∶1。按压至最低点处，应有一个明显的停顿，不能冲击式的猛压或跳跃式按压。放松时定位的手掌根部不要离开胸骨定位点，但应尽量放松，务必使胸骨不受任何压力；③按压频率：100 次/分。在胸外按压的同时要进行人工呼吸，但不要为了观察脉搏和心率而频频中断心肺复苏，按压停歇时间一般不要超过 10 秒，以免干扰复苏成功。

（3）按压有效的主要指标：①按压时能扪及大动脉搏动，肱动脉收缩压>60mmHg；②患者面色、口唇、指甲及皮肤等色泽再度转红润；③扩大的瞳孔再度缩小；④吹气时可听到肺泡呼吸音或有自主呼吸，呼吸改善；⑤意识逐渐恢复，昏迷变浅，可出现反射和挣扎；⑥尿量增加。

【术后处理】

1. 安置患者舒适体位。

2. 判断患者意识。

3. 观察颈动脉搏动、呼吸、瞳孔、血压、面色等。

【注意事项】

1. 施行心肺复苏术时应将患（伤）者的衣扣及裤带解松，以免引起内脏损伤。

2. 吹气过程要注意观察患（伤）者气道是否通畅，胸廓是否被吹起。

3. 口对口吹气量不宜过大，一般为 800~1000ml，不超过 1200ml，胸廓稍起伏即可。吹气时间不宜过长，过长会引起急性胃扩张、胃胀气和呕吐。

4. 胸外心脏按压术只能在患（伤）者心脏停止跳动情况下才能施行。

5. 口对口吹气和胸外心脏按压应同时进行，严格按吹气和按压的比例操作，吹气和按压的次数过多和过少均会影响复苏的成败。

6. 胸外心脏按压的位置必须准确，否则容易损伤其他脏器。按压的力度要适宜，过大过猛容易使胸骨骨折，引起气胸、血胸。按压的力度过轻，胸腔压力小不足以推动血液循环。

【操作评分】（100 分）

1. 患者体位、头部位置、开放呼吸道、保持气管畅通等操作正确，患者置于硬板床上或地上，头向后仰，将下颌推向前上方，用拇指压下唇使口张开，清除呕吐物，保持呼吸道畅通。共 20 分。

2. 口对口呼吸操作正确。共 20 分。

3. 吹气频率、力度掌握正确。共 20 分。

4. 结合胸外心脏按压 100 次/分，按压与吹气之比正确（30∶2）。共 20 分。

5. 掌握按压部位和按压方法。共 20 分。

第六节　电除颤术

电除颤术是用于转复心室扑动与心室颤动而挽救患者生命的一种急救技术。

【适应证】

心室扑动与心室颤动。

【禁忌证】

除心室扑动与心室颤动外的快速性心律失常。

【器材准备】

导电糊或盐水纱布，电极片，弯盘，除颤器（图 5-12），记录单，各种抢救器械和药品，如氧气、吸引器、气管插管用品、血压和心电监测设备及配有常规抢救药品的抢救车等。

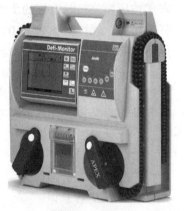

图 5-12　除颤器

【术前准备】

1. 着装整洁。

2. 洗手，戴口罩。

【操作步骤】

1. 检查除颤器各项功能是否完好，电源有无故障，充电是否充足，各种导线有无断裂和接触不良，同步性能是否正常。

2. 患者平卧于木板床上，开放静脉通道，充分暴露胸壁。

3. 术前常规做心电图，完成心电记录后把导联线从心电图机上解除，以免电击损坏心电图机。

4. 连接除颤器导线，接通电源，检查非同步性能。

5. 按要求放置电极板。一块电极板放在胸骨右缘 2～3 肋间（心底部），另一块放在左腋前线内第 5 肋间（心尖部）。两块电极板之间的距离不应<10cm。电极板应该紧贴患者皮肤并稍为加压（5kg），不能留有空隙，边缘不能翘起。电极处安放的皮肤应涂导电糊，也可用盐水纱布，紧急时甚至可用清水，但绝对禁用酒精，否则可引起皮肤灼伤。消瘦而肋间隙明显凹陷而致电极与皮肤接触不良者宜用盐水纱布，并可多用几层，以改善皮肤与电极的接触。

6. 选择电能剂量充电。不同的波形对能量的需求有所不同。

（1）单相波形电除颤：每次电击能量 360J，共 3 次。

（2）双相波电除颤：早期临床试验表明，使用 150 J 即可有效终止院前发生的室颤。

低能量的双相波电除颤有效，而且终止室颤的效果与高能量单相波除颤相似或更有效。所有人员不得接触患者、病床以及与患者相连接的仪器设备，以免触电。

7. 放电：电击后 5 秒钟心电图显示心搏停止或非室颤无电活动均可视为电除颤成功。

【术后处理】

1. 监测心电图、血压、呼吸和意识等，注意心律失常、低血压、急性肺水肿、栓塞、心肌损伤等并发症，一般需持续 1 天。

2. 整理床单，用物归位预处理。

【注意事项】

1. 注意监测心电图、血压、呼吸和意识等。

2. 检查除颤器各项功能。

3. 电极安放处的皮肤应涂导电糊或用盐水纱布覆盖。

4. 选择合适的电能剂量。

5. 所有人员不得接触患者、病床及与患者相连接的仪器设备，以免触电。

【操作评分】（100 分）

1. 核对检查仪器。共 20 分。

2. 接心电监护仪。共 20 分。

3. 出现室颤，检查患者是否有假牙及金属物。共 10 分。

4. 电击部位平铺生理盐水纱布。共 10 分。

5. 选择功率。共 10 分。

6. 充电，嘱其他人离开病床，双手同时放电。共 20 分。

7. 记录除颤情况。共 10 分。

第七节　简易球囊呼吸器的应用

简易球囊呼吸器是最简单的一种人工机械通气方式，由一个橡皮囊、三通阀门、连接管和面罩、储气袋等组成（图 5-13）。

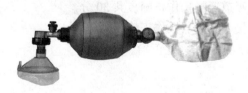

图 5-13　简易球囊呼吸器

【适应证】

各种原因引起的呼吸抑制、停止，现场救护做人工呼吸。

【禁忌证】

头面部严重破损者。

【器材准备】

简易球囊呼吸器1只，吸氧器具。

【术前准备】

1. 先检查吸氧器具。

2. 开启氧气阀及流量表，调整流量。

【操作步骤】

1. 患者取仰卧位，操作者站在患者头顶侧，将简易球囊呼吸器放在患者头部右侧，便于拿到，操作者左手将颏部托住，右手置于头部使患者尽可能头部后仰，但勿用力过大。

2. 用左手维持患者斜仰的头部，并用右手抓住呼吸球的活瓣处。

3. 手抓住活瓣处，用轻柔的力量把面罩压在患者的面部使之覆盖于患者口部。

4. 用左手拇指、食指固定面罩，并紧压使患者口鼻与面罩紧合，其余三指放在颏下以维持患者头部呈后仰位。

5. 用右手挤压呼吸球，突然放松呼吸球，使呼吸瓣恢复原形，患者呼出气排入大气。重复挤压动作，每分钟16~20次。

6. 如某些患者需要高压时，可将呼吸球挤在手与患者的头颏部之间。

【术后处理】

1. 关闭氧气阀及流量表。

2. 如已气管插管，接上呼吸器。

【注意事项】

1. 注意并保证呼吸道通畅。

2. 先检查吸氧器具。

3. 面罩安装是否与患者面部吻合。

4. 能连接呼吸器各部件。

5. 注意挤压气囊（气球）频率、力度。

6. 氧气流量调节适当。

【操作评分】（100分）

1. 能连接呼吸器各部件。共20分。

2. 注意并能保证呼吸道通畅操作正确。共30分。

3. 如已气管插管，接上呼吸器操作正确。共20分。

4. 挤压气囊（气球）频率、力度正确。共30分。

第八节　呼吸机的应用

常频呼吸机包括正压呼吸机和负压呼吸机，最常用的是气道内正压呼吸机。一个完善的呼吸机由供气装置、控制装置和患者气路三部分构成。

1. 供气装置　由空气压缩机（提供高压空气）、氧气供给装置或氧气瓶（提供高压氧气）和空氧混合器组成，主要提供给患者吸入的氧浓度在 21%~100% 的高含氧气体。

2. 控制装置　由计算机对设置参数及实测值进行智能化处理，通过控制器发出的不同指令控制各传感器、呼出阀和吸气阀，以满足患者呼吸的要求。

3. 患者气路　由气体管道、湿化器、过滤器等组成。

（一）呼吸机的选择

1. 呼吸模式选择　首先要选择患者呼吸模式，最常用的有 3 种模式：

（1）A/C（辅助/控制通气）：患者有自主呼吸时，机械随呼吸启动。一旦自发呼吸在一定时间内不发生，机械通气自动由辅助转为控制型通气，属于间歇正压通气。其主要用于无自主呼吸或自主呼吸微弱的患者及全麻控制通气的患者。

（2）SIMV（同步间歇指令性通气）：呼吸机于一定的间歇时间接收自主呼吸导致气道内负压信号，同步送出气流，间歇进行辅助通气。其主要用于有自主呼吸的患者或作为撤机手段。

（3）SPONT（自主呼吸）：呼吸机的工作由患者自主呼吸来控制。目前，很少有呼吸机单独采用此种呼吸模式。在以上 3 种基本模式下，各类呼吸机还设计了针对各种疾病的呼吸功能，供使用时选择。例如：

①PEEP（呼吸终末正压）：在机械通气的基础上，于呼气末期对气道施加一个阻力，使气道内压力维持在一定水平。对低氧血症的患者，如果常规通气不能改善氧合，PEEP 是最有效的方法。

②CPAP（持续气道内正压通气）：在自主呼吸的前提下，在整个呼吸周期内人为地施以一定程度的气道内正压，以防止气道内萎陷。其仅适用于有较稳定自主呼吸的患者，轻度或恢复期 ARDS 等。

③PSV（压力支持）：在自主呼吸的条件下，每次吸气都接受一定程度的压力支持。其需与定容方式合用，方可保证通气量的稳定。

④MMV（分钟指令通气）：如果 SPONT 每分钟通气量低于限定量，则不足的气量由呼吸机供给；SPONT 每分钟通气量大于限定量，呼吸机则自动停止供气。

⑤BIPAP（双水平气道内正压）：患者在不同高低的正压水平自主呼吸可视为 PSV+CPAP+PEEP。

⑥APRV（气道压力释放通气）：在 CPAP 状态下开放低压活瓣暂时放气，降低气道压力而形成的通气。

2. 通气方式的选择　选择好呼吸模式后，就要选择通气方式。①容量控制通气（VCV）：设定一个潮气量，由流量×吸气时间来调节。②压力控制通气（PCV）：设定一个压力，其由吸气平台压决定。

3. 触发方式的选择

（1）压力触发：当管道内的压力达到一定限值时，呼吸模式即切换。

（2）流量触发：当管道内的流速变化到一定限值时，呼吸模式即切换。由于其灵敏度高、后滞时间短，已被广泛应用。

（3）时间切换：由时间来控制，设定的时间一到，呼吸模式即切换。

（二）呼吸机的参数

1. 潮气量 容量控制通气时，潮气量设置的目标是保证足够的通气，并使患者较为舒适。潮气量一般为 10~15ml/kg，最常用的范围为 400~800ml。

潮气量大小的设定应考虑以下因素：胸肺顺应性、气道阻力、呼吸机管道的可压缩容积、氧合状态、通气功能和发生气压伤的危险性。气压伤等呼吸机相关的损伤是机械通气应用不当引起的。潮气量设置过程中，为防止发生气压伤，一般要求气道平台压力不超过 35~40cmH$_2$O。对于压力控制通气，潮气量的大小主要取决于预设的压力水平、患者的吸气力量及气道阻力。一般情况下，潮气量水平不应高于 8~12ml/kg。

2. 机械通气频率 设定时应考虑通气模式、潮气量的大小、死腔率、代谢率、动脉血二氧化碳分压目标水平和患者自主呼吸能力等因素。对于成人，机械通气频率可设置为 16~20 次/分钟。对于急、慢性限制性通气功能障碍患者，应设定较高的机械通气频率（20 次/分钟或更高）。机械通气 15~30 分钟后，应根据动脉血氧分压、二氧化碳分压和 pH 值进一步调整机械通气频率。另外，机械通气频率的设置不宜过快，以避免肺内气体闭陷产生内源性呼气末正压。一旦产生内源性呼气末正压，将影响肺通气/血流，增加患者呼吸功，并使气压伤的危险性增加。

3. 吸气流率

（1）容量控制/辅助通气时，如患者无自主呼吸，则吸气流率应低于 40 升/分钟；如患者有自主呼吸，则理想的吸气流率应恰好满足患者吸气峰流的需要。根据患者吸气力量的大小和分钟通气量，一般将吸气流率调至 40~60 升/分钟。由于吸气流率的大小将直接影响患者的呼吸功和人机配合，故应引起临床医师重视。

（2）压力控制通气时，吸气峰值流率是由预设压力水平和患者吸气力量共同决定的。当然，最大吸气流率受呼吸机性能的限制。

4. 吸呼比 设定应考虑机械通气对患者血流动力学的影响、氧合状态、自主呼吸水平等因素。

（1）存在自主呼吸的患者，呼吸机辅助呼吸时，呼吸机送气应与患者吸气相配合，以保证两者同步。一般吸气需要 0.8~1.2 秒，很少超过 2 秒，吸呼比为 1:2~1:1.5。COPD 患者可为 1:3~1:5，限制型通气障碍者可为 1:1~1:1.5。

（2）对于控制通气的患者，一般吸气时间较长、吸呼比较高，可提高平均气道压力，改善氧合。但延长吸气时间，应注意监测患者血流动力学的改变。

（3）吸气时间过长，患者不易耐受，往往需要使用镇静剂，甚至肌松剂。呼气时间过短可导致内源性呼气末正压，加重对循环的干扰。

5. 气流模式 常见的有减速气流、加速气流、方波气流和正弦波气流。气流模式的选择只适用于容量控制通气模式，压力控制通气时，呼吸机均提供减速气流，使气道压力迅速达到设定的压力水平。容量控制通气中，在潮气量和吸气时间/呼吸时间一致的情况下，不同的气流模式对患者通气和换气功能及呼吸功的影响均是类似的，习惯将气流模式设定在方波气流上。

6. 吸入氧浓度 一般取决于动脉氧分压的目标水平、呼气末正压水平、平均气道压力和患者血流动力学状态。由于吸入高浓度氧可产生氧中毒性肺损伤，一般要求吸入氧浓度低于50%~60%。但在吸入氧浓度的选择上，不但应考虑高浓度氧的肺损伤作用，还应考虑气道和肺泡压力过高对肺的损伤作用。对于氧合严重障碍的患者，应在充分镇静肌松、采用适当水平呼气末正压的前提下，设置吸入氧浓度，使动脉氧饱和度>88%~90%。总体而言，低浓度的氧（<40%）可持续使用；中浓度的氧（<50%~60%）需间歇使用；高浓度的氧（>70%）间歇使用，不超过48小时；纯氧（100%）只有在 $PaO_2<50mmHg$ 时给予，且连续使用时间在6~12小时，不应超过12小时。

7. 触发灵敏度　呼吸机吸气触发机制有压力触发和流量触发两种。由于呼吸机和人工气道可产生附加阻力，为减少患者的额外做功，应将触发灵敏度设置在较为敏感的水平上。一般情况下，压力触发的触发灵敏度设置在 $-0.5~-1.5cmH_2O$，流量触发的灵敏度设置在1~3升/分钟。

8. 呼气末正压　主要目的是增加肺容积，提高平均气道压力，改善氧合。呼气末正压能抵消内源性呼气末正压，降低内源性呼气末正压引起的吸气触发功。呼气末正压可引起胸腔内压升高，导致静脉回流减少、左心前负荷降低。对于 ARDS 患者，呼气末正压水平的选择应结合吸入氧浓度、吸气时间、动脉氧分压水平及目标水平、氧输送水平等因素综合考虑。肺力学监测（压力-容积环）的开展，使呼气末正压选择有据可依。一般认为，在急性肺损伤早期，呼气末正压水平应略高于肺压力-容积环低位转折点的压力水平。对于胸部或上腹部手术患者，术后机械通气时采用 $3~5cmH_2O$ 的呼气末正压，有助于防止术后肺不张和低氧血症。

9. 气道压力的监测和报警设置

（1）**峰值压力**：即呼吸机送气过程中的最高压力。容量控制通气时，峰值压力的高低取决于肺顺应性、气道阻力、潮气量、峰值流率和气流模式。在肺顺应性和气道阻力类似的情况下，峰值流率越高，峰值压力越高。一般来说，其他参数相同的情况下，采用加速气流时的峰值压力比其他气流模式高。压力控制通气时，气道峰值压力水平与预设压力水平接近。但是由于压力控制为减速气流，吸气早期为达到预设压力水平，呼吸机提供的气体流率很高，气道压力可能略高于预设水平 $1~3cmH_2O$。

（2）**平台压力**：为吸气末屏气0.5秒（吸气和呼气阀均关闭，气流为零）时的气道压力，与肺泡峰值压力较为接近。

（3）**平均压力**：为整个呼吸周期的平均气道压力，可间接反映平均肺泡压力。由于呼气阻力多高于吸气阻力，平均气道压力往往低于肺泡平均压力。

（4）**呼气末压力**：为呼气即将结束时的压力，等于大气压或呼气末正压。当吸气延长、呼气缩短时，呼气末肺泡内压仍为正压，即产生内源性呼气末压力，此时，呼气末的气道压力与肺泡压力不同。因此，吸气末气道压力高于肺泡内压力与气道对气流的阻力有关。而在呼气末，如气道压力低于肺泡内压力，则与内源性呼气末正压有关。

（三）并发症

1. 呼吸机所致肺损伤如气压-容积伤、剪切伤和生物伤。

2. 血流动力学影响如血压下降。

3. 呼吸机相关肺炎。

4. 气管-食管瘘。

【适应证】

1. 阻塞性通气功能障碍：COPD 急性加重、哮喘急性发作等。

2. 限制性通气功能障碍：神经肌肉疾病、间质性肺疾病、胸廓畸形等。

3. 肺实质病变：急性呼吸窘迫综合征、肺炎、心源性肺水肿等。

【禁忌证】

相对禁忌证为：

1. 气胸及纵隔气肿未行引流者。

2. 严重肺气肿、肺大泡或气道梗阻。

3. 大咯血。

4. DIC 有出血倾向。

5. 急性心肌梗死并发严重心源性休克或心律失常者。

6. 失血性休克血容量严重不足，补充血容量之前。

【器材准备】

麻醉喉镜、气管导管、气管导管衔接管、开口器、胶布、牙垫、导管管芯、面罩、吸痰管、注射器、呼吸机及氧气等。

【术前准备】

1. 详细了解病史，进行体格检查和必要的实验室检查，如血常规、血小板计数、出血时间、活化部分凝血活酶时间及凝血酶原时间等。

2. 向家属详细说明使用呼吸机的目的、意义、安全性和可能发生的并发症。简要说明操作过程，签署知情同意书。

3. 检查呼吸机管路连接是否正确。

4. 术者及助手按六部洗手法洗手，戴好帽子和口罩。

【操作步骤】

1. 保持患者合适的体位。

2. 准备好吸氧器具，连接呼吸机管路，开启电源。

3. 需行气管插管者，如气管插管成功，则连接呼吸机，视病情调节呼吸机参数。

4. 如使用无创呼吸机，直接将面罩与呼吸机连接。

【术后处理】

1. 整理用物，医疗垃圾分类处理。

2. 监测心电图、血压、呼吸和意识等。

【注意事项】

1. 注意保证呼吸道通畅。

2. 检查吸氧器具。

3. 面罩安装是否与患者面部吻合。

4. 正确连接呼吸机各部件。

5. 正确调节呼吸机各项参数。

【操作评分】（100 分）

1. 掌握呼吸机应用的适应证与禁忌证。共 10 分。每漏、错一项扣 1 分。

2. 器材准备齐全。共 10 分，每漏一件物品扣 1 分。

3. 术前准备充分。共 15 分，其中必要检查 5 分，签署知情同意书 5 分，洗手、戴帽子和口罩 5 分。

4. 呼吸机操作步骤正确。共 55 分。

5. 掌握注意事项。共 10 分，一项错误扣 2~3 分。

第九节　静脉切开术

静脉切开术系指切开人体体表的静脉血管，置入静脉输液管，以利于输液、输血的治疗或进行特殊检查、特殊监测的一种常见手术，是临床常用的抢救技术之一。它是临床医师，尤其是外科医师应该掌握的一项急救技能。

【适应证】

1. 抢救性治疗因病情危急而需要大量输液、输血，且静脉穿刺困难者。

2. 长期输液治疗需要长时间进行输液，估计静脉穿刺不能持续过久者。

3. 某些特殊治疗，如静脉高营养治疗等。

4. 某些特殊检查，如心导管介入等。

5. 某些特殊监测，如中心静脉压测定等。

【禁忌证】

1. 有下腔静脉及下肢静脉栓塞者。

2. 下肢有感染灶者。

【器材准备】

1. 静脉切开包（内有小弯血管钳 4 把、组织钳两把、组织剪 1 把、线剪 1 把、刀柄 1 把、刀片 1 块、持针钳 1 把、圆针两根、三角针两根、1 号丝线 1 卷、4 号丝线 1 卷、若干纱布）。

2. 治疗盘（内有碘伏、棉签、局麻药如 2% 普鲁卡因 1 支或利多卡因 1 支、胶布、注射器两只、无菌手套两双）。

【术前准备】

1. 详细了解病史，进行体格检查和必要的实验室检查，如血常规、血小板计数、出血时间、活化部分凝血活酶时间及凝血酶原时间等。

2. 向患者或家属详细说明静脉切开术的目的、意义、安全性和可能发生的并发症。简要说明操作过程，消除顾虑，取得配合，并签署知情同意书。

3. 术者及助手按六部洗手法洗手，戴好帽子和口罩。

【操作步骤】

静脉切开术一般分为低位大隐静脉切开术和高位大隐静脉切开术。

（一）低位大隐静脉切开术（踝部大隐静脉切开术）

1. 体位 患者仰卧，下肢伸直、张开，并稍外展。

2. 切开部位 确定切开部位，选择切口，多采用内踝上方的大隐静脉，可选用纵切口或横切口。

3. 消毒 用碘伏消毒局部皮肤。

4. 铺无菌巾 打开静脉切开包，戴无菌手套，检查包内器械，铺无菌巾。

5. 局部麻醉 以2%普鲁卡因2ml或2%利多卡因2ml做局部麻醉。

6. 切开皮肤 在所选择的静脉切开处做纵形或横形皮肤切口1.5~2cm。

7. 分离血管 用小弯血管钳沿血管方向分离皮下组织，将静脉分离并显露1~2cm。

8. 静脉插管与输液 用小弯血管钳在静脉下面引两根丝线，并将静脉远端丝线结扎静脉，而近端丝线暂不结扎。牵引提起远端结扎线，用小剪刀在结扎线上方将静脉剪一小斜口，将已接好注射器（内有生理盐水）排净空气的塑料管或平针头插入静脉切口，回抽见血后，再缓慢注入盐水；然后将静脉近端丝线结扎近心端静脉，并固定在插入的塑料管或针头上；观察静脉输液是否通畅，局部有无肿胀及血管有无穿破等现象，如有漏液应加线结扎。同时检查有无出血情况，如有出血应做进一步的处理。

9. 固定输液管与缝合切口 缝合切口前应注意清点手术器械和清理术野。切口用丝线缝合，并将缝合线固定在插入的塑料管上，防止拉脱。覆盖无菌纱布，胶布固定，必要时用绷带及夹板固定肢体。

（二）高位大隐静脉切开术

下肢置于伸直外展外旋位，在腹股沟韧带下方约两横指、中内三分之一处做一长1.5~2cm的皮肤横切口，解剖出大隐静脉主干，如上法所述切开静脉壁，将导管放至髂静脉或下腔静脉。其他步骤基本与低位大隐静脉切开术相同。

【术后处理】

1. 整理手术用物品，医疗垃圾分类处理。

2. 观察原发疾病的变化，并积极治疗。

3. 观察患者生命体征。

4. 静脉输液管固定是否可靠，有无脱出，是否通畅。注意静脉切开处有无出血。手术伤口换药，按时拆线。

5. 具备拔管条件时应及时拔管。静脉切开一般保留3~5天，硅胶管可保留10天。如保留时间过长易发生静脉炎或形成静脉血栓。如出现静脉炎应立即拔管，抬高患肢，局部热敷或理疗，适当应用抗生素。如出现菌血症、毒血症应做血培养+药敏试验，或将该静脉输液管送细菌培养+药敏试验。

【注意事项】

1. 术前患者本人或家属签署手术知情同意书、委托同意书。

2. 注意观察输液是否通畅，输液管固定是否可靠。注意控制输液速度。

3. 拔管时注意防止拔断。拔除静脉插管后要适当加压包扎，以防出血。

4. 如手术侧下肢有静脉栓塞或有感染灶者，可选用另一侧下肢大隐静脉做静脉切开术。

5. 术前、术后注意清点手术器械和敷料。

【操作评分】（100分）

1. 掌握适应证。共10分，缺一项扣2分。如一项回答不完全酌情扣0.5~1分。

2. 掌握禁忌证。共10分，缺一项扣5分。如一项回答不完全酌情扣1~4分。

3. 器材准备齐全。共10分，准备工作有两大项，缺一大项扣5分。第1项或第2项中缺一种物品酌情扣0.5分。

4. 术前准备充分。共10分，错、漏一项扣5分。

5. 操作步骤正确。共40分，缺一项扣4分，如一项不完全酌情扣1~2分，操作不规范或顺序有误酌情扣2~10分。如操作严重错误扣15~25分。

6. 术后处理正确。共10分，缺一项扣2分，如一项回答不完全酌情扣0.5~1分。

7. 熟悉注意事项。共10分，缺一项扣2分，如一项回答不完全酌情扣0.5~1分。

第十节　三腔二囊管插管术

三腔二囊管插管术是通过插入三腔二囊管至胃与食管向胃气囊（和食管囊）充气，并牵引三腔二囊管，以达到使食管、胃底静脉曲张破裂大出血的止血方法。

【适应证】

食管、胃底静脉曲张破裂引起的上消化道大出血。

【禁忌证】

冠心病、高血压及心力衰竭。

【器材准备】

三腔二囊管、50ml注射器、血管钳、治疗盘、无菌巾、无菌手套、无菌碗、液状石腊、0.5kg重沙袋或盐水瓶、血压计、绷带及宽胶布等。

【术前准备】

1. 清除鼻腔内的结痂及分泌物，对不合作或烦躁者可肌注地西泮5~10mg。

2. 检查三腔二囊管气囊有无松脱、漏气，充气后膨胀是否均匀，通向食管囊、胃囊和胃腔的管道是否通畅；找到管壁上45cm、60cm、65cm三处的标记及三腔通道的外口。

3. 检查器械和药物。

【操作步骤】

1. 患者取坐位、半卧位或平卧位，昏迷患者左侧卧位，有假牙者取下活动假牙。

2. 抽尽双囊内气体，将三腔管之前端和气囊表面涂以液状石蜡。将三腔管从患者鼻腔送入，达咽部时嘱患者吞咽，使三腔管顺利送入至65cm标记处；如能由胃管腔抽出胃内容物，表示管端已至幽门。

3. 用注射器先向胃气囊注入空气 250～300ml［囊内压 5.33～6.67kPa（40～50mmHg）］，使胃气囊充气，用血管钳将此管腔钳住，然后将三腔管向外牵拉，感觉有中等度弹性阻力时，表示胃气囊已压于胃底部。再以 0.5kg 重沙袋或装有 200～300ml 的盐水瓶通过滑车持续牵引三腔管，以达到充分压迫的目的。

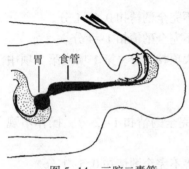

图 5-14　三腔二囊管

4. 经观察仍未能压迫止血者，再向食管囊内注入空气 100～200ml［囊内压 4～5.33kPa（30～40mmHg）］，然后钳住此管腔，以直接压迫食管下段的曲张静脉（图 5-14）。

5. 定时自胃管内抽吸胃内容物，以观察是否继续出血，并可自胃管进行鼻饲与有关治疗。

6. 每 2～3 小时检查气囊内压力 1 次，如压力不足及时注入增压。每 8～12 小时食管囊放气并放松牵引 1 次，并将三腔管再稍深入，使胃囊与胃底黏膜分离。同时口服液状石蜡 15～20ml，以防胃底黏膜与气囊粘连或坏死。30 分钟后再使气囊充气加压。

7. 出血停止 24 小时后，取下牵引沙袋，并将食管气囊和胃气囊放气，继续留置于胃内观察 24 小时。如未再出血，可嘱患者口服液体石蜡 15～20ml，然后抽尽双囊气体，缓慢将三腔管拔出。

【术后处理】

证实胃管在胃内后，将胃管末端折叠用纱布包好，再用夹子夹住，置患者枕旁备用。

【注意事项】

1. 每 1～2 小时用水冲洗胃腔管，以免血凝块堵塞孔洞，影响胃腔管的使用。

2. 气囊填塞常见并发症有以下几项：①气囊向上移位，堵塞咽喉引起窒息死亡。当患者有烦躁不安，或气囊放置位置不当，食管囊注气多于胃囊或胃囊注气过多破裂时尤易发生。为防止意外，应加强监护，床头置一把剪刀，随时在出现紧急情况时剪断皮管放气；②吸入性肺炎；③食管黏膜受压过久发生坏死，食管穿孔。

【操作评分】（100 分）

1. 器材准备充分。共 10 分。

2. 清除鼻腔内的结痂及分泌物充分，检查三腔二囊管气囊有无松脱、漏气。共 20 分。

3. 患者体位正确。共 20 分。

4. 操作方法、顺序正确。共 30 分。

5. 胃气囊、食管囊注气量适当。共 20 分。

第六章

创伤急救技术与骨科常用操作技术

第一节 急救止血法

血液是维持生命的重要物质保障。成人的血液约占自身体重的 8%。外伤出血时，当失血量达到总血量的 20% 以上时，会出现明显的休克症状。首要的是采取紧急止血措施，防止因大出血引起休克甚至死亡。首先要判断，如果是动脉出血，血色鲜红，血液由伤口呈搏动性向体外喷射，危险性很大。静脉出血，血色暗红，血液不停地流出，也很危险。还有毛细血管出血，血色鲜红，血液从整个创面渗出，危险性小。

一、指压止血法

指压止血法是在出血部位的上方相应的压迫点上用拇指或其余四指将动脉出血血管的近心端压在邻近的骨面上，以压闭血管，阻断血液来源而达到止血的目的。

【适应证】

适用于四肢及头面部的大出血。

【禁忌证】

此法仅适合动脉出血的急救，压迫时间不宜过长。

【操作步骤】

1. 头顶部、额部出血 对准伤侧下颌关节处，用拇指压迫颞浅动脉（图 6-1）。

2. 颜面部出血 颜面部血供来自两侧动脉，对准伤侧下颌角前约 1cm 凹陷处，用拇指向内上压迫面动脉（图 6-2）。

3. 头面部、颈部出血 把拇指、其他四指或掌根放在胸锁乳突肌内侧，将颈总动脉压向颈椎体上（图 6-3）。

4. 肩部、腋部、上臂出血 用拇指压迫同侧锁骨上窝中部，对准第 1 肋骨面，压迫锁骨下动脉（图 6-4）。

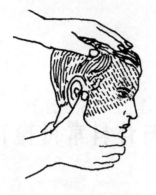

图 6-1 头顶部、额部出血压迫部位

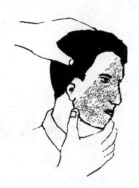

图 6-2 颜面部出血压迫部位

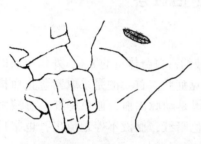

图 6-3 头面部、颈部出血压迫部位

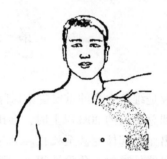

图 6-4 肩部、腋部上部出血压迫部位

5. 前臂出血 抬高患肢，用拇指压迫上臂肱二头肌内侧沟中部，向外对准肱骨，压迫肱动脉（图 6-5）。

6. 手指出血 抬高患肢，用两手拇指分别压迫手腕部尺、桡动脉（图 6-6）。手指出血应压迫指根两侧。

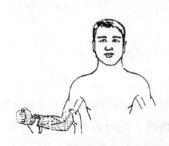

图 6-5 前臂出血压迫部位
（手、前臂、上臂段）

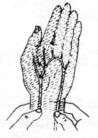

A. 压迫腕关节两侧

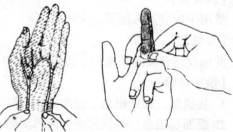

B. 压迫指根两侧

图 6-6 上肢手掌出血压迫部位

7. 下肢出血 用双手拇指或掌根部重叠用力压迫大腿根部腹股沟中点稍下方，对准强搏动点，压迫股动脉（图 6-7）。

8. 足部出血 用两手拇指分别压迫足背中部近足踝处的足背动脉和内踝与跟腱之间的胫后动脉（图 6-8）。

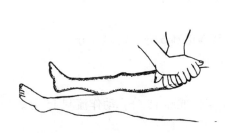

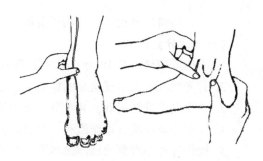

图 6-7　下肢出血压迫部位　　　　A. 压迫胫前动脉　　　B. 压迫胫后动脉
（股动脉，腹股沟中点）　　　　　　　　图 6-8　足部出血压迫部位

【注意事项】

1. 在出血大血管的近心端，用手指把血管压在临近的骨骼上。

2. 本法不宜长时间使用，也不便于伤员的搬运，应及时更换其他有效的止血方法。

3. 注意不能同时压迫两侧颈总动脉，以免造成大脑缺血，压迫时间也不能太长，以免引起颈部化学和压力感受器反应而危及生命。

【操作评分】（100 分）

1. 掌握适应证与禁忌证。共 10 分。其中正确 10 分，基本正确 6 分，错误 0 分。

2. 首先判断有无出现明显的休克症状。共 20 分。

3. 判断动、静脉出血，共 5 分；止血方法选择正确，共 5 分。

4. 操作定位准确，动作流利。共 30 分，其中定位准确 20 分，动作流利 10 分。

5. 操作过程中观察或询问患者有无异常反应。共 10 分。

6. 熟悉注意事项。共 20 分。

二、加压包扎止血法

用敷料或其他洁净的毛巾、手绢、三角巾等覆盖伤口，加压包扎达到止血目的。

【适应证】

控制外出血最好的方法是直接加压包扎，适用于全身各部位静脉及大多数动脉出血。四肢的小动脉或静脉出血、头皮下出血多数患者可获得止血。

【器材准备】

无菌或干净敷料、无菌或干净纱布压垫、绷带或三角巾等。

【操作步骤】

1. 先用无菌或干净敷料覆盖伤口，加无菌或干净纱布压垫。

2. 包扎时先抬高患肢，包扎范围要超过伤口 2~3 横指，从肢体远端向近心端包扎。

3. 再用绷带或三角巾以适当压力进行加压包扎。

【注意事项】

1. 包扎时动作要轻巧、迅速、准确。

2. 敷料要包住伤口，同时要严密牢固，松紧适度。

3. 包扎完毕应检查远端肢体血运是否正常，若被阻断，应予放松，重新包扎。

4. 包扎后将伤肢抬高，以利于静脉回流和减少出血。

【操作评分】（100分）

1. 掌握适应证。共10分，其中正确10分，基本正确6分，错误0分。

2. 首先判断有无出现明显的休克症状。共20分。

3. 止血方法选择正确，共5分；器材准备充分，共10分。

4. 操作步骤准确，动作流利。共30分，其中定位准确15分，动作流利15分。

5. 操作过程中观察或询问患者有无异常反应。共10分。

6. 熟悉注意事项。共15分，其中有第2、3项者得10分，少第3项0分。

三、填塞止血法

将消毒的纱布、棉垫、急救包填塞、压迫在创口内，外用绷带、三角巾包扎，松紧度以达到止血为宜。

【适应证】

广泛而深层软组织创伤，腹股沟或腋窝等部位活动性出血，以及内脏实质性脏器破裂，如肝粉碎性破裂出血。

【禁忌证】

颅脑损伤的患者，鼻腔、外耳道出血的患者不能堵塞，防止逆流至颅腔内引起颅内感染。

【器材准备】

无菌纱块、棉垫、绷带或三角巾。

【操作步骤】

1. 用无菌纱块1~2层覆盖伤口。

2. 向内填塞纱块或纱布，或直接用消毒急救包、棉垫等填塞伤口。

3. 用绷带或三角巾加压包扎。

【注意事项】

1. 在做好彻底止血的准备之前，不得将填入的纱布抽出，以免发生大出血时措手不及。

2. 此方法的危险在于用压力将棉织品填塞结实可能造成局部组织损伤，同时又易将病菌带入体内造成感染，尤其是厌氧菌感染常引发破伤风或气性坏疽。所以除非必需，尽量不采用此法。

【操作评分】（100分）

1. 掌握适应证与禁忌证。共10分，其中正确10分，基本正确6分，错误0分。

2. 首先判断有无出现明显的休克症状。共20分。

3. 止血方法选择正确，共5分；器材准备充分，共15分。

4. 操作步骤准确，动作流利。共30分，其中定位准确15分，动作流利15分。

5. 操作过程中观察或询问患者有无异常反应。共10分。

6. 熟悉注意事项。共10分。

四、止血带止血法

止血带止血法主要是用橡皮管或止血带将血管压瘪而达到止血的目的。这种止血方法较牢固、可靠，常用的止血带有橡皮管（条）和气压止血带两种。

【适应证】

当四肢大血管出血用加压包扎法无效时。

【禁忌证】

1. 前臂和小腿一般不适用止血带，因动脉行走于两骨之间，止血效果差，使血流阻断不全。

2. 需要施行断肢（指）再植者不用止血带。

3. 特殊感染截肢不用止血带，如气性坏疽截肢。

4. 凡有动脉硬化症、糖尿病、慢性肾病肾功能不全者，慎用止血带。

【器材准备】

软敷料或毛巾、橡皮管（条）和气压止血带。

【操作步骤】

1. 选择弹性好的止血带，确定止血带的部位。一般应远离伤口 10~15cm 放置。

2. 部位：上肢在上臂上 1/3 处，下肢在大腿中上 1/3 处。

3. 气压止血带：上止血带前抬高患肢，让静脉回流后，垫 1~2 层软敷料或毛巾后再上止血带，以远端血管无搏动为度，并标明时间（图 6-9）。

4. 橡皮管止血带：抬高患肢，将软织物衬垫于伤口近心端的皮肤上，其上用橡皮带紧缠肢体 2~3 圈，橡皮带的末端压在紧缠的橡皮带下面即可（图 6-10）。

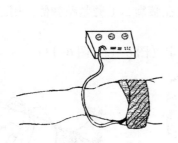

图 6-9 气压止血带止血

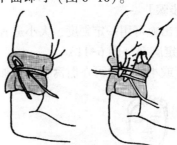

A. 步骤一　　　B. 步骤二

图 6-10 橡皮管止血带止血

【注意事项】

1. 严重挤压伤和肢体严重缺血者忌用。

2. 前臂与小腿不适于扎止血带。

3. 不可用电线、铁丝或绳索做止血带直接加压。

4. 止血带压力要适当，以出血停止、远端不能摸到动脉搏动为好。

5. 止血带时间不宜超过 3 小时，30 分钟放松止血带 1 次，最长每小时放松 1 次，每次间歇 5~10 分钟，待肢体有新鲜血液渗出方可重新扎上。

6. 止血带应有明显标记及时间记录。

【操作评分】（100分）

1. 掌握适应证。共5分。

2. 掌握禁忌证。共15分。

3. 首先判断有无出现明显的休克症状。共10分。

4. 止血方法选择正确。共5分。

5. 器材准备充分。共15分。

6. 操作定位准确，步骤准确，动作流利。共30分，其中定位准确10分，步骤准确10分，动作流利10分。

7. 操作过程中观察或询问患者有无异常反应。共10分。

8. 熟悉注意事项。共10分。

五、屈肢加垫止血法

当前臂或小腿出血时，可于肘窝或腘窝内放纱布、棉花、毛巾做垫，屈曲关节，用绷带将肢体紧紧地缚于屈曲的位置，达到压迫血管止血的目的。

【适应证】

上肢或小腿出血，无骨折和关节损伤时，可采用屈肢加垫止血。

【禁忌证】

骨折及脱位禁用。

【器材准备】

垫子、三角巾或布带。

【操作步骤】

1. 上臂出血可用一定硬度、大小适宜的垫子放在腋窝，上臂紧贴胸侧，用三角巾、绷带或腰带固定胸部（图6-11）。

2. 前臂或小腿出血可在肘窝或腘窝加垫屈肢固定（图6-12、图6-13）。

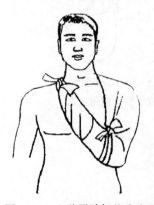
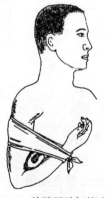
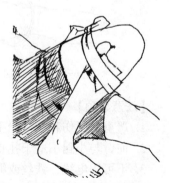

图6-11 上臂屈肢加垫止血　　图6-12 前臂屈肢加垫止血　　图6-13 小腿屈肢加垫止血

【注意事项】

注意有骨折或关节脱位时不能使用，因此法伤员痛苦较大，不宜首选。

【操作评分】（100分）

1. 掌握适应证与禁忌证。共10分。

2. 首先判断有无出现明显的休克症状。共20分。

3. 止血方法选择正确，共5分；器材准备充分，共15分。

4. 操作加垫位置准确，步骤正确，动作流利。共30分，其中加垫放置准确10分，步骤准确10分，动作流利10分。

5. 操作过程中观察或询问患者有无异常反应。共10分。

6. 熟悉注意事项。共10分。

第二节　包　扎　术

包扎是外伤急救常用方法，具有保护伤口、减少污染、固定敷料、固定骨折、压迫止血、减轻疼痛、有利于搬运转送、伤口早期愈合等作用。包扎中最常用的是卷轴绷带包扎法。

【器材准备】

绷带、三角巾、多头带、无菌敷料。

一、绷带包扎法

【适应证】

1. 环形包扎法　此法是绷带包扎中最常用的方法，用于四肢、额部、胸腹部等粗细相等部位的小伤口。

2. 螺旋反折包扎法　用于肢体周径不一的部位。如肢体粗细过渡部位。

3. 螺旋形包扎法　适用于上肢、躯干部位。

4. 回返包扎法　多用于包扎没有顶端的部位如指端、头部或截肢残端。头部外伤的帽式包扎法就采用此法。

5. 蛇形包扎法　主要适用于现场急救时，因材料不足而做临时简单的固定，或需由一处迅速延伸至另一处时。

6. "8"形包扎法　用于关节屈曲部。如手掌、踝部和其他关节处伤口用"8"字绷带包扎，选用弹力绷带。

【操作步骤】

1. 环形包扎法　①伤口用无菌敷料覆盖，用左手将绷带固定在敷料上，右手持绷带卷绕肢体紧密缠绕；②将绷带打开一端稍做斜状环绕第1圈，将第1圈斜出一角压入环行圈内，环绕第2圈；③加压绕肢体环形缠绕4~5层，每圈盖住前一圈，绷带缠绕范围要超出敷料边缘；④最后用胶布粘贴固定，或将绷带尾从中央纵形剪开或撕开形成两个布条，两布条先打一结，然后两者绕肢体打结固定（图6-14）。

2. 回返包扎法 ①用无菌敷料覆盖伤口；②先做环行固定两圈；③右手持绷带卷，左手持绷带一端从头枕部中间起到前额；④然后在固定前额处绷带向后反折；⑤反复呈放射性反折，直至将敷料完全覆盖；⑥最后环形缠绕两圈，将上述反折绷带端固定（图 6-15）。

3. 蛇形包扎法 先将绷带做环形法缠绕数圈，然后按绷带之宽度做间隔的斜着上缠或下缠即成。此法多用在夹板的固定上（图 6-16）。

4. 螺旋形包扎法 适用于上肢、躯干的包扎。①用无菌敷料覆盖伤口；②先做环行缠绕两圈；③从第 3 圈开始，环绕时压住上圈的 1/2 或 1/3；④最后用胶布粘贴固定（图 6-17）。

5. 螺旋反折包扎法 先做螺旋状的缠绕，待到较粗部位，把绷带反折一下。反折时，以左手拇指按住绷带上面的正中处，右手将带向下反折，盖住前圈的 1/3 或 2/3，向后绕并拉紧；这样由下而上即成（图 6-18）。

6. "8" 字形包扎法 在关节弯曲的上下两方，将绷带由下而上，再由上而下，成为 8 字形的来回缠绕即可（图 6-19）。

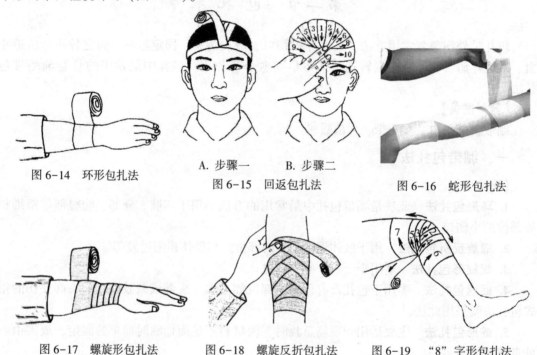

图 6-14 环形包扎法

A. 步骤一　　B. 步骤二
图 6-15 回返包扎法

图 6-16 蛇形包扎法

图 6-17 螺旋形包扎法　　图 6-18 螺旋反折包扎法　　图 6-19 "8" 字形包扎法

【注意事项】

1. 包扎时要使患者的位置保持舒适。皮肤皱褶处如腋下、乳下、腹股沟等应用棉垫或纱布衬垫，骨隆突处也要用棉垫保护。需要抬高肢体时，应给予适当的扶托物。包扎的肢体必须保持功能位置。

2. 绷带包扎时要掌握"三点一行走"的操作要点，即起点、止点、着力点（多在伤处）和行走方向顺序。

3. 包扎伤口时，先简单清创并盖上消毒敷料，然后再用绷带等。操作小心、谨慎，不要触及伤口，以免加重疼痛或导致伤口出血及污染。包扎时松紧要适度，过紧会影响局部血液循环，过松易致敷料脱落或移动而达不到固定和压迫止血的目的。

4. 包扎方向为自下而上、由左向右，从远心端向近心端包扎，以助静脉血液的回流。绷带固定时的结应放在肢体的外侧面，忌在伤口上、骨隆突处或易于受压的部位打结。包扎四肢时应尽量暴露指（趾）端，以便观察末梢血供情况。

5. 解除绷带时，先解开固定结或取下胶布，然后以两手互相传递松解。紧急时或绷带已被伤口分泌物浸透干涸时，可用剪刀剪开。

【操作评分】（100 分）

1. 掌握适应证。共 20 分。

2. 器材准备充分。共 20 分。

3. 操作规范正确。共 20 分。

4. 配合得当。共 10 分。

5. 操作过程中观察或询问患者有无异常反应。共 10 分。

6. 掌握注意事项。共 20 分。

二、三角巾包扎法

【适应证】

头面、胸腹、四肢、全身各部位。

【操作步骤】

1. 头部包扎（头顶帽式包扎）法 ①将三角巾的底边叠成约两横指宽，边缘置于伤员前额齐眉，顶角向后位于脑后；②三角巾的两底角经两耳上方拉向头后部交叉并压住顶角；③再绕回前额相遇时打结；④顶角拉紧，掖入头后部交叉处内（图 6-20）。

2. 面部包扎法 先把三角巾的顶角打一结，套住下颌，底边拉向头后，两底角向后上拉紧，将三角巾罩于面部（在眼睛和鼻孔处可剪个小口），底角左右交叉经两耳上方绕到前额打结（图 6-21）。

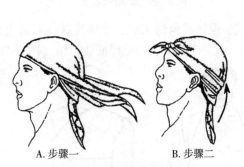

A. 步骤一　　　　　B. 步骤二

图 6-20　头顶帽式包扎法

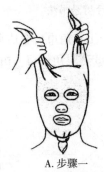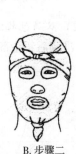

A. 步骤一　　　　　B. 步骤二

图 6-21　面部包扎法

3. 胸部包扎法 ①三角巾折叠成燕尾式，燕尾夹角约 100°；②置于胸前，夹角对准胸骨上凹；③两燕尾角过肩于背后；④将燕尾顶角系带围胸在背后打结；⑤将一燕尾角系带拉紧绕横带后上提；⑥再与另一燕尾角打结（图 6-22）。

4. 背部包扎法 同胸部包扎法一样，但位置相反，把燕尾巾调到背部，结打在胸部

（图6-23）。

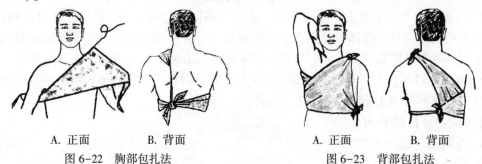

A. 正面　　　B. 背面　　　　　　　　　A. 正面　　　B. 背面
图6-22　胸部包扎法　　　　　　　　　图6-23　背部包扎法

5. 手臂悬吊法　将患肢呈屈肘状放在三角巾上，然后将底边一角绕过肩部，在背后打结呈悬臂状（图6-24）。

6. 肩部包扎法

（1）单肩包扎法：①三角巾折叠成燕尾式，燕尾夹角约90°，大片在后压小片，放于肩上；②燕尾夹角对准侧颈部；③燕尾底边两角包绕上臂上部并打结；④拉紧两燕尾角，分别经胸、背部至对侧腋下打结（图6-25）。

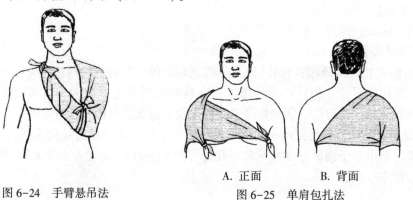

A. 正面　　　B. 背面
图6-24　手臂悬吊法　　　　　　图6-25　单肩包扎法

（2）双肩包扎法　①三角巾折叠成燕尾式，燕尾夹角约120°；②燕尾披在双肩上，燕尾夹角对准颈后正中部；③燕尾角过肩，由前往后包肩于腋下，与燕尾底边打结（图6-26）。

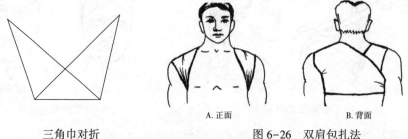

三角巾对折　　　　　　　　A. 正面　　　　　　B. 背面
图6-26　双肩包扎法

7. 腹部包扎法　①三角巾底边向上，顶角向下横放在腹部；②两底角围绕到腰部后打结；③顶角由两腿间拉向后面与两底角连接处打结（图6-27）。

8. 单侧臀部包扎法　①三角巾折叠成燕尾式，夹角约 60° 朝下对准外侧裤线；②伤侧臀部的后大片压着前面的小片；③顶角与底边中央分别过腹腰部到对侧打结；④两底角包绕伤侧大腿根打结（图 6-28）。

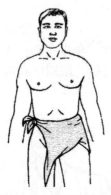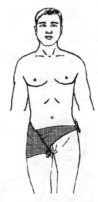

图 6-27　腹部包扎法　　　　　图 6-28　单侧臀部包扎法

9. 手部包扎法　①三角巾展开；②手指尖对向三角巾的顶角；③手掌平放在三角巾的中央；④指缝插入敷料；⑤将顶角折回，盖于手部；⑥两底角分别绕到手背交叉；⑦再在腕部围绕一圈后在手背打结（图 6-29）。

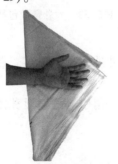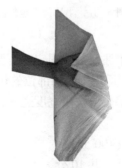

A. 步骤一:手放在三角巾上　　　　　B. 步骤二:顶端反折

图 6-29　手部包扎法

10. 膝部带式包扎法　①将三角巾折叠成适当宽度的带状；②将中段斜放于伤部，两端向后缠绕，返回时两端分别压于中段上下两边；③包绕肢体一周打结（图 6-30）。

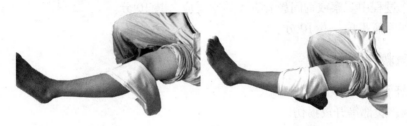

A. 步骤一　　　　　　　　　B. 步骤二

图 6-30　膝部带式包扎法

11. 悬臂带包扎法

（1）**小悬臂带包扎法**：用于锁骨、肱骨骨折，及上臂、肩关节损伤。①三角巾折叠成适当宽带；②中央放在前臂的下 1/3 处；③一底角于健侧肩上，另一底角于伤侧肩上，并绕颈与健侧底角打结；④将前臂悬吊于胸前（图 6-31）。

（2）**大悬臂带包扎法**：用于前臂、肘关节的损伤。①三角巾顶角对着伤肢，一底角置于健侧胸部过肩于背后；②伤臂屈肘（功能位）放在三角巾中部；③另一底角包绕伤臂反折至伤侧肩部；④两底角在颈后打结，顶角向肘前反折，用别针固定；⑤将前臂悬吊于胸前（图 6-32）。

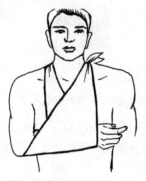 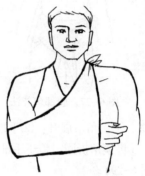

图 6-31　小悬臂带包扎法　　　　图 6-32　大悬臂带包扎法

【注意事项】

1. 使用三角巾注意边要固定，角要抓紧，中心伸展，敷料贴实。在应用时可按需要折叠成不同的形状，适用于不同部位的包扎。

2. 根据包扎部位，选用宽度适宜、大小合适的三角巾等。潮湿和污染的三角巾均不可使用。

【操作评分】（100 分）

1. 掌握适应证。共 10 分。

2. 器材准备充分。共 20 分。

3. 操作规范正确。共 20 分。

4. 配合得当。共 10 分。

5. 力求达到牢固、舒适、整齐和美观。共 20 分。

6. 操作过程中观察或询问患者有无异常反应。共 10 分。

7. 掌握注意事项。共 10 分。

三、急救包扎

【适应证】

头、胸、腹部等开放损伤。

【操作步骤】

1. 开放性颅脑损伤的包扎　用干净的碗扣在伤口上，或者有敷料或其他布类做成大于伤口的圆环，放在伤口周围，然后包扎，以免包扎时骨折片陷入颅内，同时保护膨出的脑组织（图6-33）。

2. 开放性气胸的包扎　如果胸部外伤且伴有气胸（伤口有气体进出）要紧密包扎，阻断气体从伤口进出。伤口先用厚敷料或塑料布覆盖，再用纱布垫或毛巾垫加压包扎。

3. 多根肋骨骨折的包扎　胸部外伤伴有多根肋骨骨折时，因胸壁失去支持而出现反常呼吸运动，可用衣物、枕头等加压包扎伤侧，以遏制胸壁浮动。必要时（无适当物品可用）将伤员侧卧在伤侧（图6-34）。

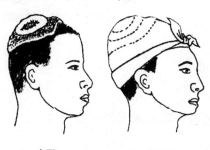

A. 步骤一　　B. 步骤二

图6-33　开放性颅脑损伤的包扎

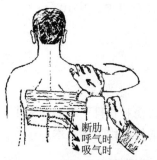

图6-34　多根肋骨骨折的包扎

4. 腹部外伤并内脏脱出的包扎　脱出的内脏不要还纳，包扎时屈曲双腿，放松腹肌，将脱出的内脏用大块无菌纱布盖好，再用干净饭碗、木勺、钢盔等凹形物扣上，或用纱布、布卷、毛巾等做成圆状，以保护内脏，再包扎固定（图6-35）。

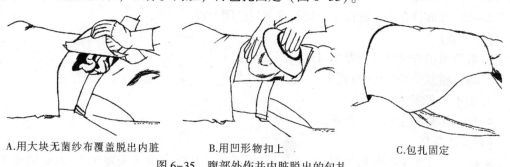

A.用大块无菌纱布覆盖脱出内脏　　B.用凹形物扣上　　C.包扎固定

图6-35　腹部外伤并内脏脱出的包扎

5. 开放性骨折并骨端外露的包扎　包扎时外露的骨折端不要还纳，以免引起二次损伤或污染。若自行还纳者应该注明。

6. 有异物插入体内的包扎　不要移动异物，周围用物体如保护环等支持，然后再包扎固定（图6-36）。

【注意事项】

包扎敷料应超出伤口边缘5~10cm，遇有外露污染的骨折端和腹内脏器，不可轻易还纳。若系腹腔组织脱出，应先用干净器皿保护后再包扎，不要将敷料直接包扎在脱出的组织上。

【操作评分】（100分）

1. 掌握适应证。共10分。

2. 器材准备充分。共20分

3. 操作规范正确。共20分。

4. 配合得当。共10分。

5. 处置合理。共20分。

6. 操作过程中观察或询问患者有无异常反应。共10分。

7. 掌握注意事项。共10分。

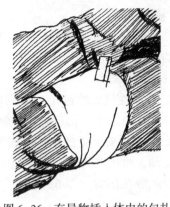

图6-36　有异物插入体内的包扎

第三节　固定术

骨关节损伤和骨科手术后，为了保持骨折复位或矫形术后的位置，给予合适的材料和方法来维持的技术称为固定术。

一、夹板固定

【适应证】

1. 四肢闭合性骨折者（包括关节内和近关节骨折经手法整复成功者）。对股骨骨折，因大腿部肌肉收缩力强，常需配合皮肤牵引或骨牵引。

2. 四肢开放性骨折，创面小或经处理创口已闭合者。

【禁忌证】

1. 较严重的开放性骨折及伤口感染严重者。

2. 难以整复的关节内骨折。

3. 躯干骨骨折。

4. 固定不易牢靠部位的骨折。

【器材准备】

夹板、压力垫（一般采用棉纸）、扎带3~4条（扎带通常采用宽1.5~2cm的布带或使用绷带，亦有人主张用尼龙胶带或皮带式橡皮条）。

【操作步骤】

1. 夹板放置　①形式：超关节；不超关节；超关节+骨牵引。特殊部位：髌骨（抱膝圈+夹板），指、趾（小竹片，小木板）等；②安放夹板：首先放好后侧板，再放前侧及两侧板，在这一过程中助手扶持固定骨折端，以免移位。

2. 压力垫放置

（1）一垫固定法：直接压迫骨折片或骨折部位。多用于移位倾向较强的撕脱性骨折分离移位，或较大的骨折片，如肱骨内上髁骨折、外踝骨折（空心垫）、桡骨头脱位（葫芦垫）等（图 6-37）。

（2）两垫固定法：将两垫分别置于两骨端原有移位的一侧，以骨折线为界，不能超过骨折线。此法适用于有侧方移位倾向或残余侧方移位的骨折（图 6-38）。

（3）三垫固定法：一垫置于骨折成角移位的角尖处，另两垫置于尽量靠近骨干两端的对侧，三垫形成加压杠杆力。此法用于有成角移位倾向或残余成角移位的骨折（图 6-39）。

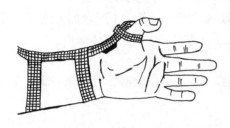

图 6-37　一垫固定垫放置法

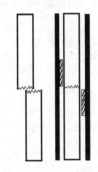

图 6-38　两垫固定垫放置法

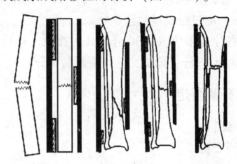

图 6-39　三垫固定垫放置法

3. 绑扎扎带

（1）原则上先绑中间的一条或两条，然后绑扎远端的一条，最后绑扎近端的一条。

（2）绑扎时将扎带在夹板外缠绕两周后打上活结，打结时应两手同时用力，切忌单从一头用力抽紧。

（3）活结应打在前侧或外侧板便于操作的部位，各扎带之间距离基本相同。为加强摩擦力，防止松滑，第一结可仿照外科结的打法，第二结打活结。

（4）常用方法：①一次包扎法：用 1~2cm 宽绷带 3~4 条（部位不同）绕肢体两周，依次绑扎四周夹板，先中间，次远端，最后近端的绑扎，活结于外前侧，松紧以在夹板上下移动 1cm 为宜（图 6-40）；

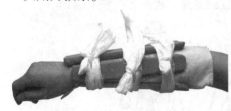

图 6-40　一次包扎法

②续增包扎法：先包绷带 1~2 层，放固定垫，再安放起主要作用的夹板两块，继以布带包扎两圈，再放其他夹板，其外再用绷带覆盖，然后从近到远缚扎 1~3 根扎带。

【注意事项】

1. 肢体远端要露出，以便观察血循环情况。

2. 抬高肢体，观察肢体血运（注意肢温，皮肤颜色、知觉，疼痛情况，夹板两头及骨突部的疼痛）。

3. 搬运时注意患者体位，防止出现重新移位。

4. 扎带绑扎好后，以能不费力地拉动扎带，在夹板上面上下移动 1cm 为宜（约 800g

的拉力)。过紧可加剧肿胀,压伤皮肤,甚至造成肢体缺血;过松起不到固定作用。

5. 压垫的作用仅限于防止骨折再发生侧方移位或成角移位,及矫正残余侧方或成角移位。临床不可依赖压垫进行复位,否则加压过度可造成皮肤压疮,甚至肢体缺血。

【操作评分】(100分)

1. 掌握适应证与禁忌证。共10分,其中回答缺漏一项8分,缺漏2项5分,缺漏3项以上0分。

2. 器材准备充分。共20分。

3. 操作步骤正确。共40分,其中无缺漏项,3项以上操作熟练规范,夹板固定松紧适度40分;无缺漏项或仅缺第1项,2项以上操作熟练规范20分;缺漏2项,熟练操作不够2项,夹板固定过松或过紧记0分。

4. 掌握注意事项。共30分,其中熟悉4项以上,第2、3项无缺漏30分;缺漏3项,第2项无缺漏15分;第2、3、4项缺漏0分。

二、石膏固定

【适应证】

1. 普通石膏

(1)石膏托:适用于无移位骨折或移位倾向很小的稳定性骨折。

(2)石膏夹板:适用于肢体肿胀较严重或可能发生肿胀的肢体,亦可用于移位倾向较小的稳定性骨折。

(3)石膏管型:适用于移位倾向较强、固定要求较高的骨折,亦用于需长时间固定的骨折。

(4)躯干石膏:适用于躯干骨折及肩髋部骨折,且固定要求较高者(图6-41)。

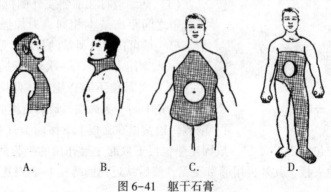

A.　　　　　B.　　　　　C.　　　　　D.

图6-41　躯干石膏

2. 特殊类型石膏

(1)上肢外展支架:适用于肩关节脱位,内收型肱骨外科颈骨折,有维持骨折对位和保持肩、肘关节于功能位作用,亦可配合持续牵引治疗骨折。

(2)U形石膏:适用于固定肱骨干和胫腓骨干骨折等,可避免石膏管型压迫肢体和调整不便等缺点(图6-42)。

（3）架桥式管型石膏：适用于肢体有环形创面的骨折固定，以便更换敷料（图6-43）。

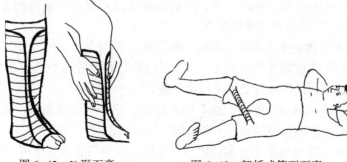

图6-42　U形石膏　　　　　　图6-43　架桥式管型石膏

【禁忌证】

1. 全身情况差。

2. 进行性腹水。

3. 心、肺、肾功能不全者。

4. 年龄过大或年龄过小。

5. 孕妇忌做腹部石膏固定。

【器材准备】

石膏绷带、绷带、棉垫、衬垫套、棉纸、40℃温水、水桶、石膏剪、手术刀、记号笔、胶布、特殊体位需石膏床、外展支架、3~4根木棍等。

【操作步骤】

1. 确定体位　将患肢置于功能位（或特殊要求的体位）进行固定，并由专人扶持或用石膏床牵引架维持。

2. 放置衬垫　按有垫或无垫石膏的要求放置。一般用棉卷或棉纸卷缠绕骨突部位或整个肢体几匝。

3. 制作石膏条　用干石膏绷带，按要求铺展，折叠数层，制成干石膏条，然后折好，捏住其两端放入水中浸泡，取出挤去多余水分后应用。

4. 石膏绷带浸泡及去水　将石膏卷轻轻平放于30℃~40℃的温水桶内，根据操作速度，每次放入1~2个，待气泡出尽后取出，以手握其两端，挤去多余水分后即可使用。

5. 固定范围及要求　骨折部上下两关节均需固定。

（1）前臂石膏托：①范围：前臂上1/3至掌横纹，手指固定可延长，须托放掌侧；②层数：8~10层石膏片；③位置：旋前或中立。

（2）全臂石膏托：①范围：腋下至掌横纹；②层数：同前；③位置：旋后或中立。

（3）短腿石膏托：①范围：小腿上1/3至超足尖1~2cm；②层数：10~12层；③位置：足中立，踝90°。

（4）长腿石膏托：①范围：大腿上1/3至超足尖1~2cm；②层数：12~16层；③位置：膝微屈165°左右。

6. 包扎石膏绷带的基本方法

（1）操作时一般由上而下顺序包缠，要将石膏卷贴着肢体向前滚动，使下圈绷带盖住上圈的1/3，并注意保持石膏绷带的平整。

（2）在躯干及肢体的曲线明显、粗细不等之处，需向上、下移动绷带时，要提起绷带的松弛部分拉回打折，使绷带贴合体表，不能采用翻转石膏卷的办法消除绷带的松弛部分。否则，可在石膏绷带的内层形成皱褶而压迫皮肤。

（3）操作要迅速、敏捷、准确，两手相互配合，即一手缠绕绷带，另一手朝相反方向抹平，要使每层石膏之间紧密贴合，不留空隙。

（4）石膏的上、下边缘及关节部位要适当加厚，以增强其固定作用。

（5）整个石膏的厚度以不折裂为原则，一般为8~12层。

（6）石膏干固前，不能变动患肢的体位，否则会使石膏折裂而失去固定作用，并可能在关节的屈侧产生内凸的皱褶。此皱褶外观不明显但向内可压迫皮肤，甚至影响肢体血运。助手在托扶石膏时只能用手掌，不可用手指抓握，因其同样会造成石膏内凸而压迫患肢。

7. 塑捏成形、修整及标记

（1）当石膏绷带包至一定厚度尚未硬固时，可用手掌在一定部分施加适当均匀、平面性的压力，使石膏能与肢体的轮廓相符（须在数分钟内完成），以增强石膏的固定性能，如足弓的塑形。

（2）修整的目的是切去多余部分，充分暴露未固定的关节，以免妨碍其功能活动。边缘处石膏如嵌压过紧，可将内层托起，并适当切开，以解除压迫。此外，修整石膏边缘，利于美观。

（3）为便于计算治疗时间和判断治疗情况，可在管型石膏外用色笔注明诊断、受伤（或手术）及固定日期，有创面或切口者亦应注明，以便开窗。

8. 石膏的开窗、剖开、切开矫形和拆除

（1）开窗：①目的：解除肢体某些部位的压迫，或方便创口检查，引流或拆线。头颈、胸部石膏须在颈咽部开窗，以利呼吸和不妨碍意外抢救。石膏背心等躯干石膏在胸腹联合处开窗，以利呼吸和饮食。四肢管型石膏在骨突部开窗，以消除石膏压迫引起的持续性疼痛。②方法：需要开窗者，应在石膏未干固之前，按需要的大小及部位，在石膏上做一四边形（或其他形状）的全层切开，待石膏干固后（一般术后第2天）将石膏块取出，换药后放归原处，外面再用绷带包扎。如需要紧急开窗，可用石膏电锯锯开，处理完毕后，需将石膏块安放原位并包扎，以免由于该处压力降低致使组织膨出，而在石膏窗边缘形成压迫性溃疡。

（2）剖开：①指征：一是急性损伤早期，估计肢体肿胀可能继续加重，甚至造成石膏内肢体缺血者；其次是石膏固定过程中肢体出现骨筋膜室综合征早期表现，需紧急处理者。②方法：在包石膏前，于预计剖开的轴线上置一湿绷带条，剖开石膏时，一手拉起纱布条的一端，一手执刀切开石膏，并取出纱条，然后用一浸湿的纱布绷带包绕1次，使绷带与石膏粘在一起，石膏干固后固定性能不变。

固定过程中，若肿胀处石膏过紧，可将剖缝处的纱布剪开，于剖缝处用撑开器扩大一些，并在剖缝处填妥棉花，外用绷带包扎。

急诊石膏剖开者应将石膏的两侧用电锯剖开，使之形成前后两部分。之后再做处理，如血液循环改善，可再用绷带包扎。

（3）切开矫形：以矫正成角畸形为例，石膏干固后，于骨折成角凹侧横形锯开石膏周径的 2/3~3/5，撑开锯开处，矫正成角畸形，并填入相应大小的楔形木块。再以棉花填塞剩余空隙以保持压力，预防肿胀发生，最后用浸湿石膏绷带封闭裂隙。

（4）拆除石膏：骨折愈合拆除石膏时，应用石膏锯纵行剖开石膏，锯开时防止损伤皮肤。拆除后，应洗涤皮肤并用弹力绷带包扎，并加强功能锻炼，以防止发生失用性水肿。

【注意事项】

1. 纱布、纱布垫、粘膏条尽可能纵行放置，禁环行包扎。

2. 关节或肢体固定在功能位或特殊需要位。

3. 石膏未干时，忌用手指。扶持肢体尽量用手掌及大小鱼际托扶石膏。石膏完全干燥前，不可按压及活动肢体。

4. 包扎石膏绷带松紧适度，缠绕石膏绷带时不可反折。

5. 四肢石膏固定应将指趾远端显露，以便观察血运、感觉等。

6. 石膏完全干燥前，行必要塑形修整。

7. 石膏固定完毕，在石膏管型标记上下石膏日期及创口部位标志注意事项等，亦可开窗。

8. 在骨突部位的石膏可以开窗，以解除肢体某些部位的压迫，或增厚衬垫（图6-44）。

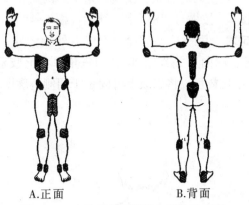

A.正面　　B.背面
图6-44　人体易受压的骨突部位示意图

【操作评分】（100分）

1. 熟悉石膏类型、石膏固定，器材准备。共 10 分，其中完成 80%内容 10 分，少于 80%多于 50%内容 5 分，少于 50%内容 0 分。

2. 操作前准备无缺漏。共 30 分，其中 1~4 项准确、5~6 项操作熟练者 30 分；1~6 项有 1~2 项缺漏，操作基本完成 15 分；缺漏 3 项以上 0 分。

3. 操作方法。共 40 分，石膏托、石膏夹、石膏管型抽选一项，由被试者定固定部位，操作完成后：①石膏外形与肢体贴附，无松动，石膏表面无明显指压痕，关节曲折处无较大的皱折、折叠、松折，关节处能维持关节功能位，4~7 项中仅遗漏 1 项者 40 分；②石膏服帖度不够，有轻度松动，维持关节功能位角度误差在 10℃内，4~7 项中遗漏 2 项者 20 分；③石膏与肢体不帖附，石膏松动，关节处未维持功能位误差>10℃，4~7 项中遗漏 3 项者 0 分。

4. 石膏固定后注意事项。共 20 分，其中缺漏仅 1 项 20 分，缺漏 2 项 10 分，缺漏 3 项 0 分。

三、常见骨折临时固定术

通过固定可以限制骨折部位的移动，从而减轻伤员的疼痛，避免骨折断端因摩擦而损伤血管、神经及重要脏器。固定也有利于防治休克，便于伤员的搬运。

【适应证】
现场抢救，针对骨折的急救措施。

【器材准备】
固定材料中最理想的是夹板，如抢救现场一时找不到夹板，可用竹板、木棒、镐把、枪托等代替。另需备纱布或毛巾、绷带、三角巾等。

【操作步骤】
1. 锁骨骨折临时固定术　一般情况下用三角巾，把患侧手臂悬兜在胸前，限制上肢活动即可。患者取坐位，用毛巾垫垫于两腋下及两腋前上方，将三角巾折叠成带状，两端分别绕两肩呈"8"字形，尽量使两肩后张，拉紧三角巾的两头在背后打结。或将绷带自一侧腋下开始经背部至对侧腋下，按横写"8"字形缠紧（图6-45）。

2. 肱骨骨折临时固定术　用一长夹板置于上臂后外侧，另一短夹板放于上臂前内侧，在骨折部位上下两端固定，屈曲肘关节呈 90°，用三角巾将上肢悬吊，固定于胸前（图6-46）。紧急情况下，无可用材料可以将患肢上臂固定于同侧胸廓即可。

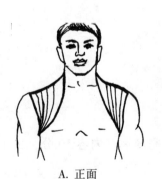

A. 正面　　B. 背面
图 6-45　锁骨骨折临时固定术

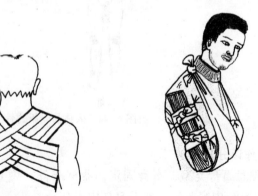

图 6-46　肱骨骨折临时固定术

3. 前臂骨折临时固定术 使伤员屈肘90°，拇指向上。取两夹板（长度超过肘关节至腕关节）分别置于前臂的曲、伸侧，然后用绷带固定两端，再用三角巾将前臂悬吊于胸前，呈功能位（图6-47）。紧急情况下，也可将前臂固定于前胸壁。

4. 大腿骨折临时固定术 取一长夹板（长度自腋下或腰部至足跟）置于伤腿外侧，另一夹板（长度自大腿根部至足跟）放于伤腿内侧，用绷带或三角巾分5段至6段将夹板固定牢（图6-48）。

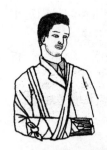 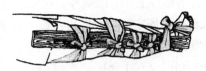

图6-47 前臂骨折临时固定术　　　图6-48 大腿骨折临时固定术

5. 小腿骨折临时固定术 取长短相等的两块夹板（长度自大腿至足跟）分别置于伤腿内、外侧，用绷带分段扎牢将夹板固定（图6-49）。紧急情况下无夹板时，可将伤员两下肢并紧，两脚对齐，然后将健侧肢体与伤肢分段绷扎固定在一起，注意在关节和两小腿之间的空隙处垫以软织物（如纱布、棉絮、毛巾或衣物等），以防包扎后骨折部弯曲。

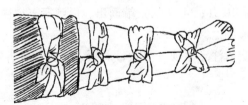

图6-49 小腿骨折临时固定术

6. 脊柱骨折临时固定术 使伤员平直仰卧于硬板上，在背腰部垫一薄枕，使脊柱略向上突，必要时用几条带子将伤员固定于木板上，不使移位（图6-50）。

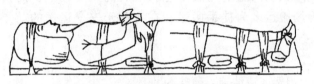

图6-50 脊柱骨折临时固定术

【注意事项】

1. 固定骨折部位前如有伤口和出血，应先止血与包扎。如有休克，应先行抗休克处理。
2. 开放性骨折者如有骨端刺出皮肤，切不可将其送回伤口，以免发生感染。夹板长度须超过骨折的上、下两个关节，骨折部位的上、下两端及上、下两个关节均要固定牢。

3. 闭合性骨折固定时，不必脱去患肢的衣裤和鞋袜，以免过多搬动患肢，增加病人痛苦。若患肢肿胀严重，可用剪刀将病人的衣袖和裤筒剪开，减轻压迫。

4. 若骨折部位明显畸形，并有穿破软组织、损伤附近重要血管、神经的危险或严重影响搬运时，可适当牵引患肢，使之变直后再行固定。

5. 夹板与皮肤间应加棉垫或其他物品，使各部位受压均匀且固定牢。尤其在夹板两端、骨隆突和悬空部位应加厚衬垫，防止软组织受压或固定不妥。

6. 夹板的长度与宽度要与骨折的肢体相适应，其长度必须超过骨折的上、下两个关节。固定时除骨折部位上、下两端外，还要固定上、下两关节。

7. 肢体骨折固定时，须将指（趾）端露出，以观察末梢循环情况，如发现血运不良，应松开重新固定。

【操作评分】（100分）

1. 列举骨折临时固定术各部位固定材料。共10分，其中列举80%内容10分，少于80%多于50%内容5分，少于50%内容记0分。

2. 操作前有无观察出血、休克等情况。共20分。

3. 操作方法。共40分，其中锁骨骨折、肱骨骨折、前臂骨折、大腿骨折、小腿骨折、脊柱骨折临时固定术抽选一项，由被试者定固定部位，操作完成后：①固定肢体牢靠，无松动，维持关节功能位10分；②长度必须超过骨折的上、下两个关节10分；③夹板与皮肤间应加棉垫或其他物品10分；④（趾）端露出，以观察末梢循环情况10分。

4. 操作准确，动作流利。共10分。

5. 熟悉骨折临时固定后注意事项（开放性骨折、闭合性骨折的处理）。共20分。

第四节　搬运术

现场搬运伤员的目的是为了及时、迅速、安全地转运伤员至安全地区，以防止再次受伤。因此，使用正确的搬运方法是急救成功的重要环节，而错误的搬运方法可以造成附加损伤。现场搬运多为徒手搬运，在有利于安全运送的前提下，也可使用一些搬运工具。

【器材准备】
三角巾、绷带、担架、清洁碗、薄枕等。

【操作步骤】

一、单人搬运法

1. 抱持法　伤者一手搭在急救者肩上，急救者一手抱住伤员腰背部，另一手肘部托部大腿（图6-51）。

2. 背法　将伤者双上肢拉向急救者胸部，前胸紧贴后背，伤者屈髋屈膝，急救者双手的前臂托住伤者大腿中部（图6-52）。

3. 驮法　将伤员掮在肩上，其躯干绕颈部，同时牵住其下垂之上肢（图6-53）。

二、双人搬运法

1. 椅托式　急救者二人手臂交叉，呈坐椅状（图6-54）。

2. 轿杠式　急救者二人四手臂交叉（图6-55）。

3. 拉车式　一急救者抱住伤者双膝，另一人双手从腋下抱住伤者（图6-56）。

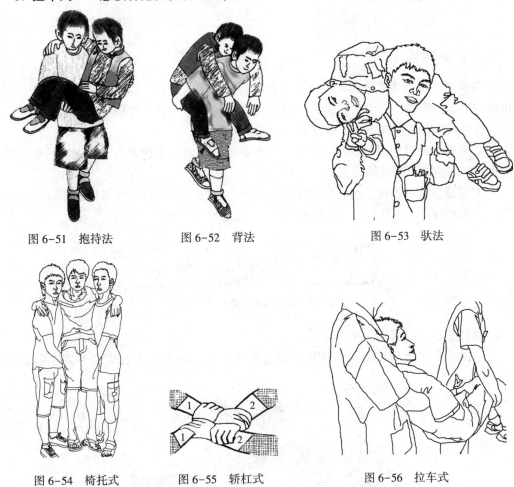

图6-51　抱持法　　　　图6-52　背法　　　　图6-53　驮法

图6-54　椅托式　　　　图6-55　轿杠式　　　　图6-56　拉车式

4. 椅式搬运法　将伤者放在坐椅上进行搬运（图6-57）。

5. 平抬法　两位急救者双手平抱伤者胸背部及臀部、下肢（图6-58）。

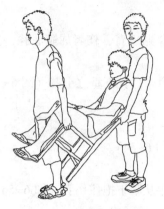

图 6-57 椅式搬运法

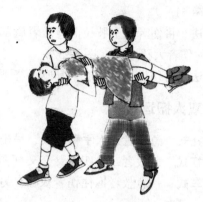

图 6-58 平抬法

三、担架搬运法

1. 腹部内脏脱出者的搬运 ①使伤者双腿屈曲，腹肌放松，仰卧于担架上；②切忌将脱出的内脏送回腹腔，以免造成感染。可用一清洁碗扣住内脏，再用三角巾包扎固定；③包扎后保持仰卧位，屈曲下肢，做好腹部保温后转送。

2. 昏迷或有呕吐窒息危险者的搬运 使伤者侧卧或俯卧于担架上，头偏向一侧，保证呼吸道通畅的前提下搬运转送。

3. 骨盆损伤者的搬运 用三角巾将骨盆做环形包扎，搬运时使伤者仰卧于硬板或硬质担架上，双膝略弯曲，其下加垫（图6-59）。

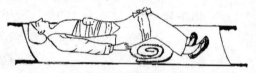

图 6-59 骨盆损伤者的包扎与搬运

4. 脊柱损伤者的搬运

（1）颈椎骨折者的搬运：先行颈椎固定后再搬运。颈椎骨折者应由专人牵引其头部（图6-60）。

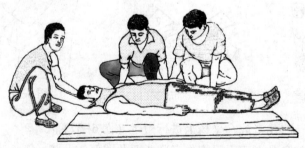

图 6-60 颈椎骨折者的搬运

（2）胸腰椎骨折者的搬运：3~4人同侧托起伤员的头部、肩背部、腰臀部及两下肢同时搬运。搬运时动作要一致，伤者的胸腰部要垫一薄枕，以保持胸腰椎部过伸位，平放于硬质担架或硬板上。搬运时整个身体要维持在一条线上。常用的搬运方法有滚动法和平托法两种。脊柱损伤严禁背运和屈曲位搬运（图6-61）。

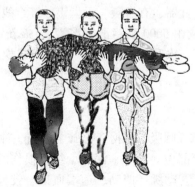

图6-61　脊柱骨折者3人平托式搬运法

5. 颅脑损伤者的搬运　伤者取侧卧或半俯卧位，以保持呼吸道通畅，固定头部以防震动。

【注意事项】

1. 搬运与转运次序：先转运危及生命的伤员，然后转运开放性损伤和多发骨折者，最后转运轻伤者。

2. 搬运要求：平稳、舒适、迅速，不倾斜，少震动，动作轻柔。

3. 昏迷、气胸采取平卧式。

4. 颈椎骨折注意牵引头部头颈、躯干长轴一致，头颈两侧用沙袋等垫好固定。

5. 骨盆骨折采取多头带或绷带包扎骨盆臀部，两侧也要用软垫垫好。

【操作评分】（100分）

1. 器材准备充分。共10分。

2. 操作规范正确。共60分，其中掌握3种搬运法，并配合得当各20分。

3. 处置合理。共10分。

4. 操作过程中观察或询问患者有无异常反应。共10分。

5. 掌握注意事项。共10分。

第五节　清创术

清创术是对开放性损伤的污染创口进行处理，以使其转变为接近无菌的清洁创口的手术。其目的是清除感染源，改善局部情况，争取创口一期愈合。

【适应证】

适用于擦伤、刺伤、切伤、裂伤、皮肤撕脱伤、火器伤等开放性损伤12小时之内新鲜创伤伤口。

【禁忌证】

超过 12 小时或污染严重者仅做清创，暂不予缝合。化脓感染伤口不宜缝合。

【器材准备】

清创缝合包（止血钳、持针器、有齿镊、无齿镊、缝合线、剪刀、纱布）、冷开水、碘伏、药物（3%过氧化氢溶液或 1/5000 高锰酸钾溶液、1‰新洁尔灭溶液、生理盐水）、局部麻醉药品、污物桶、清创车、软毛刷、止血带、引流条或橡皮膜、油纱条、纱布、棉垫、绷带、胶布、无菌手套等。

【术前准备】

1. 认真检查，明确诊断。

（1）全身检查（包括血压、呼吸、脉搏、心肺、颅脑、神经等）、血常规、尿常规等。

（2）局部检查：①创口等部位、大小、深度、组织损伤的性质、程度及污染程度；②神经：四肢自主活动、感觉；③动脉：搏动、远端血运、较大血管有无损伤；④X 线：骨组织损伤性质。

2. 普鲁卡因皮试，预防破伤风（T.A.T）皮试。

3. 开辟静脉通道，使用抗生素预防感染。

4. 定血型，备血。

5. 器械准备，根据伤情准备相应的手术器械和内固定器材。

6. 先上止血带备用。

【操作步骤】

1. 麻醉：①可选用臂丛阻滞、硬脊膜外阻滞或局部麻醉等；②尽量避免用全身麻醉及蛛网膜下腔阻滞，因有加深休克的危险；③用局部浸润麻醉时，应自创口周围健康皮肤上刺入注射针，用 0.5%普鲁卡因溶液做软组织广泛逐层浸润。

2. 体位：以创口向上和侧方为宜。

3. 清洗伤肢（由专人扶持，以免骨折端活动加重损伤）。

（1）以无菌纱布覆盖住创口，以免污染物进入创口。

（2）先用清水冲洗创口周围沙土等异物，并用汽油或乙醚去除油垢，剃除汗毛。

（3）然后从创口周围开始，逐步超越上、下关节，用无菌软毛刷及肥皂液刷洗 2~3 次，每次用大量冷开水或生理盐水冲洗。每次冲洗后要更换毛刷及手套。刷洗时勿使冲洗液流入创口内。

（4）内部可用大量生理盐水冲洗，以无菌纱布块轻轻擦洗，去除凝血块、组织碎屑、异物。污染较重的创口可用 2%~3%双氧水或 1/5000 高锰酸钾溶液冲洗创口深处；再用无菌纱布或软毛刷轻柔地进行清洗；或再用 1‰新洁尔灭溶液浸泡创口 3 分钟，最后用生理盐水将创口彻底冲洗干净。

（5）用碘伏消毒皮肤（勿流入创口内）。

（6）取掉覆盖创口的纱布，换手套，手术者洗手，铺无菌巾，戴无菌手套，穿无菌手术衣。

4. 切除已失去活力的组织，彻底止血。用有齿镊子夹住皮肤边缘，顺一定方向依次切除已撕裂和挫伤的皮肤边缘。切除范围按损伤和失去血液供应的程度而定，对仍有血液供应者，只切除 1~2mm 的污染区域（图 6-62）。

5. 皮下组织及脂肪组织的处理：已污染及失去活力的组织应切除。脂肪组织的血液供应较差，容易引起感染，可多切除一些。

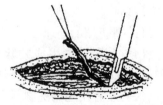

图 6-62　切除失去活力的组织

6. 清除创腔或创袋

（1）由浅及深地将各种组织进行清创，清创要彻底，勿遗漏。

（2）用拉钩将皮肤边缘拉开，使创腔和创袋暴露清楚。

（3）若皮肤剥离甚广，皮下创腔或创袋有隧道深入远处时，应将其表面皮肤切开，直至最深远的盲角。

（4）仔细检查创袋，清除存留于其内的异物。

（5）切开皮肤时要注意不要危及皮瓣的血液供应及日后肢体的功能。

（6）带蒂的皮瓣需切除至出鲜血处方止。皮瓣的蒂在远侧者，尤其在手和足部发生坏死而使肌腱和关节暴露的危险较大，必须仔细处理。

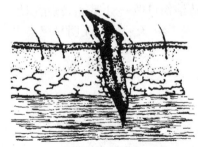

图 6-63　扩大伤口

（7）扩创（图 6-63）：①纵径>横径于创口两端分别向上、下纵向切开，使皮肤切口比创口深部坏死组织的上下界限长 2~3cm；②横径>纵径；或创口呈圆形，则沿创口两端向肢体纵轴方向延长切口，此法有利于下一阶段需要实行的延迟缝合术；③皮肤创伤的位置不利于探查创口内部情况时，应另做正规切口。

（8）损伤皮肤的处理：①严重挫伤，呈暗紫色，无血液供应——切除植皮；②皮肤大片撕脱和脱套伤——做中厚和全厚皮片植皮。

7. 彻底止血，对重要的血管应尽量保存。①出血的微小血管，只需用止血钳夹住数分钟即可止血，无须结扎；②较大的血管出血必须结扎；③重要的大血管断裂，要将两断端切至内膜完整处，进行吻合。

8. 筋膜、肌肉、肌腱、血管、神经的处理

（1）筋膜的处理：切除一切被破坏、撕脱和坏死的肌筋膜。沿肢体长轴，充分切开深筋膜或可作"十"字切开，充分显露深部组织、减压。

（2）肌肉的处理：肌肉颜色呈紫暗色、刺激不收缩、切割不出血为坏死肌肉，应切除，直到出血的肌肉为止。

（3）肌腱的处理：①锐器伤，污染轻：一次缝合；②污染严重：破损、坏死明显组织应切除；健康组织可两端用纱线缝合，并取用皮肤覆盖，后期缝合；③未断裂而仅被污染的血管不要随便切除，可将血管的外膜小心剥离，清除污染物质；④任何神经均应尽量保留，可将已污染的神经外膜小心剥离切除。

9. 关节、韧带与关节囊的处理：若仅有污染，可将其表面层小心切除，保留其大部分组织，对以后关节功能的恢复非常重要。

10. 骨外膜的处理：骨外膜为骨折愈合的重要组织，应尽量保留。若已污染，可仔细将其表层切除。

11. 骨折端的处理

（1）刮除、凿去或咬除骨折端已污染的表层。皮质骨的污染深入程度一般不超过0.5~1.0mm；但松质骨部分可深入至1cm左右。

（2）不宜用毛刷洗刷污染骨，因可将污物和细菌挤入深处。

（3）彻底清除干净已暴露而又污染的骨髓腔，必要时可用小刮匙刮除。

（4）除去已与周围组织完全失去联系的游离的小碎骨片。

（5）切勿除去与周围组织尚有联系的小碎骨片。

（6）大块的游离骨片在清洁后用1%新洁尔灭溶液或0.5%碘伏溶液浸泡3分钟，之后用生理盐水清洗后放回原处。

12. 异物及组织碎片：创口中的异物、组织碎片及血凝块等均应彻底清除，如异物为铁片、子弹等无机物质，射入部位深，不在创口表层可暂不取出，留待以后处理。

13. 再次用生理盐水和过氧化氢溶液反复冲洗伤口。

14. 缝合伤口：①更换手术单、器械和手术者手套；②清洁伤口做一期缝合，按组织层次缝合创缘；③污染严重或留有死腔时应置预防性引流物，或3~4天后伤口无明显感染再做延期缝合。

15. 伤口覆盖无菌纱布或棉垫，包扎或以胶布固定。

【术后处理】

1. 预防破伤风（T. A. T）皮试后1500~3000U肌注。

2. 术后使用抗生素。

【注意事项】

1. 清创缝合应争取在伤后6~8小时内进行，一般不超过12小时。

2. 头、面颊部伤口血运丰富，即使超过24小时仍可考虑缝合。

3. 清创缝合后仍应注意创口有感染可能。若遇感染应及时拆除缝线，引流换药。

4. 大面积皮肤缺损的创口应在彻底清创后行植皮术。

5. 行清创术时最好不用止血带（大血管破裂时例外）。出血较多时，为减少术中出血可先上止血带，止血后，再去掉。

6. 术前应注意病人全身情况，如有出血或休克，应先治疗。

7. 清创应彻底，缝合时一定要消灭死腔。若创口缝合张力大，应做减张切口或游离自体植皮。

【操作评分】（100分）

1. 掌握适应证与禁忌证。共5分。

2. 器材准备充分。共10分。

3. 术前准备充分。共10分。

4. 严格无菌操作。共 10 分，无菌操作不规范酌情扣 5~10 分。

5. 掌握清创时机。共 10 分，超过时间进行清创扣 10 分。

6. 清洗创口。共 20 分，其中方法正确，手法熟练 20 分；手法欠熟练 10 分；方法不对 0 分。

7. 缝合。共 20 分，其中操作手法熟练，皮肤对合好 20 分；操作不熟练扣 10 分；操作方法不对，皮肤对合差扣 20 分。

8. 术后处理正确。共 5 分

9. 掌握注意事项。共 10 分。

第六节　骨科局部封闭疗法

骨科局部封闭疗法是筋伤治疗中较常用的方法，它通过对损伤或有病变的部位，局部注射麻醉药物或加适当的其他药物进行治疗，以达到抑制炎症的渗出、改善局部营养状况、消肿止痛等作用。

【适应证】

1. 痛点封闭用于部位较为表浅、压痛明显、范围局限者。

2. 腱鞘内封闭用于桡骨茎突狭窄性腱鞘炎、屈指肌腱炎等。

3. 硬膜外封闭常用于腰椎间盘突出症、椎管狭窄症等。

4. 神经根封闭常用于腰椎间盘突出症、椎管狭窄症等。

【禁忌证】

1. 注射部位局部皮肤有急性化脓性炎症者。

2. 有急性全身疾病，或全身健康状况不良。

3. 对有高血压、糖尿病、活动性胃十二指肠溃疡或合并出血的病人，要慎重考虑使用。

【器材准备】

醋酸强的松龙 1 瓶、1% 普鲁卡因或 1% 利多卡因、10ml 注射器、治疗盘（碘伏、75% 酒精、棉签、记号笔、胶布）。

【操作步骤】

1. 定位与目的

（1）痛点封闭在体表压痛最明显处注射药物，如肱骨外踝压痛点。

（2）腱鞘内封闭直接将药物注射到鞘管内，如肱二头肌长头肌腱、屈指肌腱鞘管。

（3）硬膜外封闭定位在棘突间。将药物注入椎管外腔中以减轻炎症反应，解除或减轻对神经根的压迫和刺激，使疼痛缓解。

（4）神经根封闭定位在棘突间旁约 1.5cm 处；将药物注射到椎管内硬膜外腔中。

2. 配制比例：1% 普鲁卡因与醋酸强的松龙为 3∶1，摇匀醋酸强的松龙，消毒药瓶盖，先抽取醋酸强的松龙液 1ml；普鲁卡因皮试阴性者可抽取 1% 普鲁卡因 3ml，阳性者抽取 1% 利多卡因 3ml，备用。

3. 初学者先行记号笔标记定位，局部皮肤消毒。

4. 摇匀注射器内混悬液，痛点封闭时将注射器针头于定位点迅速刺入皮下，直至骨膜下，有针头碰触骨质感为止（图6-64）；腱鞘内封闭将注射器针头斜30°刺入鞘管内（图6-65）；硬膜外封闭应用专用穿刺针逐层进入至硬膜外腔，直到脑积液流出（图6-66）；神经根封闭将注射器针头于棘突间旁约1.5cm处斜30°刺入，直到出现窜电感（图6-67）。

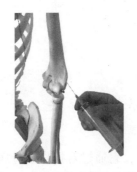
图 6-64 于定位点刺入骨膜下

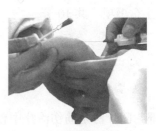
图 6-65 斜30°刺入鞘管内

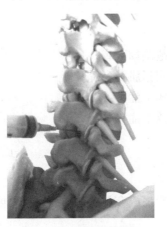
图 6-66 硬膜外封闭

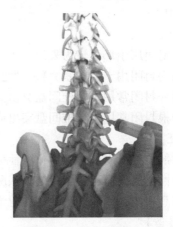
图 6-67 神经根封闭

5. 回抽注射器，是否有血液抽出，如有回血应退针头至皮下调整角度或深度穿刺，直至回抽无血液回抽出。

6. 缓慢推注药物，观察并询问患者有无异常反应或不适。

7. 药物注射完毕，迅速拔出针头，用酒精棉签压迫针孔并消毒。

8. 按压痛点，检查是否存在压痛，如疼痛消失表明注射定位准确，作用明显；如仍有疼痛表明注射定位不够准确，可采用局部指压按摩帮助药物扩散。

9. 操作完毕后留观15~30分钟，无异常反应，操作完成。

【注意事项】

1. 严格无菌操作，防止感染发生。

2. 注射部位要准确，尤其是胸背部要防止损伤内脏。

3. 普鲁卡因术前需要做皮试。

4. 推注前要回抽，观察是否有回血，避免将药液打入血管。

5. 有高血压、溃疡病、活动性肺结核的患者禁用类固醇激素类药物，以防加重病情。

【操作评分】（100 分）

1. 掌握适应证与禁忌证。共 5 分，其中正确 5 分，基本正确 4 分，错误 0 分。

2. 局部封闭药物配制比例正确。共 10 分，错误 0 分。

3. 器材准备充分。共 10 分，遗漏抗过敏性休克药物 0 分。

4. 无菌操作规范正确。共 10 分，任一步骤中违反无菌操作规范 0 分。

5. 采用普鲁卡因术前有无皮试。共 10 分，未做皮试者 0 分。

6. 操作定位准确。共 20 分，注射后局部疼痛或压痛明显减轻或消失 20 分，疼痛稍微缓解 10 分，疼痛无改变 0 分。

7. 局部封闭注药前有回抽动作。共 10 分，无回抽动作 0 分。

8. 注射过程中观察或询问患者有无异常反应。共 10 分。

9. 操作完毕后留观患者。共 5 分，未留观患者 0 分。

10. 熟悉局部封闭注意事项。共 10 分。

第七节　牵引术

一、皮肤牵引

利用粘贴于肢体皮肤的粘胶条（或乳胶海绵条）使牵引力直接作用于皮肤，间接牵拉肌肉和骨骼，达到患肢复位、固定与休息的目的。皮肤牵引对患肢基本无损伤，痛苦少，且无穿针感染的危险。但皮肤本身所能承受的力量有限，加之皮牵引对患肢皮肤条件要求较高，因此，其适应范围较局限。

【适应证】

1. 10 岁以下儿童及老年人肌肉力较弱，骨折无移位或移位较轻者。

2. 骨折：需要采用持续牵引治疗，但又不需要强力牵引或不适于骨牵引的病例。如老年人粗隆间骨折、小儿股骨干骨折、严重肿胀或皮肤有张力性水泡的肱骨髁上骨折。

3. 脱位：多用于下肢脱位整复后的固定，如髋关节脱位。

4. 骨病：多用于下肢关节炎的制动。如髋关节化脓性关节炎的术前、术后可运用皮牵引制动患肢，达到减轻疼痛、缓解肌肉痉挛、防止畸形、整复关节半脱位或全脱位的目的。

【禁忌证】

1. 皮肤有损伤或炎症者。

2. 肢体有血循环障碍者，如静脉曲张、慢性溃疡、血管硬化及栓塞等。

3. 骨折严重错位（特别是肌肉丰厚的患者）需要强力牵引方能矫正畸形者。

4. 对胶布过敏者，忌用胶布牵引，可采用乳胶海绵条皮牵引。

【器材准备】

安息香酸酊、剃毛刀、宽胶布、纱布衬垫、绷带、海绵条牵引带、牵引绳、牵引架。

【操作步骤】

1. 胶布皮肤牵引操作方法

（1）清洁伤肢皮肤，剃去汗毛，并涂上安息香酸酊，以保护皮肤与增加胶布的黏着力。

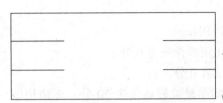

图 6-68　牵引胶布的裁制方法

（2）裁制牵引胶布使其宽度为伤肢最细部位周径的 1/2；长度为骨折线以下肢体长度与扩张板长度的两倍之和。

（3）胶布的两端分成三等份，撕开 10～30cm（图 6-68）。

（4）将适当尺寸的木制扩张板粘于胶布中央，然后在与木板中央孔相对处将胶布剪一小孔，并在孔内穿入一根牵引绳，于板之内侧面打结，防止牵引绳滑脱。

（5）粘贴时应在助手的协助下，先于骨突部放置纱布衬垫保护，然后将胶布平整粘贴于肢体的两侧。

（6）胶布的上端应超过骨折线 2～3cm，并使扩张板与肢体末端保持 5～10cm 的距离，同时注意两端长度相称一致，以保证扩张板处于平直位置（图 6-69）。

（7）最后用绷带缠绕包扎，将胶布平整地固定于肢体上。切勿过紧，以免影响患肢的血液循环。

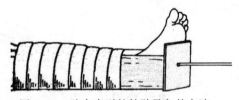

图 6-69　胶布牵引的粘贴及包扎方法

（8）牵引体位与方向：根据要求，将患肢置于牵引支架上或悬吊于牵引床架上，通过滑轮牵引。牵引方向应根据牵引部位及牵引目的加以调整。

2. 乳胶海绵条皮肤牵引　对胶布过敏的患者，可采用乳胶海绵条代替胶布施行皮肤牵引。

（1）制作牵引带，取厚 1cm 左右，表面粗糙的乳胶海绵裁成两条宽 10cm，长度适当的长形条块，用针线缝在稍宽一些的白布条上。中间留一 20cm 左右长的空处安装扩张板。

（2）将牵引带的两块乳胶海绵条分别置于肢体内、外侧，然后用绷带自上而下适度包缠于患肢上，其贴放、包扎及牵引方法要求同胶布牵引。此外，临床尚有采用成品海绵牵引带行皮肤牵引。

【注意事项】

1. 牵引重量一般不超过 5kg，过重易导致胶布（或海绵条）滑脱或引起皮肤水泡。

2. 胶布皮牵引须注意有无皮炎发生，特别是小儿皮肤稚嫩，对胶布反应较大，更应重视。如有不良反应，应立即停止牵引，并做对症处理。

3. 牵引期间应经常检查牵引作用是否良好，包括胶布黏着力、患肢畸形矫正情况等，发现问题及时处理。

4. 牵引时间一般为 2～3 周，如时间过长，可因患肢皮肤上皮脱落而影响胶布的黏附力。如需继续牵引，应及时更换胶布或改用海绵条牵引带牵引。

5. 安息香酸酊不能用于皮肤稚嫩的婴儿，否则，去除牵引撕下胶布时可能撕伤皮肤。

【操作评分】（100 分）

1. 掌握适应证与禁忌证。共 10 分。

2. 器材准备充分。共 20 分。

3. 局部皮肤准备充分。共 20 分。

4. 操作规范正确。共 30 分，其中操作规范正确 20 分，动作流利 10 分。

5. 操作过程中观察或询问患者有无异常反应。共 10 分。

6. 掌握注意事项。共 10 分。

二、骨牵引

骨牵引系通过穿入骨骼内的骨圆针或牵引钳，使牵引力直接作用于骨骼，起到复位、固定与休息的作用。

【适应证】

1. 一切有移位的成人骨折。

2. 成人肌力较强部位的骨折尤其是不稳定骨折。

3. 开放性骨折。

4. 骨盆骨折、髋臼骨折及髋关节中心脱位。

5. 学龄儿童股骨干不稳定骨折。

6. 颈椎骨折脱位。

7. 无法实施皮牵引的手足短小管状骨骨折，如掌、指（趾）骨骨折。

8. 某些手术前准备，如陈旧性股骨颈骨折行人工股骨头置换术前，关节挛缩畸形患者术前等。

9. 某些需要牵引治疗但又不宜行皮牵引者，如伤肢有静脉曲张的骨折患者。

10. 多根肋骨多段骨折造成浮动胸壁，出现反常呼吸者。

【禁忌证】

1. 穿针处有炎症或开放性创伤污染严重者。

2. 牵引局部骨骼有病变或严重骨质疏松者。

【器材准备】

1. 骨牵引包，内含手术巾、布巾钳、颅骨牵引钳、血管钳、手术刀、各种规格的骨圆针、骨锤、手摇骨钻及钻头（颅骨钻头）等，高压消毒后备用。

2. 1%普鲁卡因 3 支、10ml 注射器、治疗盘（碘伏、75%酒精、棉签、记号笔、胶布）。

3. 牵引装置

（1）骨科病床：应铺有木板，使牵引装置能稳定地放在病床上，可安装牵引床架，以悬吊牵引支架及便于功能锻炼，对截瘫和不便抬动躯干，及大、小便护理困难的患者，可在木板床的中部相当于臀部处开一圆洞，洞下放置便盆，以方便大、小便护理。

（2）牵引床架：有木制和铁制两种。现多用金属管制成。基本结构是在病床的两头各固定1~2根支柱，支柱之间连接同样数目的横架，横架上装有滑轮和拉手，以便悬吊牵引和进行功能活动。

（3）牵引支架

①勃朗-毕洛支架（图6-70）：该支架可根据患肢的长度和牵引的角度进行适当的调整，使用比较方便。多用于下肢骨折牵引；②托马斯架（图6-71）可联合Pearson小腿附架使用，其特点是结构简单、轻便，故可将支架悬吊起来，便于患者在床上活动；③挂钩牵引架结构简单，使用时将两钩挂于床头即可，多用于下肢水平位皮牵引、颅骨牵引、枕颌布托牵引等。

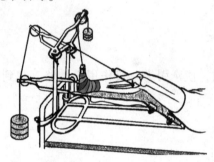

图6-70 勃朗-毕洛支架

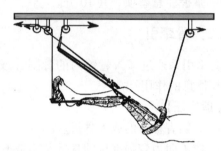

图6-71 托马斯支架

（4）附属设备

①床脚垫：主要作用是抬高床尾，以利用患者自身重量达到加强对抗牵引力量的目的。常用的有三级梯和三高度床脚垫；②靠背架：呈合页状，两侧有撑脚，可选择不同的高度或完全合拢。其作用是方便牵引患者从床上坐起；③足蹬箱：使用时置于健侧足下，以便患者练功踩蹬着力，并阻止身体下滑；④牵引用具：主要有颅骨牵引钳（颅骨牵引时用）、各种牵引弓（四肢骨牵引用）、牵引重锤（500g、1000g、2000g等数种）、牵引绳（现多用尼龙绳）、骨圆针（规格有直径1~4mm多种，以适应不同部位的骨牵引）。

（一）四肢骨牵引

【操作步骤】

1. 患肢皮肤准备后，置于牵引支架上或置于适当的体位。

2. 穿针部位常规皮肤消毒，铺手术巾。

3. 于预定的进针点和出针点，用1%普鲁卡因进行局部麻醉，重点麻醉骨膜和皮肤。皮下组织及肌肉丰厚处应先将皮肤向近端拉紧后，再施局部麻醉，避免牵引时钢针压迫皮肤。

4. 用尖刀将进针点皮肤刺一约0.5cm的小口，然后将骨圆针穿入直达骨骼，徐徐旋转手摇钻，使骨圆针穿透骨质及对侧皮肤，直至皮外两端长度相等。

5. 进针时应注意控制方向及位置，使钢针与骨干垂直、与关节面平行。操作时，可在钻入骨质数毫米后（此时钢针已基本稳定在骨质上）卸下手摇钻，观察钢针方向是否正确，符合要求者可继续钻入，否则应调整进针方向。此外，穿针时应令助手稳定患肢。

6. 用75%酒精纱条保护两侧针孔，然后装上牵引弓，拧紧固定螺钉，将牵引绳系住牵引弓，通过滑轮挂上适当的重量后即可进行牵引。如尺桡骨远端骨牵引（图6-72）。

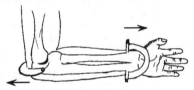

图6-72 尺桡骨远端骨牵引

7. 四肢骨牵引部位与方法见表6-1、表6-2。

表6-1 上肢骨牵引部位与方法

部位	进针点与方向	注意事项
尺骨鹰嘴	尺骨鹰嘴尖下2cm与尺骨嵴向前一横指相交处。由内向外进针	儿童患者可用大号布巾钳敲平其尖端倾角后夹入骨质内进行牵引
尺桡骨远端	桡骨茎突上1.5~2cm处与桡骨前后中点相交处。由外向内进针	应在上臂部加一布带向下做对抗牵引。临床上多与尺骨鹰嘴穿针配合用于外固定器疗法
掌骨	横贯2、3或2~4掌骨干中下1/3处，由外向内进针	牵引前首先将前臂及腕关节用管型石膏固定，腕需背伸45°，固定范围以牵引针露在外面即可。一般用悬吊牵引，前臂管型石膏处可加一定重量作为反牵引
拇指指骨	指甲根部横线与末节指骨侧方前后中线相交处。由外向内进针（指骨侧方前后中线恰在指屈侧横端点上）	用管型石膏将腕、指关节固定于功能位，然后用一"U"形铁架的两脚固定于拇指石膏的两侧，以橡皮圈连接牵弓及"U"形架顶端凹陷处进圈，连接牵引及"U"形架顶端凹陷处进行牵引
2~4指骨	同上	管型石膏固定腕关节于功能位，"T"铝板及铁丝钩置于石膏掌侧，石膏凝固后，将铝板弯成适当形状，伤指置铝板上，然后用橡皮圈连接牵引及铁丝钩进行牵引，为了减少摩擦力，可在皮圈与石膏之间放一撑木

表6-2 下肢骨牵引部位与方法

部位	进针点与方向	注意事项
股骨髁上	内收肌结节上2cm或髌骨上缘横线与腓骨小头前缘纵线之交点。由内向外进针	老年人骨质疏松进针点位置宜高（髌骨上缘一横指），年青人骨质坚硬，进针点位置宜平髌骨上缘
股骨髁间	以股骨内、外踝中心为进针点	多用冰钳做牵引，将冰钳钉齿拧入骨皮质内进行牵引

续　表

部位	进针点与方向	注意事项
胫骨结节	胫骨结节最高点向后 1.5cm 再向下 1cm 处进针，由外向内进针	①进针方向要由外向内，以免损伤腓总神经；②儿童宜在胫骨结节下 2cm 处穿针，以免损伤骨骺
胫腓骨远端	外踝上方 3~8cm 于腓骨前缘进针与踝关节平行	可结合胫骨结节牵引，做小腿外固定器治疗
跟骨	内踝尖与足跟后下缘连线的中点或内踝最高（顶）点向后、向下各 3cm 处。由内向外进针	如用于胫腓骨干骨折时，穿针方向应与踝关节平面呈 15°左右的角，即内侧低，外侧高
1~4 跖骨	横贯 1~3 或 1~4 跖骨近侧端由外向内进针	可结合跟骨牵引，做外固定器治疗
趾骨	趾骨远节	可仿照拇指指骨牵引的方法在足踝部行石膏固定后，用橡皮圈连接牵引弓与"U"形架牵引

【注意事项】

1. 骨牵引针经皮穿入骨内，如消毒不严或护理不当有引起针孔处感染之虞。

2. 穿针操作不当有损伤关节、神经、血管或劈裂骨质的危险；应用于儿童可能损伤骨骺。

【操作评分】（100 分）

1. 掌握适应证与禁忌证。共 10 分。

2. 局部皮肤准备充分。共 5 分。

3. 器材准备充分。共 10 分。

4. 无菌操作规范正确。共 10 分，任一步骤中违反无菌操作规范 0 分。

5. 采用普鲁卡因局部麻醉有否皮试。共 10 分，未做皮试 0 分。

6. 局部麻醉注射位置准确。共 10 分，其中局部麻醉注射位置准确 5 分，方法正确 5 分。

7. 进针点及方向正确。共 10 分。

8. 牵引体位正确。共 20 分，其中牵引体位正确 10 分，动作流利 10 分。

9. 穿入过程中观察或询问患者有无异常反应。共 5 分。

10. 注意事项、重量及时间描述正确。共 10 分。

（二）颅骨牵引

【操作步骤】

1. 患者仰卧，头下置一适当高度的枕头。助手固定患者头部。

2. 剃光头发，清洁皮肤，用记号笔标记钻孔位置：两乳突处（或两外耳孔）连线与人体正中线相交点为中点，中点向两侧各旁开 3~5cm 处为进针点。

3. 在预定两钻孔处，用尖刀各切开一长约 1cm 的小口，深达骨膜，止血。

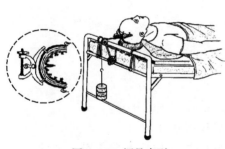

图 6-73　颅骨牵引

4. 用带安全隔板的钻头在颅骨表面，以向内倾45°角的方向，钻穿颅骨外板（成人为4mm，儿童为3mm）。然后张开颅骨牵引器的两脚，将钉齿插入骨孔内，拧紧牵引器螺旋，使钉齿与颅骨外板卡紧。

5. 缝合伤口，并用酒精纱块覆盖之。系上牵引绳，并通过床头挂钩牵引架的滑轮，抬高床头进行牵引（图6-73）。

6. 复位重量：颈椎1~2为4kg，以后每下一椎体增加1kg，维持重量3~4kg，时间2~3周。

【注意事项】

1. 骨牵引针经皮穿入骨内，如消毒不严或护理不当，有引起针孔处感染之虞。

2. 注意穿针操作不当有可能伤及脑组织，应防止穿过颅骨内板。

【操作评分】（100分）

1. 掌握适应证与禁忌证。共10分。

2. 局部皮肤准备充分。共5分。

3. 器材准备充分。共10分。

4. 无菌操作规范正确。共10分，任一步骤中违反无菌操作规范0分。

5. 采用普鲁卡因局部麻醉有否皮试。共10分，未做皮试0分。

6. 局部麻醉注射位置准确。共10分。其中局部麻醉注射位置准确5分，方法正确5分。

7. 进针点及角度、方向、深度正确。共20分。

8. 牵引体位正确。共10分，其中牵引体位正确5分，牵引安装动作流利5分。

9. 穿入过程中观察或询问患者有无异常反应。共5分。

10. 注意事项、牵引重量及时间描述正确。共10分。

（三）肋骨牵引

【操作步骤】

1. 患者取仰卧或侧卧位，常规消毒铺巾。

2. 选择浮动胸壁中央的一根肋骨作为牵引部位。

3. 做局部浸润麻醉后，用无菌巾钳夹住肋骨。

4. 用牵引绳系于巾钳环孔内，通过滑轮进行牵引（图6-74）。

5. 牵引重量一般为2~3kg，时间2~3周。

【注意事项】

1. 骨牵引针经皮穿入骨内，如消毒不严或护理不当，有引起针孔处感染之虞。

2. 穿针操作不当有损伤胸膜、神经、血管或劈裂骨质

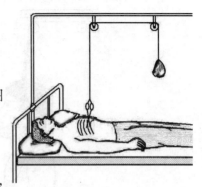

图 6-74　肋骨牵引

的危险,并发气血胸。

【操作评分】(100分)

1. 掌握适应证与禁忌证。共10分。

2. 局部皮肤准备充分。共5分。

3. 器材准备充分。共10分。

4. 无菌操作规范正确。共10分、任一步骤中违反无菌操作规范0分。

5. 采用普鲁卡因局部麻醉有否皮试。共10分,未做皮试0分。

6. 局部麻醉注射位置准确。共10分,其中局部麻醉注射位置准确5分,方法正确5分。

7. 操作定位准确。共30分,其中操作定位准确20分,牵引安装动作流利10分。

8. 穿入过程中观察或询问患者有无异常反应(如胸闷、窜痛等)。共5分。

9. 注意事项、牵引重量及时间描述正确。共10分。

三、布托牵引

布托牵引系利用厚布或皮革按局部体形制成相应的布托,托住患部,再用牵引绳连接布托和重量通过滑轮进行牵引。常用的有以下几种:

(一)枕颌布托牵引

【适应证】

无脊髓损伤的颈椎骨折脱位、颈椎间盘突出症、神经根型颈椎病等。

【禁忌证】

脊髓型颈椎病、椎动脉型颈椎病慎用。

【器材准备】

枕颌布托带、金属杆、牵引绳、牵引架、牵引挂钩、牵引重锤(1000g、2000g等数个)。

【操作步骤】

1. 牵引体位:可采取坐位或卧位(图6-75)。

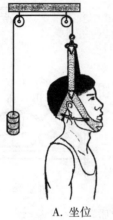

A. 坐位　　　　　　　　B. 卧位

图6-75　枕颌布托牵引

2. 布托远侧的长带托住下颌，短带托住枕部。

3. 两带之间以横带固定，起防止滑脱的作用。

4. 为防止牵引时布带钳夹头部引起不适，可用一金属杆撑开布托近端的两侧头带。

5. 牵引绳系住金属杆中部，并通过滑轮进行牵引。

【注意事项】

1. 牵引重量：一般为 3~5kg。

2. 牵引时间：根据病证及患者的反应而定，一般为每天 1~2 次，每次 1~1.5 小时。

【操作评分】（100 分）

1. 掌握适应证与禁忌证。共 10 分。

2. 布托牵引器材准备充分。共 20 分。

3. 操作规范正确。共 40 分，其中操作规范正确 30 分，动作流利 10 分。

4. 掌握注意事项。共 20 分。

5. 观察或询问患者有无异常反应。共 10 分。

（二）骨盆悬吊牵引

【适应证】

骨盆骨折有分离移位者，如耻骨联合分离、骨盆环断裂分离移位、髂骨翼骨折外旋移位、骶髂关节分离等。

【禁忌证】

侧方压缩型损伤禁用。

【器材准备】

骨盆悬吊牵引布兜、悬吊架床、牵引绳、牵引挂钩、牵引重锤（1000g、2000g 等约 14 个）。

【操作步骤】

1. 牵引体位：患者仰卧。

2. 用布兜托住骨盆。

3. 用两根牵引绳系住两侧三角形铁环的上端角。

4. 然后通过滑轮进行牵引（图 6-76）。

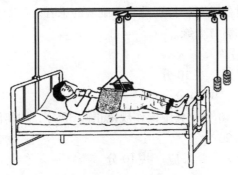

图 6-76　骨盆悬吊牵引

5. 亦可在两环之间加一横杆，用牵引绳系住横杆中央进行牵引。

【注意事项】

1. 牵引重量以能使臀部稍离开床面即可。

2. 牵引时间 6~10 周。

【操作评分】（100分）

1. 掌握适应证与禁忌证。共 10 分。

2. 牵引器材准备充分。共 20 分。

3. 操作规范正确。共 40 分，其中操作规范正确 30 分，动作流利 10 分。

4. 掌握注意事项。共 20 分。

5. 观察或询问患者有无异常反应。共 10 分。

（三）胸部、骨盆牵引带牵引

【适应证】

腰椎间盘突出症、腰椎小关节紊乱症等。

【禁忌证】

腰椎管狭窄症慎用。

【器材准备】

一副胸部、骨盆牵引带、两根牵引绳、两个牵引挂钩、10 个 2 公斤牵引重锤、两个牵引架。

【操作步骤】

1. 患者仰卧。

2. 胸部带系住胸部，并用两根牵引绳系缚固定于床头上。

3. 骨盆带系住骨盆，并用两根牵引绳分别系于两侧牵引带扣眼，然后通过床尾挂钩式滑轮进行牵引。

【注意事项】

1. 牵引重量一侧为 5~15kg。

2. 牵引时间根据病证及患者的反应而定，一般为每天 1~2 次，每次 1~1.5 小时。

3. 胸部带系住胸部时勿过紧，特别是有心脏病的患者。

4. 骨盆带系住骨盆的髂脊上缘。

【操作评分】（100分）

1. 掌握适应证与禁忌证。共 10 分。

2. 牵引器材准备充分。共 20 分。

3. 操作规范正确。共 40 分，其中操作规范正确 30 分，动作流利、松紧适度 10 分。

4. 掌握注意事项。共 20 分。

5. 观察或询问患者有无异常反应。共 10 分。

第七章

外科常用操作技术

第一节　手术人员术前准备

一、一般准备

【适用范围】

所有参加手术的人员都必须进行此项操作。

【非适用范围】

1. 所有参加手术的人员手臂皮肤有破损或有化脓性感染者。

2. 所有参加手术的人员患有传染性疾病，且处于传染期者（如流感等）。

【器材准备】

手术专用帽子、口罩、洗手衣、洗手裤、鞋、指甲剪、衣柜与鞋柜。

【操作步骤】

1. 进入手术室，领取手术专用帽子、口罩、衣、裤、鞋和衣、鞋柜钥匙。

2. 在更鞋处更换手术专用鞋，将自己的鞋存放鞋柜内，并上锁。

3. 在更衣室更换手术专用衣、裤，戴好帽子、口罩，取下戒指等饰品，关闭手机，将自己的衣裤等物品存放衣柜内，并上锁。

4. 修剪指甲。

【注意事项】

1. 贵重物品注意妥善保管。

2. 戴帽子时，要包住全部头发。

3. 戴口罩时，要将口、鼻全部包住。

4. 双袖要向内卷到肩关节处。

5. 上衣下摆要插入裤腰内。

【操作评分】（100分）

1. 掌握参加手术人员的适用范围。共10分，每漏、错一项扣10分。

2. 掌握参加手术人员的非适用范围。共10分，每漏、错一项扣5分。

3. 器材准备齐全。共 10 分，每漏一件物品扣 1 分。

4. 操作步骤正确。共 60 分，每错、漏一项扣 20 分。

5. 掌握注意事项。共 10 分，一项错误扣 2 分。

二、六步洗手法

【适用范围】

1. 医护人员离开病房、诊室或医院之前。

2. 接触病人前后者，包括手术和换药前后、治疗前后、检查前后、护理及操作前后等。

3. 接触病人血液、体液、分泌物、排泄物及其污染物品者等。

4. 接触有皮肤、黏膜破损之患者等。

5. 餐前、餐后。

【器材准备】

抗菌洗手液或其他洗手液或肥皂等。

【操作步骤】

1. 掌心对掌心搓擦（掌心相对，手指并拢相互揉擦。图 7-1）。

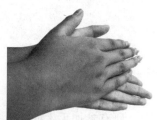

图 7-1　掌心对掌心搓擦

2. 手指交叉，掌心对手背搓擦（右手心对左手背，沿指缝相互搓擦，左手心对右手背，交替进行。图 7-2）。

3. 手指交叉，掌心相对搓擦（掌心相对，双手交叉，指缝相互搓擦。图 7-3）。

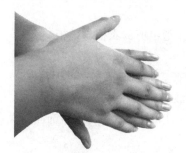 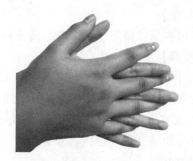

图 7-2　手指交叉，掌心对手背搓擦　　图 7-3　手指交叉，掌心相对搓擦

4. 两手相握，搓擦手指（弯曲手指，使手指关节在另一手掌心旋转搓擦，交替进行。图 7-4）。

5. 拇指在掌中转动搓擦（右手握住左手大拇指旋转搓擦，交替进行。图 7-5）。

6. 指尖在掌心中搓擦（将五个手指并拢，放在另一手掌心旋转搓擦，交替进行。图 7-6）。

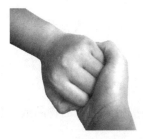
图 7-4 两手相握，搓擦手指

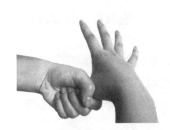
图 7-5 拇指在掌中转动搓擦

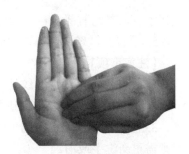
图 7-6 指尖在掌心中搓擦

【注意事项】

1. 洗手前要修剪指甲。

2. 洗手后要将洗手液冲洗干净，并烘干或擦干。

【操作评分】（100 分）

1. 掌握适用范围。共 20 分，每漏、错一项扣 4 分。

2. 器材准备齐全。共 10 分，每漏一件物品扣 10 分。

3. 操作步骤正确。共 60 分，每错、漏一项扣 9~10 分。

4. 掌握注意事项。共 10 分，一项错误扣 5 分。

三、手臂消毒方法

手臂消毒方法很多，仅介绍如下一种。

【适用范围】

所有参加手术的人员都必须洗手。

【非适用范围】

同一般准备。

【器材准备】

消毒毛刷、消毒小毛巾、普通肥皂、消毒肥皂水、消毒剂（如碘伏消毒剂，或 0.5%碘尔康，或 75%酒精等）。

【操作步骤】

肥皂水刷手法。

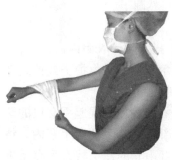
图 7-7 擦手

1. 普通洗手：术者先用普通肥皂洗手（可按六步洗手法洗手）。

2. 无菌洗手：用消毒毛刷蘸消毒肥皂水刷洗手指、手腕、前臂、肘及上臂（至肘上 10cm 处），两上肢交替进行刷洗。刷完 1 次后用清水将肥皂水冲去。共刷洗 3 遍，时间共 10 分钟。冲洗后保持拱手姿势（即手指朝上，肘朝下姿势）。

3. 擦手：用无菌毛巾从手到上臂（肘上 10cm 处）擦干（图 7-7）。擦过肘上的毛巾不能再擦手部。

4. 用浸透碘伏的纱布从手、前臂到肘部 6cm 处擦拭两遍，或将手、前臂到肘部 6cm 处浸泡在 75%酒精内，共 5 分钟。

5. 手臂擦拭碘伏消毒剂后或手臂浸泡消毒液后保持拱手姿势，待其自然晾干。

【注意事项】

1. 注意手指甲缘、掌纹处（或指蹼处）的刷洗。

2. 无菌毛刷及毛巾接触到上臂后，不能再接触手部。

3. 注意洗手及消毒范围。已消毒的手臂保持拱手姿势，不能接触未消毒的物品或部位，否则需重新洗手或消毒。

4. 消毒药品的种类很多，如 1∶1000 苯扎溴铵、1∶2000 氯己新液等。使用这些浸泡液刷手时间可缩短为 5 分钟。浸泡前一定要冲洗干净手臂上的肥皂水，并用无菌毛巾擦干手臂，以免影响杀菌药效。这样的消毒液使用不能超过 4 次。

5. 用碘伏纱布擦拭时，要仔细全部擦拭，不要遗漏应消毒的部位。

【操作评分】（100 分）

1. 掌握参加手术人员的适用范围。共 10 分，每漏、错一项扣 10 分。

2. 掌握参加手术人员的非适用范围。共 10 分，每漏、错一项扣 5 分。

3. 器材准备齐全。共 10 分，每漏一件物品扣 2 分。

4. 操作步骤正确。共 60 分，每错、漏一项扣 12 分。

5. 掌握注意事项。共 10 分，每错一项扣 2 分。

四、穿手术衣、戴手套法

【适用范围】

所有参加手术的人员。

【非适用范围】

1. 所有参加手术人员手臂皮肤有破损或有化脓性感染者。

2. 所有参加手术人员患有传染性疾病，且处于传染期者（如流感等）。

【器材准备】

无菌手术衣、各种型号的无菌手套、消毒滑石粉、生理盐水。

【操作步骤】

1. 以碘伏擦拭手臂或酒精浸手臂后，保持拱手姿势，待其自然晾干。

2. 先穿无菌手术衣，再戴无菌手套。

3. 穿无菌手术衣：拿取无菌手术衣，辨认衣领方位，双手提衣领，衣服内面对自己，轻轻抖开全衣，双手轻微地向上抛手术衣，随即将双手伸入手术衣袖中，由护士或他人在其身后协助穿好手术衣。术者双手交叉，提起腰带，由护士或他人系带。

4. 戴无菌手套：选择合适手套后，双手擦拭少许已消毒滑石粉。左手提起手套口的翻折部，右手插入手套内，再用已戴手套的右手插入左手套翻折部内，左手插入手套内，将左手套套口翻折部翻转包盖于无菌手术衣的袖口上，再将已戴好手套的左手将右手套反折部盖于无菌手术衣的袖口上，并将双手套戴好。用生理盐水冲洗干净手套上的滑石粉。

【注意事项】

1. 应在手术室内比较空旷的区域穿无菌手术衣，戴无菌手套。

2. 如无菌手套或无菌手术衣接触到未消毒的物品，无菌手套有破损，无菌手术衣被体液、血液等渗湿时，应及时更换。

3. 选用适合自己大小的手套，手套过大或过小都不利于手术操作。

4. 已戴手套的手不能接触手套的内面，未戴手套的手不能接触手套的外面。

5. 穿好手术衣、戴好手套等待手术时，可于空旷区域休息，保持拱手姿势或将双手插入手术衣胸前的衣兜内。

【操作评分】（100 分）

1. 掌握适用范围。共 10 分，每漏、错一项扣 10 分。

2. 掌握非适用范围。共 10 分，每漏、错一项扣 5 分。

3. 器材准备齐全。共 10 分，每漏一件物品扣 5 分。

4. 操作步骤正确。共 60 分，每错、漏一项扣 15 分。操作细节错误或不全扣 1~10 分。

5. 掌握注意事项。共 10 分。每错一项扣 2 分。

第二节 手术区皮肤消毒与铺巾

一、手术区皮肤消毒

【适应证】

所有需手术的患者。

【禁忌证】

1. 有手术禁忌证者。

2. 无手术指征者。

【器材准备】

备皮刀、消毒液、无菌巾等。

【操作步骤】

1. 选择性手术患者术前剃去手术区的体毛（如头发、腋毛、阴毛和毫毛等），并洗澡，更换宽大衣裤。如危重患者只需剃去手术区的体毛，清除手术区的油渍、泥沙等。

2. 选用适宜消毒液进行手术区的皮肤消毒。如为清洁手术时，则采用离心式消毒方法进行消毒（即从术野的中心按次序向周围消毒）。如为会阴部或感染性伤口，手术时则采用向心式消毒方法进行消毒（即从术野的周围向中心区消毒）。

3. 常用消毒液及消毒次数：消毒时，使用的消毒液不同消毒方法则不同。用碘伏消毒3 次，或用 1∶1000 苯扎溴铵消毒两次，或用 0.5% 碘尔康溶液消毒两次等。

【注意事项】

1. 尽可能消除污染伤口内的毛发、异物、油污等。

2. 剃尽手术野的体毛，如头发、腋毛或阴毛等。

3. 不同部位的手术，其消毒范围不同。一般消毒范围为手术切口外 15~20cm 的区域。

4. 婴儿皮肤、面部皮肤、口腔和会阴部（如肛门、外生殖器）等处，由于组织嫩，可选用 75%酒精，或 0.75%砒咯烷酮碘等刺激性小的消毒液进行消毒。供皮区可用 75%酒精消毒 2~3 次。

【操作评分】（100 分）

1. 掌握适应证。共 10 分，每漏、错一项扣 10 分。

2. 掌握禁忌证。共 10 分，每漏、错一项扣 5 分。

3. 器材准备齐全。共 10 分，每漏一件物品扣 3 分。

4. 操作步骤正确。共 60 分，每错、漏一项扣 20 分。

5. 掌握注意事项。共 10 分，每错一项扣 2.5 分。

二、铺巾

【适用范围】

所有需要手术的患者。

【非适用范围】

1. 有手术禁忌证者。

2. 无手术指征者。

【器材准备】

敷料包（内有方巾 5 块、中单 3 块、有孔大单 1 块）。

【操作步骤】

患者术野消毒后用无菌巾进行铺巾，负责铺巾医师在手臂消毒后，未穿手术衣、未戴手套之前进行此项操作。先铺方巾，再铺中单，最后铺大单。

1. 铺方巾　负责铺巾医师一般站在患者右侧。以腹部手术为例，第 1 块无菌方巾铺在切口的下方（即脚端），第 2 块铺在手术切口上方（即头端），第 3 块铺在手术切口对侧（即左侧），第 4 块铺在手术切口的右侧，第 5 块由护士铺在手术器械托盘上。用无菌布巾钳固定方巾四个交角处，以防其移动，这种铺巾方法称为顺时针方向铺巾方法。

2. 铺中单　由两人进行操作。一人站在患者右侧，另一人站在其左侧，先铺手术切口下方，后铺手术切口上方。

3. 铺大单　由上述两人进行操作。先将大单的孔对准手术切口区，将大单向切口左、右侧展开，再在切口下方向下铺开，最后在手术切口上方向上铺开。

【注意事项】

1. 逆时针方向铺方巾方法　铺方巾时可按逆时针方向铺盖。术者站在患者右侧，以腹部手术为例，铺方巾顺序为：手术切口下方（脚端）→手术切口对侧（左侧）→手术切口上方（头端）→手术切口（右侧）。

2. 方巾离切口距离　铺方巾时，方巾离手术切口约 2cm。

3. 方巾的折叠方法　将方巾在 1/4 处折叠，将折叠边铺于切口周边，1/4 折叠面向下。

4. 铺大单（有孔大单，一般双层）　左右两侧应超过手术台缘下 30cm 以上。向下（脚端）盖过足部，向上（头端）盖过头部及麻醉架，但颜面部应露出，以便麻醉师观察病情变化。

5. 无菌巾移动方法　铺好无菌巾后，如影响手术，则只允许向切口外移动无菌巾，不可将无菌巾移向切口方向，以免污染手术区，破坏无菌原则。

6. 无菌巾铺盖范围　大手术者见上述，小手术者应超过 30cm。

7. 无菌巾铺盖层数　大手术者见上述，稍大手术者至少有两层铺盖，表浅小手术者一般铺盖一层小孔巾。

8. 无菌巾更换或加盖　手术时无菌巾被水或血液等渗湿后已失去无菌隔离作用，此时应及时更换，并重新铺巾。重新铺巾时注意保护手术区。多数情况下用加盖无菌巾（单）的方法。

【操作评分】（100 分）

1. 掌握适用范围。共 10 分，每漏、错一项扣 10 分。

2. 掌握非适用范围。共 10 分，每漏、错一项扣 5 分。

3. 器材准备齐全。共 10 分，每漏一件物品扣 3 分。

4. 操作步骤正确。共 60 分，每错、漏一项扣 20 分。

5. 掌握注意事项。共 10 分，每错、漏一项扣 1~2 分。

第三节　手术基本技术

一、切开技术

切开技术是显露手术野最主要的步骤，包括切开皮肤、筋膜、骨膜、肌肉、血管、各个脏器等各种组织。其目的是为了显露手术区域或病变部位。掌握正确的切开技术可以最大限度地减少组织损伤，直接或间接地实现手术目标。

【器材准备】

手术专用帽子、口罩、衣、裤、鞋、无菌巾、碘伏、麻醉剂、手术刀片、手术刀柄（有条件者可备电刀）。

【术前准备】

1. 术者及助手按六部洗手法洗手，戴好帽子、口罩，穿无菌手术衣，戴无菌手套。

2. 手术部位常规消毒，铺巾，局部麻醉或其他麻醉。

【操作步骤】

1. 手术刀的选择　切开不同组织或不同手术部位应选择相应的手术刀。手术刀的刀刃必须锋利。

手术刀片的正确安装如图 7-8，正确卸下方法如图 7-9。

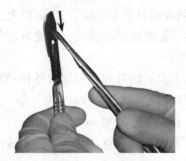

图 7-8 手术刀安装方法

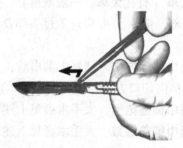

图 7-9 手术刀卸下方法

2. 传递手术刀的正确方法 传递手术刀时，递送者应握住刀片与刀柄衔接处，背面向上，将刀柄尾部交给术者，切不可将刀刃朝上或刀片尖端朝向术者进行传递，以防割伤术者和传递者。

3. 正确的执刀方法 根据切开部位、切口长短、手术刀片大小，选择正确的执刀方法，如图 7-10、图 7-11、图 7-12、图 7-13。

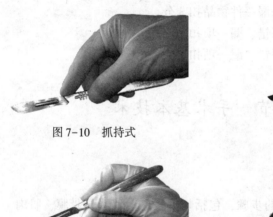

图 7-10 抓持式

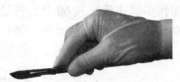

图 7-11 执弓式

图 7-12 执笔式

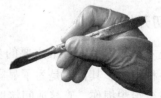

图 7-13 反跳式

4. 正确的运刀方式 切开皮肤时，应该垂直下刀，水平走行，垂直出刀，用力要均匀，皮肤和皮下组织一次性切开，避免多次切开和斜切。切开皮肤时用左手食指、拇指固定切口部位，必要时由助手协助固定切口处皮肤。切开带毛发部位的皮肤时，应顺毛根方向切入，以减少术后秃发。如使用电刀切开，先用传统手术刀切开皮肤表皮层和部分真皮层后，再用电刀切开，不可直接用电刀切开皮肤。

5. 切口的保护 腹部或其他较大切口切开皮肤皮下组织后，将两块无菌巾或纱布垫用布巾钳固定于皮下组织层。手术时间较长时，可将无菌巾或纱布垫缝于皮下组织层，以减少切口污染。也可在切开皮肤之前，先在手术区粘贴手术贴膜，再切开皮肤。

6. 防止损伤正常组织 切开组织时，用力要适当，避免用力过大，切入过深，损伤深部组织或器官。切开腹膜或胸膜时，应先用血管钳提起腹膜或胸膜，随后用尖刀小口切开腹膜或胸膜，再加以扩大，以免损伤体腔内器官。

【注意事项】

1. 手术切口设计要适当，一般在手术前作好设计，并保持切口内、外大小一致。手术切口过小不能充分显露手术部位，会影响手术操作；手术切口过大则损伤过多的组织。

2. 初学者在切开时常常不能保持刀刃与皮肤垂直，容易斜切，造成缝合时不易完全对合和对齐。

3. 要尽可能一次完成切开，尽量避免中途起刀再切，特别是在同一平面多次切开时，可造成切口边缘不整齐和过多损伤组织。使用电刀切开时，不可在同一点烧灼过久，以免灼伤皮肤，影响伤口愈合。

电刀的功率大小应适当，功率过小较难切开组织；功率过大则易损伤过多的组织。

4. 一定要根据切开深度，按照解剖层次由浅入深，逐层切开。不可一刀直入，否则易损伤深部组织或器官。

5. 在切开深部组织时，为防止损伤深部血管、神经，可先做一小口，再用血管钳或组织剪等分离撑开后，仔细辨认无神经、血管时再剪开。肌肉可沿其纤维方向用刀柄或手指分开，避免不必要的切断，以减少损伤而出现并发症。

6. 在进行切开操作时，始终要注意保护已经显露的重要结构，如血管、神经等，以避免误伤。

7. 切开皮肤、皮下组织时垂直将刀锋切入，运刀时转至 45°斜角切开皮肤，止刀时仍使刀呈垂直位。

8. 因消毒过的皮肤附属器还可能有病原体存在，故在手术操作过程中，手套不可以或尽量避免与皮肤接触，必要时可用纱布将二者隔开。

9. 手术刀由刀柄和刀片组成，安装和卸下刀片时应注意安全。

10. 为了充分暴露手术部位，方便手术操作，理想的切口应该满足以下要求：

（1）距离手术部位最近，最好是能直接达到手术区域。

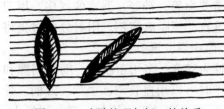

图 7-14　皮肤纹理与切口的关系

（2）切口方向最好与该部位的重要神经、血管的走行一致，以避免损伤。

（3）手术切口应与皮肤纹理一致，尤其是在颜面、颈部更为重要，这样有利于切口的愈合和最大限度保持美容。根据需要也可以顺轮廓线切开（图7-14）。

（4）手术切口应尽量避免越过关节，如手术切口必须越过关节应避免垂直通过，可做 Z 形、S 形或横形切口，以防术后瘢痕挛缩引起关节功能障碍或造成局部疼痛。

（5）能够充分显露手术部位，并便于手术切口延长：一般事先设计的切口应能保证手术需要，但是有时在手术过程中需要将切口延长，才能充分显露病变或病灶以利于手术医师操作，所以在设计切口时应该充分考虑切口延长的可能性。

（6）尽量避开负重部位，如手的掌面、足底和肩部，以免负重引起瘢痕性疼痛。

【操作评分】（100分）

1. 器材准备齐全。共10分，每漏、错一件物品扣1分。

2. 操作步骤正确。共60分，每错、漏一项扣10分。

3. 掌握注意事项。共30分，每错、漏一项扣1~3分。

二、分离技术

将器官、组织或病灶与周围组织分开的操作称为分离。多数情况下，分离是在疏松组织间隙或粘连中进行。分离的关键是要求解剖层次清晰。只有解剖层次清晰，才能保证安全地进行手术，才能使手术损伤降低到最低程度。

【器材准备】

手术刀（有条件者可备电刀）、血管钳、组织剪、剥离子、"花生米"（钳夹小纱布团）等。

【操作步骤】

1. 选择器械　根据不同的分离要求与方法，可使用刀、剪、手指、血管钳、剥离子、"花生米"（图7-15）等。

2. 分离层面　理想的分离层面应在正常的组织间隙进行。操作是循正常的组织间隙的平面分离，既可减少出血，又可防止过多损伤。一般情况下，皮下组织与浅筋膜之间、筋膜与肌肉之间、肌肉群与肌肉群之间均有一层疏松的结缔组织间隙，沿此组织间隙进行分离是最理想的解剖层面。

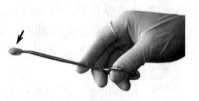

图7-15　"花生米"

如将病灶与周围组织分离时，尽量于病灶包膜外与周围组织进行分离，以减少分离引起的损伤或出血。

3. 分离方法　主要有锐性分离法、钝性分离法和钝性分离法与锐性分离法交替。

（1）锐性分离法：用刀或剪直接将组织切开或剪开的分离方法。其优点为组织损伤小，但必须在直视下进行，动作要求精细、准确，以防止重要血管、神经、器官的损伤。用刀分离时先将组织向两侧牵开，再用刀刃沿组织间隙做垂直、短距离切割。用剪分离时先将剪尖伸入组织间隙，继之张开剪柄，仔细辨认有无重要组织后，再剪开。

（2）钝性分离法：钝性分离对组织损伤较大，但较为安全，多用于肌肉、筋膜间隙和疏松结缔组织、有包膜的病灶与周围组织的分离。操作时可以用血管钳、手指、刀柄、骨膜剥离器或"花生米"等沿组织间隙进行分离，分离时用力要适度、均匀，避免用暴力，以防损伤重要组织。解剖分离较大血管时，应沿血管走行方向，先将血管鞘被膜提起，剪开少许被膜，再用血管钳进行分离。

（3）锐性分离法与钝性分离法交替：两法交替使用，既利用了二者的优点，又克服了二者的缺点。

【注意事项】

1. 分离组织时，防止重要组织器官损伤的技巧首先是要熟悉解剖结构，其次是在进行每一步操作时，应注意分离组织的层次及其周围有何重要组织和器官。

2. 重要组织或器官的分离一定要在直视下进行，以免引起血管、神经、器官等不必要的损伤。

3. 分离时要注意应用无创操作技术。

4. 一般进行分离操作时，常采用锐性和钝性两种分离方法交替使用。

5. 分离时先寻找容易分离的部位为突破口，由此再向周围扩大分离。

6. 分离时应遵循由"简"到"繁"、由"易"到"难"、由"近"及"远"、由"浅"入"深"、由"周围"到"中央"的原则。

7. 分离时若遇到困难或险情，手术人员应保持镇静，并积极设法排除险情，解决困难，必要时可终止手术，切不可强行分离而造成严重后果。此时可请经验更为丰富的手术人员参加，排除险情，完成手术。

8. 按照手术要求进行分离，良性病变避免过多和不必要的分离，分离时尽量不留残腔，以免渗血和渗液积存，影响愈合或导致感染。如为恶性肿瘤则尽可能按根治标准进行分离。

9. 选择合适的手术器械，正确使用。合理选择分离方法。

10. 血管钳的应用：血管钳的使用姿势与手术剪基本相同。

（1）**右手开放血管钳的正确方法**：利用右手已套入血管钳环口的拇指与无名指相对挤压，使相互嵌入的齿轮松开，继而对顶，血管钳随之放开。

（2）**左手开放血管钳的正确方法**：方法一：拇指与食指捏住血管钳的一个环口，中指与环指挡牢另一个环口，通过拇指和环指相对挤压和对顶动作，血管钳随之放开。

方法二：钳子倒置，拇指与食指分别套入环口，主要做启闭动作，余指置于钳柄上，用以加强动作的稳定和准确性。

其优点是可代替手术镊的作用，夹持或是提起组织，以便于分离、剪开和缝合，但此时钳夹要轻，不可紧闭柄端齿轮，以免组织损伤，必要时也可用于止血，用于把持缝针时比镊子稳固，对视野影响较小。

【操作评分】（100分）

1. 器材准备齐全。共10分，每错、漏一件物品扣1~2分。

2. 操作步骤正确。共40分，步骤一、二每错、漏一项扣10分，步骤三错、漏一项扣10分。

3. 掌握注意事项。共50分，每错、漏一项扣5分。

三、止血技术

手术过程中常有不同程度的出血，术中迅速、彻底的止血不但可以防止手术失血，还可以保证手术区域清晰，便于手术操作，保证手术安全进行。如出血量过大，不但可引起失血性休克，危及生命，而且还会造成手术野不清晰，影响手术；如止血不彻底，可形成血肿，易于感染，影响愈合。常用的止血方法有如下几种：

（一）**压迫及填塞止血法**

压迫及填塞止血法是一种暂时或临时性的止血方法。

【适应证】

1. 创面渗血：较为广泛的创面渗血。

2. 血管出血：较大血管出血一时无法找到或显露出血点时，可暂时采用压迫止血法止血。在辨明出血的血管后，再采用钳夹结扎止血或缝合止血法进行止血等。

【器材准备】

纱布、纱布垫、碘仿纱条、血管钳、止血纱布（如吸收性明胶海绵）、骨蜡、止血药等。

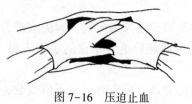

图 7-16 压迫止血

【操作步骤】

1. 一般创面出血可用干纱布直接压迫出血创面数分钟，即可控制出血（图 7-16）。

2. 渗血较多时，可用热盐水纱布压迫创面 3~5 分钟，即可控制渗血。

3. 大量出血、病情危急时，可用碘仿纱条或纱布垫填塞压迫止血，待病情好转后（一般 3~7 天）再逐步取出。在取出过程中应注意再出血的可能性。

4. 局部药物止血法：采用可吸收的止血纱布填塞或压迫出血、渗血处，或采用止血药物以达到止血目的。如鼻出血，可用浸有肾上腺素的纱条填塞止血。常用的止血纱布和止血药有吸收性明胶海绵、羧甲基纤维素纱布及肾上腺素、中草药提取的止血粉等。

5. 骨髓腔或颅骨出血，可用骨蜡封闭止血。

【注意事项】

1. 填塞止血时，应注意取出时间，过早取出可再度出血，过晚取出易发生感染。同时，及时记录填塞和取出纱布条的数量。

2. 热生理盐水纱布的制备：将纱布或纱布垫在 50℃~60℃ 热生理盐水中浸湿，拧干后即可使用。

【操作评分】（100 分）

1. 掌握适应证。共 20 分，每漏、错一项扣 10 分。

2. 器材准备齐全。共 10 分，每错、漏一件物品扣 1.5 分。

3. 操作步骤正确。共 60 分，每错、漏一项扣 12 分。

4. 掌握注意事项。共 10 分，每错一项扣 5 分。

（二）钳夹止血法

钳夹止血法是手术过程中应用最多的止血方法之一，是暂时性的止血方法。

【适应证】

活动性出血。

【器材准备】

不同型号血管钳、持针器和缝合针、线和线剪、电刀和电动吸引器等。

【操作步骤】

1. 根据血管大小不同和血管位置深浅不同，选用不同型号的血管钳。

2. 仔细辨认出血的血管断端，如因出血较多而无法看清时，则用吸引器吸尽积血，仔细辨认出血的血管，用血管钳准确地钳夹出血血管断端，直至血止。根据术中的实际情况，再进行结扎止血、缝合止血或电凝止血（图7-17）。

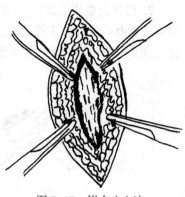

图7-17　钳夹止血法

【注意事项】

1. 钳夹时应避免夹住周围过多的组织。

2. 血管钳的尖端应朝下。

3. 出血血管两个断端都应钳夹，并进行结扎止血或缝合止血。如为小血管出血可用电刀电凝止血。

4. 如遇大量出血时，切勿在血液中乱钳夹，以免损伤重要组织（如血管、神经等），应冷静、沉着，切勿急躁。可采用如下方法进行钳夹止血。方法一：可用吸引器（一台或两台）吸尽积血，仔细、快速及准确地辨认出血血管后，进行再夹止血。方法二：先采用压迫止血法进行止血，在备足血源、静脉输液、输血通畅的情况下，边吸尽积血，边松开压迫，边仔细寻找出血点，并钳夹止血。

【操作评分】（100分）

1. 掌握适应证。共10分。

2. 器材准备齐全。共10分，每错、漏一件物品扣2分。

3. 操作步骤正确。共40分，每错、漏一项扣20分。

4. 掌握注意事项。共40分，每错、漏一项扣10分。

（三）结扎止血法和缝扎止血法

结扎止血法和缝扎止血法是用血管钳夹住出血部位的血管断端，再予结扎或缝扎的止血方法。此法在手术中最常用，也最有效，是永久性止血方法。

【适应证】

1. 单纯钳夹止血效果不可靠时，可采用结扎止血法。

2. 较大血管出血时，钳夹止血血管断端后，可采用结扎止血、缝扎止血，或结扎加缝扎止血。

【器材准备】

不同型号血管钳、持针器和缝合针、线和线剪、电动吸引器等。

【操作步骤】

1. 单纯结扎止血法　先用血管钳尖部钳夹出血点，然后将丝线绕过血管钳下的血管（出血点）和周围少许组织，结扎止血（图7-18）。结扎时，持钳者应先抬起钳柄，待结扎者将缝线绕过血管钳后下落钳柄，将钳尖部翘起，并转向结扎者的对侧，显露结扎部位，使结扎者打结方便。第1道结收紧后，应立即松开、拔出和移去血管钳，将结进一步收紧，结扎者再打第2道结。遇有重要血管在打好第1道结后，应在原位稍微松开血管钳，以便第1道结进一步收紧，然后再夹住血管，打第2道结乃至第3道结。全部采用方结结扎血管，切勿采用假结或滑结，以免结扎线头滑脱引起再出血。

2. 缝扎止血法 此法适用于较大血管或重要部位血管所引起的出血。先用血管钳钳夹出血血管断端及周围少许组织,然后用缝针穿过血管断端和组织并结扎,可行单纯缝扎止血(图7-19A)或"8"字形缝扎止血(图7-19B)。

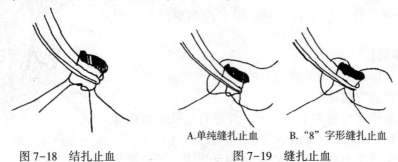

图7-18 结扎止血   A.单纯缝扎止血   B."8"字形缝扎止血

图7-19 缝扎止血

【注意事项】

1. 仔细辨认出血的血管断端后再进行钳夹,不宜钳夹血管以外过多的组织。

2. 如无法辨认出血血管断端或出血较多,且影响术野时,可先用纱布压迫或用电动吸引器吸尽积血,再用血管钳钳夹出血的血管断端。尽可能一次夹住,不应盲目乱夹,以免损伤其周围组织。

3. 中、大血管应先分离一小段,用血管钳引两根线,分别结扎血管两端(近心端和远心端),于两结扎线的中间剪断血管,再分别结扎或缝扎1次。或用两把血管钳夹住血管两端(近心端和远心端),于两把血管钳中间切断血管,再分别结扎或缝扎两次或结扎加缝扎各1次。

4. 结扎血管时必须牢靠,防止结扎线头滑脱,以免引起再次大出血。

5. 较大血管应予缝扎加结扎或双重结扎止血。

6. 结扎时,血管钳的尖端应朝上,以便于结扎。

7. 撤出血管钳时,钳口不宜张开过大,以免撑开或可能带出部分结扎在钳尖上的线结,或牵动结扎线,或撕断结扎线而造成再次出血。

8. 深部打结时应在原位结扎,动作要轻柔,以免拉断血管而引发致命性的大出血。

【操作评分】(100分)

1. 掌握适应证。共10分,每漏、错一项扣5分。

2. 器材准备齐全。共10分,每错、漏一件物品扣2分。

3. 操作步骤正确。共40分,每错、漏一项扣20分。

4. 掌握注意事项。共40分,每错、漏一项扣5分。

(四)电凝止血法

电凝止血法是目前临床常用的止血方法之一,一般分为单极电刀和双极电刀两种。单极电刀多用于皮肤等软组织的切开和止血;双极电刀多用于神经外科手术的切开和止血。电凝止血是利用高频电流凝固小血管止血,实际上是利用电热作用使血管凝结、碳化,从而达到止血之目的。

【适应证】

皮下组织的小血管、不易用血管钳钳夹或结扎的渗血。

【禁忌证】

1. 心脏、大血管破裂引起的出血。

2. 较大血管破裂引起的出血。

【器材准备】

血管钳、单极电刀和双极电刀等。

【操作步骤】

连接好电凝器的电源和电极片，并打开电源开关，根据需要调节电刀功率大小，备用。

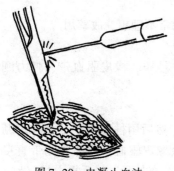

图7-20　电凝止血法

1. 单极电刀　小血管出血时，可先用血管钳将出血点钳夹，然后将单极电刀与血管钳接触电凝出血血管至止血（图7-20），松开血管钳，观察有无出血。如无出血，即已止血。如仍有出血，则重复止血。也可用单极电刀直接于出血血管断端（出血点）电凝，直到止血为止。

2. 双极电刀　用双极电凝镊直接夹住出血血管断端（出血点）电凝，边电凝边用洗耳球滴水，直到止血为止。再观察有无出血。如无出血，即已止血。如仍有出血，则重复止血。

【注意事项】

1. 此法止血迅速，但效果不完全可靠。电凝后的凝固组织有可能脱落而再次出血，所以手术结束前应再仔细检查一遍有无出血的情况。

2. 应用电凝止血法时电凝应适度，既要防止电凝过度或范围过大，造成其周围损伤；又要防止电凝不足，止血效果不佳。

3. 使用电凝止血法时应注意电源的连接、电极片的连接。

4. 根据手术需要选择不同种类、不同型号的电刀。

5. 如使用乙醚麻醉并采用电凝止血法，应将麻醉机远离电刀，并关闭麻醉机，以防止爆炸。如使用酒精消毒，应待其干后再用，以防引起酒精燃烧，出现意外。如出现酒精燃烧起火，应立即扑灭，并检查有无烧伤及烧伤程度。

【操作评分】（100分）

1. 掌握适应证。共10分，每漏、错一项扣5分。

2. 掌握禁忌证。共10分，每漏、错一项扣5分。

3. 器材准备齐全。共10分，每漏一件物品扣2分。

4. 操作步骤正确。共40分，每错、漏一项扣10~20分。

5. 掌握注意事项。共30分，每错、漏一项扣6分。

（五）止血带止血法

止血带止血法是外科常用的临时性止血方法之一，广泛用于外科手术和急救的临时性止血。作为急救措施之一，常用于大血管出血的临时止血措施。在手术过程中使用可保证术野清晰、减少出血，方便手术者进行各种操作；同时可节约止血时间，减少麻醉和手术时间。在恶性肿瘤手术时使用，可防止恶性肿瘤细胞沿血液循环扩散，有利于达到无瘤手术的要求。

【适应证】

1. 用于四肢手术的临时止血，如手、前臂或足部手术。

2. 用于大血管出血时的急救止血或临时止血。

【禁忌证】

1. 当肢体患有恶性肿瘤或感染时，如需使用止血带，则不宜使用驱血带或用手挤压排血，以防将恶性肿瘤细胞或细菌挤入血液中，引起扩散。

2. 肢体血液循环不良时，如血管损伤、血管闭塞性疾病、静脉栓塞、严重动脉硬化等，应避免使用止血带。

3. 前臂及小腿因双骨之间有骨间动脉和静脉，止血带效果常不理想，故禁用。

【器材准备】

各种类型的止血带（如充气止血带、橡皮管止血带等）、纱布、橡皮驱血带、弹力绷带、钟、登记本和笔等。

【操作步骤】

1. 驱血方法　首先在需要止血的肢体上裹上适当干纱布，然后用橡皮驱血带或弹力绷带自肢体远端向近端螺旋形缠绕并驱血直至适当位置，将剩余橡皮驱血带或弹力绷带直接重叠缠绕于适当位置，如前臂上部、肘上、或小腿上部，并用纱布扎紧，最后再由指（趾）端开始松解，直至橡皮驱血带或弹力绷带重叠纱布扎紧处。

2. 充气止血带止血　使用前先于需要止血的肢体适当部位垫纱布数层，然后缠绕袖带；最好先用驱血带驱血后，再将充气止血带打气加压至所需压力（一般情况下，上肢压力为250~300mmHg，下肢压力为350~400mmHg），然后维持此压力，并记录上止血带时间，解除驱血带即可进行消毒、铺巾和手术。每次止血使用时间以不超过60分钟为宜。手术结束后，将充气止血带放气，取下充气止血带，并记录下止血带时间。

【注意事项】

1. 止血带的种类　其种类很多，不同用途有不同的止血带。

（1）充气止血带：由气囊、压力表、充气泵组成，常用于手术时的止血。

（2）橡皮管止血带：为长1~1.5m、直径1~1.5cm的橡皮管，一般只用于急救时的止血。

（3）橡皮驱血带：常在不能使用充气止血带的情况下手术时使用。

（4）弹力绷带：多在术后需要继续压迫止血时使用，也可用于驱血。

2. 常见并发症

（1）止血带麻痹：用橡皮管止血带时，由于无法准确掌握压力，当压力过大时，容易造成止血带麻痹，故最好不用。若需要使用时，最好在较宽的范围内缠绕橡皮止血带，并在与其皮肤接触的部位加用较厚的衬垫。

（2）止血带疼痛：其发生原因与止血带麻醉相同，可能与肢体、血管、神经和细胞缺氧有关。麻醉不全时尤为明显，严重者常感肢体疼痛，烦躁不安，血压升高。处理方法有：①使用镇痛药或加深麻醉，此法有时难于缓解；②最有效的治疗措施是放松止血带。如手术未结束或还需继续使用止血带时，可松止血带后再次上止血带；③也可考虑应用血管扩张药使其缓解。

（3）术后肢体肿胀：如果一次使用止血带时间过长，会引起组织缺血、渗透压的改变和毛细血管通透性的增加，术后肢体可发生明显肿胀。为防止上述症状的发生，应避免长时间使用止血带。

（4）止血带坏死：如使用止血带远远超过正常允许的时限和压力，即可使肢体组织缺血缺氧而出现坏死。如坏死只局限于肌肉，则日后必然发生 Volkmann 缺血性肌痉挛。如为神经，有可能出现神经永久性的损害。所以在使用止血带时应控制其压力和使用时间。

3. 驱血方法 在使用止血带以前应先驱血，将肢体的血液驱回体内。如为恶性肿瘤或有肢体感染，只需将肢体抬高数分钟即可。当肢体患有恶性肿瘤或感染时，如需使用止血带，则不宜使用驱血带或用手挤压排血，以防将恶性肿瘤细胞或细菌挤入血液中，引起其扩散。此时可采用将患肢抬高两分钟，利用地心引力排出肢体内的部分血液后，将气囊迅速充气至所需压力。

4. 上止血带的部位 不能将止血带直接绑在皮肤上，必须在绑止血带的部位垫数层衬垫，以防止血带直接损伤局部皮肤等软组织。上肢止血带应避免绑在上臂中、下 1/3 部位，以免压迫桡神经。常用止血带的部位：①上肢手术为上臂的上 1/3 处；②下肢手术为大腿的上 2/3 处；③指（趾）中节及末节手术可用细缘皮条做止血带，位置为指（趾）近侧的根部。

5. 止血带的使用时间 应尽量缩短止血带的使用时间，充气止血带必须在术前充气。每次使用止血带的时间不应超过 60 分钟，如需要继续使用或手术仍未结束，则应松开止血带 10 分钟，待循环恢复后，再重新按上述步骤上止血带。上止血带者必须记录上、下止血带时间和压力，定期通知相关人员（如手术医师或接诊医师等）。

6. 止血带的压力 止血带的压力要超过人体的动脉压。如果低于动脉压，则动脉血可流入肢体，而静脉血不能回流，这样肢体就容易发生阻塞性充血，出血会更多。如果高于动脉压太多，容易引起局部的组织损伤。充气压力一般比同侧肢体收缩压高 70mmHg。儿童上肢不超过 200mmHg，儿童下肢不超过 250mmHg。

7. 麻醉 使用止血带时患肢必须有充分的麻醉，否则可因患肢缺血及止血带压迫而引起难以忍受的疼痛，致患肢移动或活动而影响手术操作。

【操作评分】（100 分）

1. 掌握适应证。共 10 分，每漏、错一项扣 5 分。
2. 掌握禁忌证。共 10 分，每漏、错一项扣 1~3 分。
3. 器材准备齐全。共 10 分，每漏一件物品扣 2 分。
4. 操作步骤正确。共 40 分，每错、漏一项扣 10~20 分。
5. 掌握注意事项。共 30 分，每错、漏一项扣 1~5 分。

四、结扎技术

结扎是外科手术中常用的操作技术之一，止血、缝合均需进行结扎的操作。结扎必须正确、迅速、牢固，不易松脱，操作应轻柔，防止不必要的损伤，因为它关系着术后是否出血和伤口、吻合口是否裂开。

【器材准备】

血管钳、持针钳、线剪，以及各种型号、各种类型的线等。

【操作步骤】

打结方法一般分为单手打结法、双手打结法、持针钳打结法和深部打结法。

1. 单手打结法　一般用左手捏住缝合线的一端，右手捏住另一端，双手相互配合操作打结。

（1）右手打结法：用左手大拇指和食指捏住缝合线的一端，右手捏住另一端，双手相互配合操作打结，操作步骤由 A→B→……F（图7-21）。

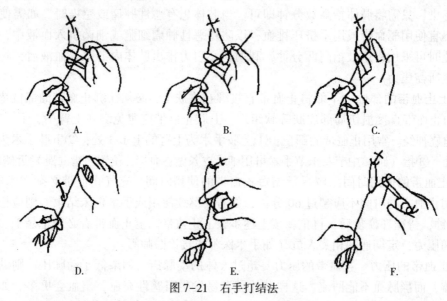

图7-21　右手打结法

（2）左手打结法：用右手大拇指和食指捏住缝合线的一端，左手捏住另一端，双手相互配合操作打结，操作步骤由 A→B→……I（图7-22）。

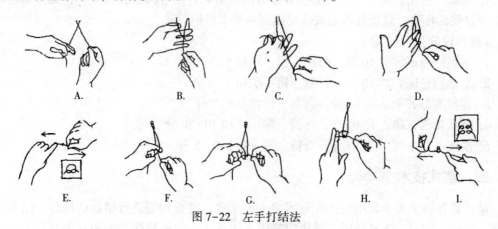

图7-22　左手打结法

2. 双手打结法 此法打结较单手慢，可用于深部组织的结扎或缝扎和缝合张力较大组织的打结，操作步骤由 A→B→……O（图7-23）。

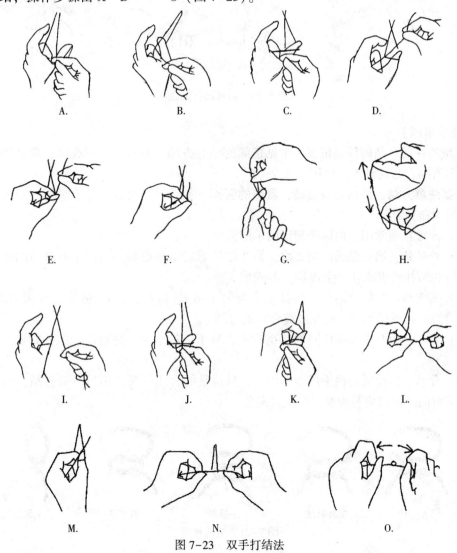

图7-23 双手打结法

3. 持针钳打结法 适用于浅部缝合的结扎和某些精细手术的结扎，也适用于深部结扎。一般用左手捏住缝合针线的一端，右手用持针钳或血管钳打结，操作步骤由 A→B→……F（图7-24）。

4. 深部打结法 用血管钳夹住结扎线一端，将结扎线绕过钳夹的血管一圈，并牵出切口外，两手在切口外完成两线的交叉并打结。然后通过方便的一手伸入切口，用食指将线抵入最低部位，完成第1结；再将结扎线牵出切口，同法完成第2结或第3结。

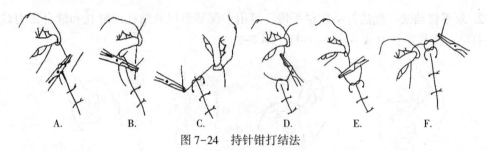

图 7-24 持针钳打结法

【注意事项】

1. 结的种类 结的种类很多，常见正确的结有方结、外科结、三叠结；常见错误的结有假结和滑结，这两种不能使用（图 7-25）。

2. 要注意方结、外科结与假结、滑结的区别 假结易于滑脱，不应采用。滑结更易滑脱，应绝对避免。

（1）方结：最常用，由两个相反的单结组成。

（2）外科结：第一结线圈绕 2 次，第 2 结拉紧时不易松脱。适用于有张力的缝合打结或大血管的结扎或引流管（引流物）的固定。

（3）三重结：打好方结后，再打 1 个与第 1 结方向相同的结。适用于有张力的缝合、较大血管的结扎或用肠线、尼龙线缝合时的打结。

（4）假结：由两个方向相同的单结构成，易于松散滑脱，是错误的结扎方法，应尽量避免。

（5）滑结：打结时，两手用力不均匀，只拉紧缝合线一端，用另一端打结，或是没有正确交叉方向。滑结更易滑脱，应绝对避免。

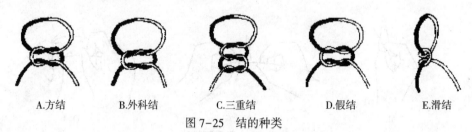

A.方结   B.外科结   C.三重结   D.假结   E.滑结

图 7-25 结的种类

3. 线的准备 结扎之前,需将线在生理盐水中浸湿，再进行结扎，以便增加线的质量和摩擦力,使结扎牢固。术中应根据需要选用适用种类、型号的线，并记录其种类、型号和数量。

4. 线的种类 常用的线有丝线、肠线、尼龙线、不锈钢丝等，可分为可吸收线（如肠线）和不可吸收线（丝线、不锈钢丝等）。

5. 打结的技巧

（1）打结的力量：打结时两手要用力均匀，防止一手紧一手松，要正确交换结扎线方向，防止打成假结和滑结。

（2）紧线的方向：拉紧缝线时，两手用力点与结扎点三点应成一直线，否则易造成结扎线脱落。

（3）打每一个结时，必须顺着结扎方向拉线，否则线易折断。打第2结时，第1结不要提起，以防已结扎的第1结松弛。必要时助手用止血钳或手指压在第1结处，待第2结收紧时再移去止血钳或手指。

（4）深部打结时双手不能同时进入，需用一手食指尖滑下按住线结处，缓慢均匀用力，并逐渐拉紧。食指应小范围内做相反方向的牵拉，以结扎成为方结。应注意原位打结，以免拉裂组织或拉断血管引起出血等。

6. 剪线的方法　正确的剪线方法是将结扎的双线尾端提起，略偏向术者左侧，助手将剪刀微张开，顺线向下滑行至线结的上缘，将剪刀向上倾斜45°后将线剪断（图7-26）。

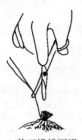 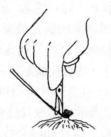 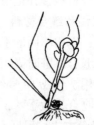

A.剪刀沿线下滑　　　　　　B.剪刀尖达线结上缘　　　　　　C.剪刀倾斜45°剪线

图7-26　剪线方法

7. 线头的长度　剪线在不引起结扎线松脱的原则下，线头愈短愈好，以减少组织的异物反应。一般结扎体内组织时，丝线留线头1~2mm，尼龙线、肠线留3~4mm，不锈钢丝留5~6mm，并将线头扭转，埋在组织中。

【操作评分】（100分）

1. 器材准备齐全。共10分，每错、漏一件物品扣2分。

2. 操作步骤正确。共40分，每错、漏一项扣5~10分。

3. 掌握注意事项。共50分，每错、漏一项扣5~9分。

五、缝合技术

缝合技术是将已切开或切断的组织采用缝合针穿过组织将缝合线引出并结扎，使已切开或切断的组织对合靠拢的方法，是外科常用的技术之一。正确的缝合方法、良好的缝合技术能恢复正常的解剖结构，使组织顺利闭合和愈合。否则可导致愈合不良，甚至导致手术失败。

【器材准备】

血管钳、持针钳、线剪和各种型号、各种类型的缝合针、缝线等。

【操作步骤】

无论哪一种缝合方法均包括以下几个基本步骤：

1. 持针钳夹针与穿线　先用持针钳夹针体的中后2/3处，左手执持针钳，用右手穿线成功后，再将缝线1/3与2/3处对折并套入持针钳的尖端内，备用。

2. 进针　左手执镊子或血管钳，右手执持针钳，用腕部和前臂的外旋力量转动持针钳，使缝针进入。要使针尖与被缝合组织呈垂直方向进入组织内，沿针体弧度继续推进，使针穿出组织少许。

3. 出针 当针体前半部穿过被缝合组织后，即用镊子或血管钳或持针钳夹住针体向外拔针，同时用持针钳夹住针体后半部进一步送针，以协助拔针；也可以由助手用血管钳协助将针拔出；或术者将持针钳松开后，用持针钳夹住针体将针拔出。

4. 结扎 将针拔出后，使组织靠拢，对齐，然后进行结扎或打结。

5. 剪线 缝合、结扎完毕后剪去多余的缝线。

【注意事项】

1. 清点手术器械 术前、术后应由两人（一般为洗手护士和巡回护士）同时认真清点手术器械和缝合材料，并记录在登记本上，同时签名。

2. 手术器械和缝合材料 要想达到理想的缝合效果，必须根据不同的组织、器官和缝合技术的需要，选用不同的手术器械和缝合材料。如深部缝合需用长持针钳，皮肤缝合需用短持针钳，缝合肝脏时需用细长圆针，缝合皮肤时需用三角针，肠吻合时需用 1 号丝线，减张缝合时需用 7 号或 10 号丝线，缝合胆总管时需用可吸收缝线（肠线），胃肠吻合时可用吻合器进行吻合显微手术，需选用显微手术器械及缝合线。

3. 选择缝合方式 根据不同的组织、器官和缝合技术的需要，采用不同的方式进行缝合，如间断缝合、连续缝合、毯边缝合、减张缝合、"8"字缝合、褥式缝合、荷包缝合等。

4. 注意缝合技巧

（1）进针、出针、缝线走行、缝合深度、内翻或外翻缝合等，都必须根据不同组织、器官和缝合技术的需要进行缝合，符合相应的要求。如皮肤缝合过浅，可造成皮下死腔，伤口容易感染或不易愈合；缝合过深，可使皮缘下陷，同样影响伤口的愈合；缝合过宽，可使皮缘对合不整齐，瘢痕过度。

（2）不同组织、不同伤口缝合的针距、边距大小不同，缝合过密或过稀都不利于组织的愈合。在确保伤口闭拢的情况下，缝线愈少愈好，以减少组织的异物反应。一般缝合的密度以两针间距不发生弧形裂隙为好，一般缝合边距为 0.5~0.6cm，针距为 1~1.2cm。

（3）缝线结扎张力：缝合线结扎张力过大，易将缝合组织切割，使组织缺血坏死，造成感染或脓肿，愈合后易形成明显的十字形缝线瘢痕；缝合线结扎张力过小，结扎过松，可使被缝合组织间隙过大而不能闭拢，遗留死腔，形成积液积血，进而导致感染，影响愈合。

5. 遵守缝合原则

（1）组织分层对合（或解剖复位）：良好的组织分层对合或组织的解剖复位是组织最佳愈合的前提，愈合后表面平整，粘连最轻，瘢痕最少，功能影响最小。只有良好的分层对合，才能有良好的愈合和漂亮的外观。

（2）结扎线的松紧度应适当：组织间的愈合是组织间产生纤维粘连而愈合，而不是靠缝线的绑扎。

（3）适宜的针距和边距：要根据具体情况决定边距和针距的大小，做到均匀一致。

（4）缝合的深度：组织缝合后不能留死腔，缝合的深度适宜，否则容易形成血肿，导致感染而影响愈合。

6. 灵活应用各种缝合方法　不同组织、不同部位、不同器官均有不同的缝合方式、方法和缝合要求。常见的缝合方法有：

（1）间接缝合法：属单纯对合。每缝一针打一个结，各结互不相连。此方法简单安全，不影响创缘的血液供应，是最常用的缝合方法。通常用于皮肤、皮下组织、筋膜、腱膜等组织的缝合（图7-27）。

（2）连续缝合法：属单纯对合。从切口一端开始，先缝一针打结，不剪断，继续用该线缝合直至切口另一端。切口缝合完毕，注意紧线，再打结。紧线应适度，防止过紧或过松。此法省时，并可减少组织内存留的线头，但缝好后如有一处断裂，则整个缝线可能松脱。常用于腹膜、胃肠等组织的缝合，也用于皮内缝合，但不宜用于张力较大组织的缝合（图7-28）。

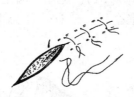
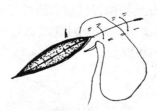

图7-27　间接缝合法　　　图7-28　连续缝合法

（3）毯边缝合（也称连续锁边缝合）法：属单纯对合。此法缝线相互交锁，外形与毛毯边缘的缝合相似，缝好后因缝线交锁，各处松紧即不再变动。缝合时，每缝一针应随时将缝线收紧至适当程度。此法常用于胃肠吻合时后壁全层缝合或整张游离植皮时边缘的固定缝合等（图7-29）。

（4）减张缝合法：属单纯对合，适用于一般情况较差、切口张力较大的患者。其目的是为保证组织愈合良好，预防切口裂开（如腹壁切口或已裂开的伤口再行缝合）。缝线一般采用粗丝线（10号或7号）或不锈钢丝（线）。最常用的方法是缝线穿出皮肤后，需套上一段细橡皮管（也可用旧导尿管剪段而成），然后收紧并结扎。

（5）"8"字缝合法：属单纯对合。缝线斜着交叉缝合，行程如"8"字，其缝线交叉处可在组织深面或浅面（图7-30）。"8"字缝合分为两种，一种是内"8"字缝合，"8"字形交叉在手术切口的深面；另一种是外"8"字缝合，"8"字形交叉在手术切口缘的表面。其常用于腱膜、肌腱、韧带的缝合。

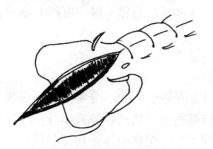
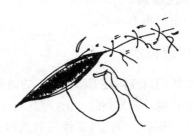

图7-29　毯边缝合法　　　图7-30　"8"字缝合法

（6）浆肌层缝合法：属内翻缝合。缝线由浆膜面穿入，通过肌层及黏膜下层后，折转向外，越过吻合口内层缝线之上至对侧浆肌层穿出，不进入胃肠腔。浆肌层缝合方法有很多种：一种是浆肌层间断缝合法（又称伦勃特 Lembert 缝合法），适用于胃肠道两层缝合法的外层缝合。另一种是浆肌层连续缝合（又称库欣 Cushing 缝合法），用于关闭肠道。

（7）胃肠全层内翻缝合（又称康乃尔 Connell 缝合）法：属内翻缝合。本缝法使胃肠壁内翻，浆膜面对合平整光滑。缝合方法是将全层连续缝合之线自侧肠腔内穿出，跨至对侧对应位置同样做一针与切口平行之全层缝合，拉紧缝线后使肠壁内翻，然后又转回原来一侧，如此反复直至缝完，最后两根线分别穿出两侧肠壁的浆膜面，紧线打结。适用于胃肠吻合时前壁的缝合或关闭肠道断端的缝合。

（8）荷包缝合法：属内翻缝合。缝合方法是缝线行程为环状，只通过阑尾浆肌层，不进入其内腔，将阑尾的残端包埋后紧线并打结（图7-31）。适用于阑尾残端的包埋和造瘘口的收紧，但疝囊颈荷包缝合时缝线通过疝囊壁全层。还有一种为半荷包缝合法（图7-32），常用于关闭肠腔。

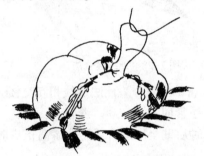 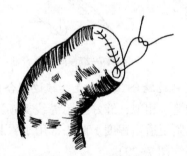

图7-31 荷包缝合法　　　　　　图7-32 半荷包缝合法

（9）褥式缝合法：属外翻缝合，分为水平褥式和垂直褥式两种。水平褥式缝合法适用于腹膜缝合、减张缝合及血管吻合（图7-33）。垂直褥式缝合法适用于缝合松弛的皮肤，如阴囊、腋窝的皮肤及老年人的皮肤。

图7-33 水平褥式缝合法

【操作评分】（100分）

1. 器材准备齐全。共10分，每漏一件物品扣2分。

2. 操作步骤正确。共25分，每错、漏一项扣1~5分。

3. 掌握注意事项。共65分，第1、2、3、4和5项每错、漏一项扣1~5分，第6项中每错、漏一小项扣1~4分。

六、引流技术

引流是将切口或体腔等部位聚积的液体（如脓液、血液、分泌液等）导流于体外的方法。其主要目的：一是预防、治疗感染，将局部的感染物质排除到体外。二是防止体内局部出现积液、积血，预防继发性感染或形成死腔。三是降低体内局部积液的压力，以利于器官功能的恢复。

【适应证】

1. 脓肿、积液切开后留有残腔者。

2. 切口污染严重，用一般清洁伤口的方法不能控制感染发生者。

3. 切口内或手术区渗血未能彻底止住，或剥离广泛的手术，创面继续渗出血浆有可能形成死腔者。

4. 胃肠道术后，缝合不满意有渗漏可能者。

5. 肝脏、胆道、胰腺和泌尿道术后，有胆汁、胰液或尿液从缝合处漏出可能者。

6. 减轻压力。如脑室引流，开胸术后胸膜腔闭式引流，血气胸或脓胸胸膜腔闭式引流，胆道术后胆道内放置"T"形管引流，肾、输尿管、膀胱术后放置引流管等。

【禁忌证】

混合感染的结核病灶清除术后，若无特殊情况，禁止放置引流物。

【器材准备】

无菌手术刀片、持针钳、血管钳、卵圆钳、手术剪、缝合针和线、引流管和引流袋、橡皮引流片、引流纱条、双套管负压引流管、胸腔闭式引流管和引流瓶，脑室外引流装置等。

【操作步骤】

不同用途的引流，使用不同的引流方法，并选用不同的装置，如不同的引流管等，这里仅介绍腹腔引流管的放置方法。

1. 将橡皮引流管末端修剪成鱼嘴状，并剪2~3个侧孔，备用。

2. 于腹壁切一小孔，于无血管处用血管钳戳穿腹壁全层并将扩大，另一把血管钳沿原孔从腹腔内向外穿出，将备用引流管末端（即鱼嘴状端）夹住，拉入腹腔内，用手或卵圆钳将其送至膀胱直肠窝，引流管用7号丝线缝合固定于皮肤。

3. 腹腔外引流管端连接引流袋。

4. 在相关记录本、病历上详细记录引流管型号、数量等，并在医嘱单开引流管护理医嘱。

【注意事项】

1. 引流的分类 分为被动引流和主动引流。被动引流是利用体内液体与大气之间的压力差，有的还具有虹吸作用的引流物或利用各种体位排除液体。常用的有橡皮片引流、烟卷式引流、管式引流、纱条引流等。主动引流是通过负压作用将体内液体吸出，如双套管负压引流和无菌负压引流袋。其优点是可防止逆行污染，并可使死腔迅速缩小。

2. 常用的引流方法

（1）橡皮片引流：可利用废手套剪成，也可用薄橡皮的成品。常用于表浅伤口的引流（图7-34）。

（2）烟卷式引流：用橡皮片裹纱布条制成烟卷状，其表面光滑，刺激性较小，多用于腹腔引流，目前逐渐被橡

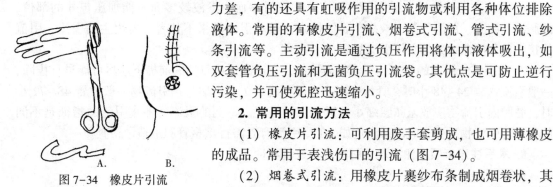

图7-34 橡皮片引流

胶引流管替代。

（3）管式引流：可用橡皮管、硅胶管、蕈形管、普通导尿管、T形管、Y形管、塑料管等进行引流，多用于各种手术后引流。

（4）纱条引流：包括干纱布、盐水纱布、抗生素纱布、油纱布等引流条，干纱布条多用于分泌物较多的感染性伤口；盐水纱布引流条多用于各种感染切口的脓腔；抗生素纱布引流条是加入适量的抗生素（如庆大霉素）做成，多用于各种严重感染性伤口；油纱布引流条多用于新鲜、分泌物较少的肉芽创面，也用于渗血较多的创面，压迫止血或填塞止血。

（5）双套管负压引流：一般内管接负压引流，外管为通气管，如引流物少，可将内套管拔除而成单腔管引流（图7-35）。双套管负压引流多用于有大量渗液的引流，如肠、胰、胆瘘术后，其优点是不易被腹腔内脏、大网膜堵塞而影响引流效果。

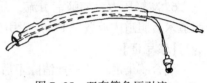

图7-35 双套管负压引流

3. 常见并发症

（1）组织异物反应：引流物为异物，能延缓伤口愈合，如引流时间过久，可促使粘连、瘢痕组织增多。

（2）增加感染机会：引流物作为伤口内、外通道的载体，可将细菌导入伤口内，引起继发感染。

（3）引流管的附加损伤：如挤压肠管、血管等，可引起组织受压坏死、出血或穿孔。

（4）引流管可加重腹腔内粘连。

（5）引流口形成窦道，经久不愈。

（6）异物遗留：多由于术者忘记固定引流物，或引流物固定不妥，致使其滑入体腔，或拔除引流物时引流物折断等引起。

4. 引流物的选择 根据伤口具体情况，选择适合的引流物类型与大小。

5. 引流管的位置 注意保持引流管的适宜位置，并维持引流通畅。尽可能将引流物放置在最低位置，以利于充分引流；体腔内的引流物最好不经过主要切口，而在其旁另做一小戳口引出；引流物不要直接压迫神经、血管和脏器。注意观察引流液的数量和性状，必要时可送引流液做有关化验检查，如细菌培养+药敏试验。

6. 引流方法的选择 手术剥离面广泛、术后渗血、渗液较多而不能加压包扎的部位，或肠漏、胰漏、胆漏等漏出液多、腐蚀性强、被动引流效果不佳者，需用主动引流，引流管接无菌负压瓶或无菌负压引流袋。

7. 掌握停止引流的指征 引流物为异物，在达到引流目的的前提下应尽可能早日拔除，一般引流物放24~48小时，管式引流物一般不超过7天，烟卷式引流物一般放置48~72小时，脓腔内引流物应放至脓腔缩小接近愈合时为止。不同的引流物停止引流的指征是不同的，拔除引流物后要及时记录。例如，T管引流有时需行T型管胆道造影检查。

8. 术后注意事项 注意观察引流液的数量和性状。

【操作评分】（100分）

1. 掌握适应证。共10分，每错、漏一项扣1~2分。

2. 掌握禁忌证。共 10 分，每错、漏一项扣 10 分。

3. 器材准备齐全。共 10 分，每错、漏一件物品扣 1 分。

4. 操作步骤正确。共 20 分，每错、漏一项扣 1~5 分。

5. 掌握注意事项。共 50 分，每错、漏一项扣 1~6 分。

七、换药术

换药术又称交换敷料，包括检查伤口，清洁伤口，清除脓液、分泌物及坏死组织，覆盖敷料，对预防和控制伤口感染、促进伤口愈合起着十分重要的作用。观察伤口时，要了解伤口愈合情况，并及时给予必要的处理。清洁伤口时，要注意清除伤口内异物、坏死组织、分泌物，保持伤口引流通畅，防止或减少细菌繁殖及有害分解产物的吸收和分泌物的刺激。伤口局部用药时，可使炎症局限，促进肉芽组织及上皮生长，促使伤口愈合。包扎固定时，要注意保护伤口，防止伤口污染及附加损伤。包扎固定要松紧适度，过紧影响局部血运，过松达不到固定目的。

【适应证】

1. 需要观察伤口情况者。

2. 伤口敷料被渗出分泌物浸湿、伤口敷料松脱或被污染者。

3. 伤口有出血倾向者。

4. 伤口内放置引流物需拔除者。

5. 伤口已愈合需拆线者。

【禁忌证】

1. 伤口无分泌物。

2. 敷料清洁者。

【术前准备】

术者按六部洗手法洗手，戴好帽子、口罩和手套。

【器材准备】

1. 先查看伤口，一次备妥所需敷料及所需药物。

2. 换药物品包括换药碗两个（1 个盛无菌敷料，1 个盛碘伏、盐水棉球等）、弯盘、镊子 2 把、剪刀、纱布、引流条、绷带、胶布等。

【操作步骤】

可在病床或换药室进行换药操作。患者采用合适体位，暴露伤口，冬季应注意保温，进行下列换药操作。同时记录拔除或更换引流条的情况。

1. 一般伤口换药

（1）始终保持一把镊子夹持无菌棉球、敷料（本镊子视为无菌），另一把镊子夹持接触伤口的敷料、沾染伤口分泌物的敷料等（本镊子视为有菌），上述两把镊子不能直接接触。若内层敷料已与创面结成痂，可将未干结成痂的部分剪去，留下已干结成痂的敷料视情况再做处理。为使敷料与创面分离，可用无菌生理盐水、过氧化氢溶液浸透再缓慢揭开及移除，以免损伤肉芽组织引起创面出血。揭去的纱布、污物应放在弯盘内。

（2）消毒：用碘伏棉球消毒伤口及周围皮肤，一般应达伤口周围5cm。

（3）覆盖敷料：覆盖无菌纱布，粘贴胶布。如需用绷带者，可将其进行包扎，注意松紧要适度。正确的胶布粘贴应与肢体纵轴垂直。

2. 放置引流的伤口换药 多为污染伤口或渗出液多、易出血的伤口，其目的是防止深部化脓性感染，引流物常为橡皮片或橡皮管等。

（1）消毒：换药时伤口按常规方法消毒。

（2）拔除引流条：拔除引流条时应缓慢向外牵动，防止被拉断。

（3）更换引流条：若取出引流物后发现分泌物多，可更换另一引流条。

（4）手术中安置的引流物一般在术后24~48小时取出，取出前若渗出过多，应随时更换湿透的外层敷料。

3. 开放性伤口换药 多为感染伤口，换药的目的是了解伤口的大小、深度、分泌物情况，引流是否通畅，以及上皮和肉芽组织生长情况。

（1）肉芽组织：①健康肉芽组织：健康肉芽组织呈鲜红色、干净、易出血。换药时用生理盐水棉球或药液棉球醮吸创面渗液，当棉球药液过多时应适当将其拧干。再次周围皮肤消毒，用凡士林纱布覆盖肉芽后加盖无菌敷料。一般<5cm的肉芽创面可自行愈合，创面过大时，应考虑植皮；②肉芽组织过度生长：健康肉芽组织常常过度生长，高出创缘，妨碍上皮的生长，可用剪刀剪平或硝酸银棒烧灼，用无菌棉球压迫止血，盐水棉球拭净后，再用凡士林纱布覆盖；③肉芽组织生长不良：可用生肌膏；④水肿性肉芽组织：可用高渗盐水纱布覆盖；⑤坏死或陈旧性肉芽组织：可在祛除表面坏死及陈旧性肉芽组织后，再外敷去腐生肌药物。

（2）脓性分泌物：①脓液不多：用无刺激性药物换药；②脓液多：可选用1%~2%PVP、0.1%依沙丫啶（利凡诺）等湿敷。

4. 深部开放性伤口 伤口深，不断有脓液流出。

（1）中等量渗液的创腔：可用烟卷式引流，术后48小时开始每天要旋转并拔出引流物2~3cm。

（2）大量渗液的创腔：可选用乳胶管持续引流。

（3）大而深的伤口：可用油纱条填塞引流（图7-36），对脓液多、脓液稠、渗出多且有较多坏死组织的伤口，可采用伤口灌洗。

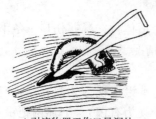
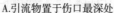
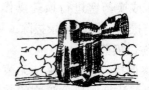

A.引流物置于伤口最深处　　　　　　B.引流物口松底紧

图7-36　大而深的伤口填塞引流

【注意事项】

1. 祛除敷料后的注意事项　应注意伤口情况，如有无缝线反应、针眼脓庖或感染情况；伤口内有无积血、积液；伤口及其周围组织血液供应情况等。

2. 不同的伤口做不同的处理

（1）缝线反应：可常规消毒后用75%酒精纱布湿敷。

（2）针眼脓庖：较小者可先用无菌镊子夹破，并用干棉球挤出脓液，再用碘伏消毒；较大者则拆除缝线。

（3）化脓性感染：尽早部分或全部拆除缝线，清除脓液、异物，清创后放置引流。拆线后注意保护伤口，防止伤口裂开，可用腹带、胸带或蝶形胶带保护，必要时行减张缝合。

（4）积血、积液：可用注射器从正常皮肤处潜行穿刺抽吸排除，或用探针、镊子由伤口缝合处稍加分离引流。

3. 操作原则

（1）严格遵守无菌原则和无菌操作技术。

（2）有多个患者同时需要换药时，先换无菌伤口，后换感染伤口；先换简单伤口，后换复杂伤口；先换一般感染伤口，后换特殊感染伤口。每次换药前后必须洗手。

（3）有传染病的伤口换药时，如破伤风、气性坏疽、绿脓杆菌感染等，应严格遵守隔离技术要求。工作人员需要穿隔离衣，用过的器械要单独灭菌，换下的敷料应随即焚毁，操作者应刷洗双手，并浸泡消毒。

（4）操作时动作要轻柔，以免增加病人疼痛，加重伤口损伤；操作过程尽可能迅速，以免伤口暴露时间过久，增加创面感染机会。

（5）根据伤口情况确定换药次数，一般未置引流的手术伤口，术后3天观察1次，无感染征象则直至拆线；有引流的伤口，视引流量的多少，每日1次或多次换药，以防止引流物湿透外层敷料；处于新生上皮或肉芽组织生长的伤口，不宜频繁换药；对分泌物多、感染严重的伤口，应适当增加换药次数，必要时可随时换药。颅脑手术后出现脑脊液漏时，应及时换药并缝合伤口。

（6）换药时应注意去除伤口内的异物，如线头、死骨、弹片、泥石、毛发、腐肉等。

（7）根据不同情况选择局部用药，使用的药物应对组织无刺激性，对细菌敏感，并可促进伤口愈合。

（8）注意核对引流物的数目、型号是否正确，并注意及时记录。

（9）按时或按要求及时拔除引流物，并在病程记录中记录。

【操作评分】（100分）

1. 掌握适应证。共10分，每错、漏一项扣2分。

2. 掌握禁忌证。共10分，每错、漏一项扣5分。

3. 器材准备齐全。共10分，第1、2项每错、漏一项扣1~3分，第3项每缺一物品扣0.1~1分。

4. 操作步骤正确。共40分，每错、漏一项扣5~10分。

5. 掌握注意事项。共30分，每错、漏一项扣5~10分。

八、剪线与拆线

手术中凡结扎或缝合结扎后均需要剪线，助手必须掌握正确的剪线方法，以便保证手术顺利进行。缝合的切口一旦愈合，则需要拆线，以撤除异物，并保证切口更完美的愈合。

（一）剪线技术

【适应证】

所有结扎血管和缝合组织后结扎线残端。

【禁忌证】

牵引用的结扎线或缝合线，临时用的标志线。

【器材准备】

线剪、镊子或血管钳等。

【操作步骤】

1. 提线方法 完成打结后，将双线合拢提起偏向一侧，以免妨碍剪线者的视线。

2. 剪线方法 剪线者用"靠、滑、斜、剪"4个动作剪线，先手心朝下，微张开剪尖，以一侧剪刀紧靠提起的线，向下滑至线结处，再将剪刀倾斜45°角将线剪断，倾斜的角度取决于需要留下线头的长短。

3. 体内线头长度 一般情况下，丝线留1~2mm，尼龙线、羊肠线留3~4mm，不锈钢丝留5~6mm，并将钢丝两断端拧紧。

4. 体外线头长度 皮肤缝线的线头可留0.5~1cm，便于拆线。

【注意事项】

1. 线头长短要合适，过短容易使线结滑脱，过长则残留异物过多。在不引起线结松脱的情况下，线头越短越好。

2. 正确掌握手术剪的握持方法（图7-37）。

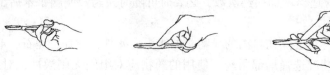

　　A.掌心朝上　　　　　　　　B.掌心朝下　　　　　　　C.左手托剪柄
图7-37　手术剪的握持手法与剪线姿势

3. 剪线、解剖、剪切组织时均利用剪刀头部进行，不要张口过大或用剪刀后部剪割，否则既影响操作，又易损伤邻近组织。

4. 剪线时张开剪刀头沿缝线下滑到线结处，并根据需留线头的长度将剪刀倾斜一定角度再剪断缝线，倾斜的角度越大，所留的线头越长。

5. 剪线时根据方便和不妨碍视野的原则，最好掌心朝上，也可掌心朝下；必要时可用左手托住剪刀柄，以保证剪线动作更为准确，不抖动。特殊情况下也可用左手剪线。

【操作评分】（100分）

1. 掌握适应证。共 10 分，每错、漏一项扣 10 分。

2. 掌握禁忌证。共 10 分，每错、漏一项扣 10 分。

3. 器材准备齐全。共 5 分，每缺一件物品扣 2 分。

4. 操作步骤正确。共 40 分，每错、漏一项扣 5~10 分。

5. 掌握注意事项。共 35 分，每错、漏一项扣 5~7 分。

（二）拆线技术

【适应证】

1. 无菌手术切口，局部及全身无异常表现，已到拆线时间，切口愈合良好者。

2. 伤口术后有红、肿、热、痛等明显感染者，需提前拆线者。

3. 减张缝合伤口已愈合，且到拆线时间。

4. 拔除引流管时，需剪除固定引流管的缝线。

【禁忌证】

1. 手术切口未到拆线时间者。

2. 手术切口已到拆线时间，但愈合不良者，需延迟拆线者。

【器材准备】

无菌换药包 1 个，其中有镊子两把，拆线剪刀 1 把，无菌敷料、碘伏、胶布等。

【操作步骤】

1. 拆线并准备　穿工作服，戴好帽子、口罩，按六步洗手法洗手。

2. 消毒皮肤　去除伤口敷料后用碘伏消毒皮肤。

3. 拆线方法　用镊子或血管钳提起缝线的线头，使埋于皮肤的缝线露出少许，用线剪将露出部剪断，拉出缝线（图7-38）。

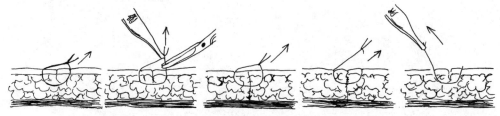

A.提起线头　　B.剪断缝线　　C.正确的牵拉方向　　D.拉出缝合线　　E.错误的牵拉方向

图 7-38　拆线方法

4. 拆线后处理　拆完全部缝线后，用碘伏再消毒 1 次，覆盖无菌纱布，用胶布固定。

【注意事项】

1. 拆线时间：①头、面、颈部伤口：4~5 天；②下腹部、会阴部伤口：5~6 天；③胸部、上腹部、背部、臀部伤口：7~9 天；④四肢伤口：10~12 天；⑤减张伤口：14 天。

2. 拆线时的剪线部不应在缝合线的中间或线结的对侧，而应在缝合线靠近皮肤处，否则拉出的线头会暴露在皮肤外，已被污染的部分缝合线拉过皮下，会增加局部感染的机会。

3. 拆线时最好用剪刀尖剪断缝合线，以避免过分牵引缝合线而导致局部疼痛和移动缝合线致局部感染。

4. 拆线后 1~2 天应观察伤口情况，注意有无伤口裂开。如有伤口愈合不良或裂开，可用蝶形胶布或创可贴牵拉，以保护伤口，直至伤口愈合。如天气寒冷，为增加胶布的粘力，可适当加热。腹部伤口可加用腹带、胸部伤口可加用胸带保护。

5. 延迟拆线

（1）严重贫血、消瘦、恶病质者。

（2）严重水、电解质代谢紊乱尚未纠正者。

（3）老年体弱及婴幼儿伤口愈合不良者。

（4）咳嗽没有控制时，胸、腹部切口应延迟拆线。

（5）切口局部水肿明显、血运较差且持续时间较长者。

（6）间断拆线，对于部分伤口愈合欠佳者，可采用间断拆线，待伤口愈合后再拆除遗留缝线。

【操作评分】（100 分）

1. 掌握适应证。共 10 分，每错、漏一项扣 2.5 分。

2. 掌握禁忌证。共 10 分，每错、漏一项扣 5 分。

3. 器材准备齐全。共 10 分，每缺一件物品扣 2 分。

4. 操作步骤正确。共 40 分，每错、漏一项扣 5~10 分。

5. 掌握注意事项。共 30 分，每错、漏一项扣 2~5 分。

第八章

妇 科 常 用 操 作 技 术

第一节　妇科常用检查

一、双合诊

双合诊是盆腔检查中最常用的项目。检查者一手的两指或一指放入阴道，另一手在腹部配合检查，称双合诊。

【学习目的】

检查阴道、宫颈、宫体、输卵管、卵巢、宫旁结缔组织，以及骨盆腔内壁有无异常。

【检查方法与步骤】

检查者戴无菌手套，右手（或左手）食指和中指蘸润滑剂，顺阴道后壁轻轻插入，检查阴道畅度和深度，再扪触宫颈大小、形状、硬度及外口情况，有无接触性出血。当扪及宫颈外口方向朝后时宫体为前倾；朝前时宫体为后倾；宫颈外口朝前且阴道内手指伸达后穹隆顶部可触及宫体时，子宫为后屈。随后将阴道内两指放在宫颈后方，另手掌心朝下手指平放在患者腹部平脐处，当阴道内手指向上向前方抬举宫颈时，腹部手指往下往后按压腹壁，并逐渐向耻骨联合部移动，通过内、外手指同时分别抬举和按压，相互协调，即可扪清子宫的位置、大小、形状、软硬度。

正常子宫位置一般是前倾略前屈。"倾"指宫体纵轴与身体纵轴的关系。若宫体朝向耻骨称前倾、朝向骶骨称后倾。"屈"指宫体与宫颈间的关系。若两者间的纵轴形成的角度朝向前方为前屈，形成的角度朝向后方为后屈。扪清子宫情况后，将阴道内两指由宫颈后方移至一侧穹隆部，尽可能往上向盆腔深部扪触。与此同时，另一手从同侧下腹壁髂嵴水平开始，由上往下按压腹壁，与阴道内手指相互对合，以触摸该侧子宫附件区有无肿块、增厚或压痛。若扪及肿块，应查清其位置、大小、形状、软硬度、活动度、与子宫的关系以及有无压痛等。正常卵巢偶可扪及，约 4cm×3cm×1cm 大小可活动的块物，触之稍有酸胀感。正常输卵管不能扪及（图 8-1）。

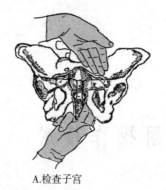

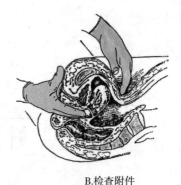

A.检查子宫 B.检查附件

图 8-1 双合诊

【提示】

1. 检查子宫位置时主要扪清宫体纵轴与身体纵轴的关系及子宫的大小、形状、软硬、活动度。

2. 检查附件主要注意附件有无增厚、包块及其活动度、大小等。

3. 检查子宫要注意宫颈有无举摆痛，宫体有无压痛。

【操作评分】（10 分）

1. 手法正确。共 2 分。

2. 步骤正确。共 2 分。

3. 能准确扪及子宫位置及其大小、活动度、软硬度、有无压痛及其附件有无肿块、增厚或压痛等。共 6 分。

二、三合诊

【学习目的】

1. 了解位于骨盆后部及直肠子宫凹陷部肿物与子宫或直肠的关系。

2. 查清极度后屈的子宫、阴道直肠隔、宫颈旁、宫底韧带的病变。

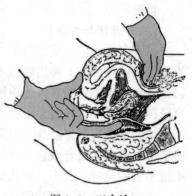

图 8-2 三合诊

【检查方法与步骤】

三合诊：即腹部、阴道、直肠联合检查。一手食指放入阴道，中指插入直肠，另一手在腹部配合检查。其余检查步骤与双合诊相同（图 8-2）。

【提示】

1. 三合诊可弥补双合诊之不足，主要扪清后倾或后屈子宫的大小，发现子宫后壁、直肠子宫陷凹、宫骶韧带及双侧盆腔后部的病变。

2. 估计盆腔内病变范围，特别是癌肿与盆壁间的关系。

3. 扪及阴道直肠隔、骶骨前方或直肠内有无肿块等。

【操作评分】（10 分）

1. 手法正确。共 2 分。

2. 步骤正确。共 2 分。

3. 能扪清后倾或后屈子宫的大小，发现子宫后壁、直肠子宫陷凹、宫骶韧带及双侧盆腔后部的病变；估计盆腔内病变范围，特别是癌肿与盆壁间的关系；以及扪及阴道直肠隔、骶骨前方或直肠内有无肿块等。共 6 分。

三、直肠-腹部诊

【学习目的】

适用于无性生活史、阴道闭锁或其他原因不宜行双合诊的患者。注意有无处女膜闭锁、阴道缺如或闭锁、子宫缺如或发育不良、子宫肌瘤、子宫内膜异位症等。

【检查方法与步骤】

一手食指伸入直肠，另一手在腹部配合检查，其余检查步骤与双合诊相同。

【提示】

扪清子宫的位置、大小、活动度、硬度及两侧附件区的情况。

【操作评分】（10分）

1. 手法正确。共 2 分。

2. 步骤正确。共 2 分。

3. 能扪清子宫的位置、大小、活动度、硬度及两侧附件区的情况。共 6 分。

第二节　孕期检查

一、腹部检查：四步触诊法

【学习目的】

检查子宫大小、胎产式、胎先露、胎方位，以及胎先露部是否衔接。

【检查方法与步骤】

用手测宫底高度，用软尺测子宫长度及腹围值。四步触诊法检查子宫大小、胎产式、胎先露、胎方位及胎先露部是否衔接（图 8-3）。在做前三步手法时，检查者面向孕妇，站在孕妇右侧进行检查。做第四步手法时，检查者则应面向孕妇足端。

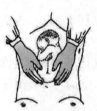
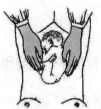
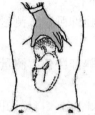
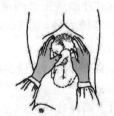

A. 检查子宫高度、大小，轻推判断宫底的胎儿部分　　B. 一手固定,一手轻深按,分辨胎背、四肢　　C. 握住先露部,查清头或臀,左右推动是否入盆　　D. 向下深按,确诊先露部及入盆程度

图 8-3　胎位检查四步触诊法

1. 检查者两手置于宫底部，测得宫底高度，估计胎儿大小与妊娠周数是否相符。然后以两手指腹相互交替推，判断在宫底的胎儿部分。若为胎头则硬而圆且有浮球感，若为胎臀则软而宽且形状略不规则。

2. 检查者两手分别置于腹部左右侧，一手固定，另一手轻轻深按检查，两手交替，触到平坦饱满部分为胎背，并确定胎背向前、向侧方或后方。触到可变形的高低不平部分为胎儿肢体，有时感到胎儿肢体在活动。

3. 检查者右手拇指与其余四指分开，置于耻骨联合上方握住胎先露部，进一步查清是胎头抑或胎臀，左右推动以确定是否衔接。若胎先露部仍可以左右移动，表示尚未衔接入盆。若已衔接，则胎先露部不能被推动。

4. 检查者左右手分别置于胎先露部的两侧，沿骨盆入口向下深按，进一步核对胎先露部的诊断是否正确，并确定胎先露部入盆的程度。先露为胎头时，一手能顺利进入骨盆入口，另一手则被胎头隆起部阻挡，该隆起部称胎头隆突。枕先露时，胎头隆突为额骨，与胎儿肢体同侧；面先露时，胎头隆起为枕骨，与胎背同侧。

【提示】

1. 检查子宫大小、胎产式、胎先露、胎方位及胎先露部是否衔接。

2. 在做前三步手法时，检查者面向孕妇，在做第四步手法时，检查者则应面向孕妇足端。

【操作评分】（10 分）

1. 手法正确。共 5 分。

2. 步骤正确。共 5 分。

二、骨盆测量

【学习目的】

骨盆大小及其形状对分娩有直接影响，是决定胎儿能否经阴道分娩的重要因素，故骨盆测量是产前检查时必不可少的项目。测量骨盆有外测量和内测量两种。这里主要介绍骨盆外测量。骨盆外测量可以间接判断骨盆大小及其形状，操作简便，目前广泛运用于临床。

【检查方法与步骤】

骨盆外测量主要测量以下径线：

1. **髂棘间径** 孕妇取伸腿仰卧位，测量两髂前上棘外缘的距离（图 8-4），正常值为23～26cm。

2. **髂嵴间径** 孕妇取伸腿仰卧位，测量两髂嵴外缘最宽的距离（图 8-5），正常值为25～28cm。

以上两径线可以间接推测骨盆入口横径的长度。

3. **骶耻外径** 孕妇取左侧卧位，右腿伸直，左腿屈曲，测量第 5 腰椎棘突下至耻骨联合上缘中点的距离（图 8-6）。正常值为 18～20cm。第 5 腰椎棘突下相当于米氏菱形窝上角。此径线间接推测骨盆入口前后径长度，是骨盆外测量中最重要的径线。骶耻外径与骨质厚薄相关，骶耻外径值减去尺桡周径（围绕右侧尺骨茎突及桡骨茎突测得的前臂下端）值，即相当于骨盆入口前后径值。

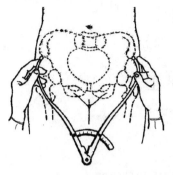 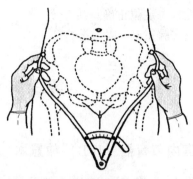

图 8-4　测量髂棘间径　　　　　　　　图 8-5　测量髂嵴间径

4. 坐骨结节间径（或称出口横径）　孕妇取仰卧位，两腿向腹部弯曲，双手抱双膝。测量两坐骨结节内侧缘的距离，正常值为 8.5~9.5cm。也可以用检查者的手拳概测，能容纳成人横置手拳则正常。此径线直接测出骨盆出口横径长度。若此径值 < 8cm 应加测出口后矢状径（图 8-7）。

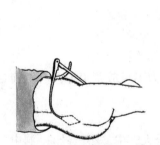 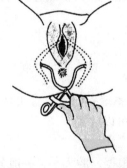 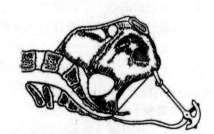

图 8-6　测量骶耻外径　　图 8-7　测量坐骨结节间径　　图 8-8　测量骨盆出口后矢状径

5. 出口后矢状径　此为坐骨结节间径中点至骶骨尖端的长度。检查者戴指套的右手食指伸入孕妇肛门向骶骨方向，拇指置于孕妇体外骶尾部，两指共同找到骶骨尖端，用尺放于坐骨结节径线上。将汤姆斯骨盆出口测量器一端放于坐骨结节间径中点，另一手放于骶骨尖端处，即可测得出口矢状径值，正常值为 8~9cm。出口后矢状径与坐骨结节间径值之和>15cm 表明骨盆出口狭窄不明显（图 8-8）。

6. 耻骨弓角度　两手拇指指尖斜着对拢放置在耻骨联合下缘，左右两拇指平放在耻骨降支上，测量两拇指间角度，即为耻骨弓角度。正常值为 90°，小于 80° 为不正常。此角度反映骨盆出口横径的宽度（图 8-9）。

【提示】

检查时孕妇的姿势一定要正确，以便检查者能准确定位骨性标志。

图 8-9　测量耻骨弓角度

【操作评分】（10 分）

1. 测量方法正确。共 5 分。

2. 骨性标志定位正确。共 2 分。

3. 操作步骤正确。共 3 分。

第三节 计划生育

一、宫内节育器（IUD）放置术

育龄期妇女自愿并适合放置宫内节育器，以达到避孕目的者。

【适应证】

凡育龄妇女无禁忌证，要求放置宫内节育器者。

【禁忌证】

1. 妊娠或妊娠可疑者。

2. 人工流产、分娩或剖宫产后有妊娠组织残留或感染可能者。

3. 生殖道急性炎症。

4. 生殖器官肿瘤、子宫畸形。

5. 宫颈过松、重度陈旧性宫颈裂伤或子宫脱垂。

6. 严重的全身疾患。

7. 对于月经过多过频和部分有血液系统疾病者，过去认为不可放置 IUD，但目前含孕激素 IUD 具有治疗作用，在医师指导下可以放置。

【器材准备】

节育器（分塑料、金属或硅胶等，根据宫腔大小，一般分大、中、小三号）、洞巾、窥阴器、宫颈钳、子宫探针、4~6 号宫颈扩张器、送节育器至宫腔的丫型放置器、碘伏棉球、无菌手套、帽子、口罩。

【术前准备】

1. 详细了解病史。

2. 做好外阴消毒。

3. 戴好无菌手套、口罩和帽子。

【操作步骤】

1. 双合诊了解子宫大小、位置及附件情况。

2. 外阴阴道部常规消毒铺巾，窥阴器暴露宫颈后再次消毒，以宫颈钳夹持宫颈前唇，用子宫探针顺子宫位置探测宫腔深度。一般无需扩张宫颈管，宫颈管较紧者，可用宫颈扩张器依序扩至 6 号。

3. 用放置器将节育器送入宫腔底部。

4. 观察无出血即可取出宫颈钳和阴道窥器。

【术后处理】

1. 术后休息 3 日，1 周内忌重体力劳动，两周内忌房事及盆浴，保持外阴清洁。

2. 定期随访，3 个月内每次月经期或排便时注意有无 IUD 脱落。

【注意事项】

1. 放置时间一般在月经干净后 3~7 天。

2. 在放置 IUD 的过程中，避免进入宫腔的器械和 IUD 等与阴道壁接触。放置时如感到 IUD 未放置宫底时，应取出重放。在放置 IUD 的过程中，如遇多量出血、器械空落感、宫腔深度异常、受术者突感下腹疼痛等应考虑子宫穿孔，立即停止操作，进一步检查原因，采取相应措施。

【操作评分】（100 分）

1. 掌握适应证。共 5 分。

2. 掌握禁忌证。共 15 分，每漏答一项扣 2 分。

3. 器材准备齐全。共 10 分，每漏一件物品扣 1~2 分。

4. 术前准备充分。共 15 分，其中了解病史 5 分，外阴消毒 5 分，戴好无菌手套、口罩和帽子 5 分。

5. 操作步骤正确。共 40 分。

6. 术后处理。共 5 分。

7. 掌握注意事项，能密切观察及处理不良反应，防止并发症发生。共 10 分，一项错误扣 5 分。

二、宫内节育器取出术

因身体和年龄需要取环，符合计划生育政策而无禁忌证者。

【适应证】

1. 计划再生育者。

2. 放置期限已满需更换者。

3. 围绝经期月经紊乱、闭经半年以上者。

4. 改用其他避孕措施或绝孕者。

5. 有并发症及不良反应，经治疗无效者。

6. 带器妊娠者。

【禁忌证】

1. 全身状况不良或处于疾病急性期者暂不取，待好转后取。

2. 并发生殖道炎症时，需在抗感染治疗后再取节育器，情况严重者可在积极抗感染的同时取节育器。

【器材准备】

洞巾、窥阴器、取环钩、血管钳、子宫探针、长钳、刮匙、碘伏棉球、手套、帽子、口罩、宫颈扩张器。

【术前准备】

1. 详细了解病史。

2. 做好外阴消毒。

3. 戴好无菌手套、口罩和帽子。

【操作步骤】

1. 常规消毒后，有尾丝者，用血管钳夹住后轻轻牵引取出。

2. 多年前放置的金属单环，以取环钩钩住环下缘牵引取出。

3. 无尾丝者，先用子宫探针查清 IUD 的位置，再用取环钩或长钳牵引取出。

4. 取环困难者可在 B 型超声、X 线监视下操作或借助宫腔镜取出。

【术后处理】

术后休息 3 日，1 周内忌重体力劳动，两周内忌房事及盆浴，保持外阴清洁。

【注意事项】

1. 取环时间月经干净后 3~7 日为宜。

2. 因子宫出血而需取环者，随时可取。

3. 宫内节育器取出过程的不良反应，如出血、腰腹坠胀等。

4. 宫内节育器取出的并发症，如子宫穿孔、节育器异位、感染、节育器嵌顿或断裂等。

【操作评分】（100 分）

1. 掌握适应证。共 10 分，每漏一项扣 1~2 分。

2. 掌握禁忌证。共 10 分，每漏一项扣 5 分。

3. 器材准备齐全。共 10 分，每漏一件物品扣 1~2 分。

4. 术前准备充分。共 15 分，其中了解病史 5 分，外阴消毒 5 分，戴好无菌手套、口罩和帽子 5 分。

5. 操作步骤正确。共 40 分。

6. 术后处理。共 5 分。

7. 掌握注意事项，能密切观察及处理不良反应，防止并发症发生。共 10 分。

三、人工流产术

人工流产术是指妊娠 14 周以内，因疾病、防止先天性畸形儿出生、遗传病及非法妊娠等原因而采取的用人工终止妊娠手术。此乃计划外避孕失败后的补救措施。妊娠月份愈小，方法愈简便，且安全，出血愈少。人工流产术按照受孕时间的长短可分为负压吸引术（孕6~10 周）和钳刮术（孕 11~14 周）。

【适应证】

妊娠 6~10 周内要求终止妊娠而无禁忌证者，患有心脏病、心力衰竭、慢性肾炎等疾病不宜继续妊娠者。

【禁忌证】

生殖道炎症、盆腔炎、各种急性病或急性传染病、心力衰竭、高血压伴有自觉症状、结核病急性期、高热、严重贫血等，手术当日两次体温在 37.5℃以上者。

【器材准备】

洞巾、窥阴器、子宫探针、宫颈钳、5~10 号宫颈扩张器、消毒橡皮管、吸引器、吸管、刮匙、缩宫素、碘伏、无菌纱布、无菌棉球、手套、帽子、口罩。

【术前准备】

1. 详细了解病史，核对末次月经日期。

2. 体格检查：测体温、脉搏、血压，做全身及妇科检查。

3. 化验检查：核对尿妊娠试验，做阴道分泌物滴虫、真菌、清洁度化验。有严重贫血或血液性疾病者应检查血常规、出血凝血时间、血小板计数及血型，必要时备血。

4. 一般术前应做 B 超检查，了解胎囊着床位置，还可早期发现异位妊娠或子宫畸形。

5. 术前排空膀胱。

【操作步骤】

1. 常规消毒外阴、阴道、铺洞巾。双合诊复查子宫位置、大小及附件情况。用阴道窥阴器暴露宫颈，消毒宫颈。

2. 用宫颈钳夹持宫颈前唇，用子宫探针探测宫腔的屈向和深度。

3. 扩张宫颈，一般从 5 号宫颈扩张器开始扩。

4. 吸管吸引。连接好吸引管，之前负压试验情况正常。按孕周选择吸管粗细及负压大小。一般按顺时针方向吸引宫腔 1~2 周，将妊娠物吸引干净。当感觉宫腔缩小、宫壁粗糙、吸头紧贴宫壁、上下移动受阻时，可折叠并捏住皮管，慢慢取出吸管，仅见少量血性泡沫而无出血，表示已吸净。

5. 检查宫腔是否吸干净，用小号刮匙轻刮宫腔 1 周，尤其注意宫底及两宫角部。

【术后处理】

术后在观察室观察 30~60 分，注意阴道流血及全身情况，如无异常方可离去。如流血多或全身情况衰弱者应继续观察，必要时收住院。

【注意事项】

1. 吸引前必须做负压试验，确定负压试验正常后方可使用。

2. 注意勿带负压进出宫颈，以防宫颈内膜损伤。负压一般控制在 400~600mmHg，最大不超过 600mmHg，负压过大可增加出血量。

3. 所有进入宫腔的器械，不要触碰阴道壁，以防将细菌带入宫腔引起感染。

4. 子宫探针、吸引管等进入宫腔均应顺子宫自然倾曲度轻轻进入，如遇阻力不可用大力推进，以防子宫穿孔。

5. 未见绒毛或病理诊断仅有蜕膜组织，应随诊排除有无漏吸或宫外孕。

【操作评分】（100 分）

1. 掌握适应证 10 分。每漏一项扣 1~2 分。

2. 掌握禁忌证 10 分。每漏一项扣 1~2 分。

3. 器材准备齐全。共 10 分，每漏一件物品扣 1~2 分。

4. 术前充分准备。共 10 分。

5. 操作步骤和方法正确。共 40 分。

6. 术后处理。共 10 分。

7. 掌握注意事项，能密切观察及处理不良反应，防止并发症发生。共 10 分。

第四节　妇科常用特殊检查

一、诊断性刮宫术

诊断性刮宫术是诊断宫腔内膜疾病采用的重要方法之一。其目的是刮取宫腔内容物做病理检查，以协助诊断。若疑有宫颈管病变，需对宫颈管及其宫腔分段进行诊断性刮宫，简称分段刮宫。

（一）一般诊断性刮宫

【适应证】

1. 子宫异常出血或阴道排液，需证实或排除子宫内膜癌、宫颈管癌，或其他病变，如流产、子宫内膜炎等。

2. 月经失调，如功能失调性子宫出血或闭经，需了解子宫内膜变化及其对性激素的反应。

3. 不孕症需了解有无排卵或疑有子宫内膜结核者。

4. 因宫腔内有组织残留或功能失调性子宫出血长期多量出血，刮宫不仅有助于诊断，还有止血效果。

【禁忌证】

滴虫、真菌感染或细菌感染的急性阴道炎、宫颈炎，急性或亚急性盆腔炎。

【器材准备】

洞巾、窥阴器、子宫探针、宫颈钳、5~10 号宫颈扩张器、刮匙、碘伏、无菌纱布、无菌棉球、手套和帽子、口罩。

【术前准备】

1. 详细了解病史。

2. 做好外阴消毒。

3. 戴好手套、帽子和口罩。

【操作步骤】

1. 排尿后，受检者取膀胱截石位，查明子宫大小及其位置。

2. 常规消毒外阴，铺洞巾，用阴道窥阴器暴露宫颈，碘伏消毒宫颈及其宫颈外口。

3. 以宫颈钳夹持宫颈前唇或后唇，用探针测量宫颈管及宫腔深度。

4. 将刮匙送达宫腔，自上而下刮取。

（二）分段诊断性刮宫

为区分子宫内膜癌及宫颈癌，应做分段诊断性刮宫。

【适应证】

分段诊断性刮宫多在出血时进行，适用于绝经后子宫出血或老年患者疑有子宫内膜癌，或需要了解宫颈管是否被累及。

【禁忌证】

滴虫、真菌感染或细菌感染的急性阴道炎、宫颈炎，急性或亚急性盆腔炎。

【器材准备】

洞巾、窥阴器、子宫探针、宫颈钳、5~10号宫颈扩张器、刮匙、10%甲醛溶液、碘伏、无菌纱布、无菌棉球、手套和帽子、口罩。

【术前准备】

1. 详细了解病史。

2. 做好外阴消毒。

3. 戴好手套、口罩和帽子。

【操作步骤】

先不探查宫腔深度，以免将宫颈管组织带入宫腔混淆诊断。用小刮匙自宫颈内口至外口顺序刮宫颈管1周，将所刮取组织置纱布上，然后刮匙进入宫腔刮取子宫内膜。刮出宫颈管黏膜及宫腔内膜组织分别装瓶，固定，送病理检查。若刮出物肉眼观察高度怀疑为癌组织，不应该继续刮宫，以防出血及癌扩散。若肉眼未见明显癌组织，应全面刮宫，以防漏诊。

【术后处理】

同人流术。

【注意事项】

1. 不孕患者或功能失调性子宫出血者，应在月经前或月经来潮前6小时内刮宫，以判断有无排卵或黄体功能不良；刮宫时注意不要漏刮。

2. 出血、子宫穿孔、感染是刮宫主要并发症。

【操作评分】（100分）

1. 掌握适应证10分。每漏一项扣1~2分。

2. 掌握禁忌证10分。每漏一项扣1~2分。

3. 器材准备齐全。共10分，每漏一件物品扣1~2分。

4. 术前准备充分。共10分。

5. 操作步骤和方法正确。共40分。

6. 术后处理。共10分。

7. 掌握注意事项，能密切观察及处理不良反应，防止并发症发生。共10分。

二、输卵管通液术

输卵管通液术是检查输卵管是否通畅的一种方法，并具有一定的治疗功效。通过导管向宫腔内注入液体，根据阻力大小、有无回流及注入液体量和患者感觉等判断输卵管是否通畅。

【适应证】

1. 不孕者，男方精液正常，疑有输卵管堵塞者。

2. 检验和评价输卵管绝育术、输卵管再通术或输卵管成形术的效果。

3. 输卵管黏膜轻度粘连需疏通者。

【禁忌证】

1. 内外生殖器急性炎症或慢性炎症急性或亚急性发作。

2. 月经期或有不规则阴道流血。

3. 可疑妊娠。

4. 严重的全身性疾病，如心、肺功能异常等，不能耐受手术。

5. 体温高于 37.5℃。

【器材准备】

洞巾、窥阴器、宫颈钳、宫颈导管、地塞米松 5mg、阿托品 0.5mg、庆大霉素 8 万 U、注射用水 30ml 或生理盐水、50ml 注射器、无菌棉球、手套、帽子、口罩。

【术前准备】

1. 月经干净 3~7 天，术前 3 日禁性生活。

2. 必要时术前半小时肌肉注射阿托品 0.5mg 解痉。

3. 患者排空膀胱。

【操作步骤】

1. 排尿后，受检者取膀胱截石位，查明子宫大小及其位置，常规消毒外阴、阴道，铺无菌洞巾。

2. 用阴道窥阴器暴露宫颈，再次消毒宫颈及其宫颈外口、阴道穹隆，以宫颈钳夹持宫颈前唇。沿宫腔方向置入宫颈导管，并使其与宫颈外口紧密相贴。

3. 用注射器与导管相连，并使导管内充满生理盐水或抗生素溶液。排出空气后沿宫腔方向将其置入宫颈管内，缓慢推注液体。观察阻力大小、经宫颈注入的液体是否回流、患者下腹部是否疼痛等。

【术后处理】

同人流术。

【注意事项】

1. 所用液体温度以接近体温为宜，以免液体过冷造成输卵管痉挛。

2. 注入液体时必须使宫颈管紧贴宫颈外口，防止液体外漏。

3. 术后两周禁盆浴及性生活，酌情给予抗生素预防感染。

【操作评分】（100 分）

1. 掌握适应证 10 分。每漏一项扣 1~2 分。

2. 掌握禁忌证 10 分。每漏一项扣 1~2 分。

3. 器材准备齐全。共 10 分，每漏一件物品扣 1~2 分。

4. 术前准备充分。共 10 分。

5. 操作步骤和方法正确。共 40 分。

6. 术后处理正确。共 10 分。

7. 掌握注意事项，能密切观察及处理不良反应，防止并发症发生。共 10 分。

三、经阴道后穹隆穿刺

直肠子宫凹陷是腹部最低部位，故腹腔内的积血、积液、积脓易积存于该处。阴道后穹隆顶端与直肠子宫凹陷贴接，选择经阴道后穹隆穿刺术进行抽出物的肉眼观察、化验、病理检查是妇产科临床常用的辅助诊断方法。

【适应证】

1. 怀疑腹腔内出血，如宫外孕、卵巢黄体破裂等。

2. 怀疑盆腔内积液、积脓，以了解积液的性质，盆腔脓肿的穿刺引流，带局部注射药物。

3. 盆腔肿块位于子宫凹陷内，经后穹隆穿刺直接抽吸肿块内容物做涂片，行细胞学检查以明确性质。若高度怀疑恶性肿瘤，应尽量避免穿刺。一旦穿刺诊断为恶性肿瘤，应及早手术。

4. B 型超声引导下行卵巢子宫内膜异位囊肿或输卵管妊娠部位注药治疗。

5. 在 B 型超声引导下经阴道后穹隆穿刺取卵，用于各种助孕技术。

【禁忌证】

1. 盆腔严重粘连，直肠子宫凹陷被较大肿块完全占据，并已凸向直肠。

2. 疑有肠管与子宫后壁粘连。

3. 临床高度怀疑恶性肿瘤。

4. 异位妊娠准备采用非手术治疗时，避免穿刺，以免引起感染。

【器材准备】

洞巾、窥阴器、22 号长穿刺针、5~10ml 注射器、碘伏棉球、无菌手套和帽子、口罩。

【术前准备】

1. 详细了解病史。

2. 做好外阴消毒。

3. 戴口罩和帽子。

【操作步骤】

1. 患者排空膀胱，取膀胱截石位，常规消毒外阴、阴道，戴手套，铺洞巾。

2. 阴道检查了解子宫、附件情况，注意阴道后穹隆是否膨隆。阴道窥阴器充分暴露宫颈及阴道后穹隆，并消毒。

3. 宫颈钳钳夹宫颈后唇，向前、向上提拉，充分暴露宫颈及阴道后穹隆，再次消毒。

4. 用 22 号长针头接 5~10ml 注射器，检查针头有无堵塞，在后穹隆中央或稍偏病侧，距离阴道后壁与宫颈后唇交界处稍下方平行宫颈管刺入。当针穿过阴道壁，有落空感（进针约 2cm）后即抽吸，必要时适当改变方向或深浅度，如无液体抽出，可边退针边抽吸。针头拔出后，穿刺点如有活动性出血，可用棉球压迫片刻。血止后退出阴道窥器。

【穿刺液性质与结果判断】

1. 血液

（1）新鲜血液：放置后迅速凝固为刺伤血管，应改变穿刺方向或重新穿刺。

（2）陈旧性暗红色血液：放置10分钟以上不凝固，表明有腹腔内出血。多见于异位妊娠、卵巢黄体破裂或其他脏器破裂等。

（3）小血块或不凝固陈旧性血液：多见于陈旧性宫外孕。

（4）巧克力色黏稠液体：镜下见不成行碎片，多为卵巢子宫内膜异位囊肿破裂。

2. 脓液 呈黄色、黄绿色、淡巧克力色，质稀薄或浓稠，有臭味，提示盆腔及盆腔内有化脓性病变或脓肿破裂，脓液应行细胞学涂片、细菌培养、药物敏感实验，必要时行切开引流术。

3. 炎性渗出物 呈粉红色、淡黄色浑浊液体，提示盆腔及腹腔内有炎症，应行细胞学涂片及细菌培养、药物敏感实验。

4. 腹水 有血性、浆液性、黏液性等，应送常规化验。

【术后处理】

穿刺后如有渗血可用无菌干纱布填塞，压迫片刻，待血止后取出阴道窥器。术后在手术床上休息15分钟左右。

【注意事项】

1. 穿刺方向应从阴道后穹隆中点进针，与宫颈管方向平行，深入至直肠子宫凹陷，不可以过分向前或向后，以免针头刺入宫体或进入直肠。

2. 穿刺深度要适当，一般2~3cm，过深可刺入盆腔器官或血管。若积液较少，过深的针头可超过液平面，抽不出液体而延误诊断。

3. 有条件或病情允许，先行B型超声检查，协助诊断直肠子宫凹陷有无液体及液体量。

4. 阴道后穹隆穿刺未抽出血液不能完全排除宫外孕，内出血量少、血肿位置高或与周围组织粘连均可造成假阴性。

5. 抽出液体均应涂片，行常规及细胞学检查。

【操作评分】（100分）

1. 掌握适应证10分。每漏一项扣1~2分。

2. 掌握禁忌证10分。每漏一项扣1~2分。

3. 器材准备齐全。共10分，每漏一件物品扣1~2分。

4. 操作步骤和方法正确。共40分。

5. 结果判断准确。共20分。

6. 掌握注意事项，能密切观察及处理不良反应，防止并发症发生。共10分。

第五节　妇科常用中医疗法

一、针灸促排卵法

此法是通过针灸治疗调节卵巢功能，以达到促排卵的一种方法。

【适应证】

排卵功能障碍的不孕症患者。

【禁忌证】

凡属实热证、阴虚发热者不宜施灸；小腹部有皮损、疮疖者。

【器材准备】

弯盘、镊子、艾条2根、2寸毫针1盒、网状钢丝小木箱、75%酒精、无菌棉球。

【定穴】

选取针刺部位。主穴：气海、关元、中级、子宫穴；配穴：三阴交或大赫。

【操作步骤】

1. 消毒针刺穴位皮肤。

2. 检查针尖是否平齐无钩，针柄与针尖连接处是否牢固。

3. 进针：选择腧穴部位，选择相应的进针方法。

4. 行针：通过提插捻转手法调节针感、留针。

5. 施灸：将两根艾条分别折成两段点燃成对角放入有钢丝的木箱中，将木箱置于针刺的腹部之上，留针30分钟左右直至艾条燃尽。

6. 观察：有无晕针、弯针、折针等现象。

7. 起针：先将木箱取下，再自上而下顺序起针，用无菌棉球轻压片刻，核对毫针数。

【术后处理】

如灸后出现小水泡，无需处理，可自行吸收。如水泡较大，可用注射器抽去泡内液体，覆盖无菌纱布，保持干燥，防止感染。

【注意事项】

1. 采用艾灸时，注意防止艾灰脱落烫伤皮肤或烧坏衣物。

2. 施灸后局部皮肤出现微红灼热属于正常现象。

【操作评分】（100分）

1. 掌握适应证5分，禁忌证5分。共10分。

2. 器材准备齐全。共10分。

3. 定穴准确。共20分。

4. 操作步骤正确。共40分，动作要轻巧、稳重、熟练、正确。

5. 术后处理正确。共10分。

6. 掌握注意事项。共10分。

二、纠正胎位法

通过艾灸至阴穴达到纠正晚期妊娠胎位不正的一种方法。

【适应证】

一般用于孕 28 周后胎位不正者。

【禁忌证】

1. 脐带绕颈者。

2. 脐带过短者。

【器材准备】

弯盘、75%酒精、棉球、镊子、5 分毫针、艾条两根。

【操作步骤】

1. 取双至阴穴，患者取正坐垂直位，或取仰卧屈膝位，放松腰带，排空小便，用 75% 酒精棉球消毒。

2. 用 5 分毫针，斜刺向上，进针 1~2 分深，手法平补平泻，中等强度刺激。

3. 留针 15 分钟。

4. 治疗者点燃艾条，对准双侧至阴穴距离 0.4~0.6 寸，以温热感为度，灸 10~15 分钟，每日 1~2 次，7 天为 1 个疗程，至胎位转正即可停用，配合膝胸卧位效果更佳。患者也可带艾条回家自灸。

【术后处理】

同针灸促排卵法。

【注意事项】

同针灸促排卵法。

【操作评分】（100 分）

1. 掌握适应证 5 分，禁忌证 5 分。共 10 分。

2. 器材准备齐全。共 10 分。

3. 定穴准确。共 20 分。

4. 操作步骤正确。共 40 分，动作要轻巧、稳重、熟练、正确。

5. 术后处理正确。共 10 分。

6. 掌握注意事项。共 10 分。

三、宫颈上药法

通过宫颈局部上药以达到治疗宫颈疾病的一种方法。

【适应证】

1. 宫颈糜烂。

2. 宫颈原位癌。

3. 子宫脱垂。

4. 宫颈出血等。

【禁忌证】

1. 宫颈癌扩散。

2. 宫颈急性炎症。

【器材准备】

治疗盘、医师配置药物，无菌带线棉球或纱布块、冲洗液和容器、窥阴器、镊子、生理盐水棉球、一次性中单、治疗巾、卫生纸、屏风。

【术前准备】

核对患者姓名、诊断，取膀胱截石位，注意保暖、遮挡。

【操作步骤】

1. 清洁　臀下垫一次性中单、治疗巾，清洁外阴，戴手套，上窥阴器，擦洗阴道和宫颈。

2. 药物放置　用带线棉球蘸药后，将棉球置于宫颈患处，留线头于阴道外，退出窥阴器。

【术后处理】

嘱患者 24 小时后自己取出棉球，如有不适及时随诊。

【注意事项】

1. 操作时严格消毒。

2. 治疗期间避免性生活。

3. 经期停用，妊娠期慎用。

【操作评分】（100分）

1. 掌握适应证 5 分，禁忌证 5 分。共 10 分。

2. 器材准备齐全。共 10 分。

3. 术前准备充分。共 10 分。

4. 操作步骤正确。共 50 分，其中要求宫颈暴露清楚，窥阴器固定好，上药深度适当，动作轻巧，线头留在阴道外，不易脱出，取出方便。

5. 术后处理正确。共 10 分。

6. 掌握注意事项。共 10 分。

四、腹部外敷法

腹部外敷法是用中药碎末或散剂熨烫腹部以治疗妇科盆腔疾病的一种方法。

【适应证】

1. 慢性盆腔炎。

2. 痛经。

3. 产后腹痛。

4. 不孕症等。

【禁忌证】

1. 急性盆腔炎。

2. 急性胃肠道炎。

【器材准备】

治疗盘、医师配置药物、白酒或食醋、竹筷、砂锅、电炉、布袋、凡士林、棉签、大毛巾。

【术前准备】

核对药物，药物用冷水浸泡 15 分钟去水后，将药物用白酒或食醋搅拌后置于锅中，用文火炒至 60℃~70℃装袋，大毛巾保暖。

【操作步骤】

1. 定位 下腹部。

2. 药熨 局部涂凡士林，将药袋置于患处熨敷，随时移动药袋，用力均匀，来回推熨，开始时用力轻而速度快，随着药温降低则用力增加同时速度减慢，药袋温度过低时及时加温。一般敷药时间为 30 分钟。

【术后处理】

观察患者对热感的反应，局部皮肤情况，一旦出现水疱，立即停止，及时处理。

【注意事项】

经期停用，妊娠期禁用。

【操作评分】（100 分）

1. 掌握适应证 5 分，禁忌证 5 分。共 10 分。

2. 器材准备齐全。共 10 分。

3. 术前准备充分。共 10 分。

4. 操作步骤正确。共 50 分。

5. 术后处理正确。共 10 分。

6. 掌握注意事项。共 10 分。

第九章

眼科常用操作技术

第一节 眼科常用检查

【学习目的】

1. 掌握眼科常用检查,如视力检查、检眼镜检查、裂隙灯检查。

2. 掌握眼科常用操作及治疗,如上眼睑翻转法、结膜囊冲洗法、泪道冲洗法、球结膜下注射法、角膜异物取出术、海螵蛸棒摩擦术等。

一、视力检查方法

【检查方法与步骤】

1. 远视力检查方法

(1)视力表测定:视力表检查需光线充足或用有人工照明的视力表箱。受检者与视力表的距离为5m,使1.0行与受检眼在同样高度。双眼分别检查,习惯上先查右眼再查左眼,从上至下指出视标开口的方向,将能够正确辨认的最小视标所对应的视力记录下来,如视力右眼1.0,左眼0.5。

视力不足以辨认0.1视标者,可让受检者向视力表走近,直到能够辨认0.1视标为止,将眼睛与视力表的距离除以5再乘以0.1即为受检者视力。

(2)指数:视力低于0.02者,改用指数表示视力,受检者背光数检查者手指,记录能看清的最远距离,例如在30cm处能看清指数,则记录为"30cm指数"或"CF/30cm"。

(3)手动:受检者对眼前5cm处的手指都不能辨认时,改测手动。检查者用手在受检者眼前摆动,记录能够看到手摆动的距离,如手动/30cm或HM/30cm。

(4)光感:不能看到手动者,在暗室中检查受检者是否能看到光线,用电筒在受检者眼前照射,看到光线为光感,看不到光线为无光感。有光感者,用电筒在1米距离检查9个眼位的光定位。

2. 近视力检查

常用标准近视力表检查,检查距离30cm,也可让受检者自行改变距离,将看到的视力和阅读距离一并记录。如1.0/40cm。

【提示】

视力检查是眼科检查的重要内容，应熟记检查顺序及视力的正确记录。

【操作评分】（10分）

1. 按顺序正确检查远、近视力。共5分。

2. 正确记录远、近视力。共5分。

二、直接检眼镜检查法（检眼镜检查法）

【检查方法与步骤】

直接检眼镜由照明系统、观察系统及一些辅助部件组成。

照明系统由光源、集光镜、光栏圈、投射镜和反射镜所组成。集光镜将灯丝发出的光线转变为平行光。光栏圈用于调整投射光斑大小。投射镜和反射镜有利于将光线投射到眼底。

观察系统由观察孔和透镜盘所组成。观察孔是用于观察眼底的小孔，位于受检者眼底反射光与观察者眼睛之间的光路上。透镜盘是将一系列不同屈光度排列的小透镜镶嵌在小圆盘上，可补偿检查者的屈光不正、粗略估计受检者屈光不正程度及局部视网膜隆起或凹陷的程度。

检查最好在暗室中进行。检查右眼时，检查者站在受检者的右侧，用右手持检眼镜，用右眼检查；检查左眼时相反。特殊情况下检查者应采用利于检查而又操作方便的位置。

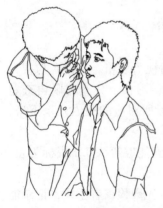

图9-1　检眼镜检查法

一般先将透镜盘拨至+8~+10D屈光度处，在离受检者10~20cm处照向受检者的瞳孔区。若在橘红色的反光中可见到黑影则可能存在屈光间质混浊，然后将透镜盘拨至"0"处，同时将检眼镜移至受检眼前约2cm处检查眼底。若检查者或受检者存在屈光不正，可转动透镜盘至看清楚眼底为止。检查时先检查视盘，再按视网膜血管分支分别检查视网膜各象限，再检查黄斑部，必要时可再检查周边部（图9-1）。

【提示】

用直接检眼镜检查时应注意"三右、三左"的检查顺序。

【操作评分】（10分）

1. 直接检眼镜的组成。共3分。

2. 检查时顺序正确。共7分。

三、裂隙灯显微镜检查法

【检查方法与步骤】

检查最好在暗室内进行，嘱受检者下颌搁在托架上，前额与托架上面的横档紧贴，如检查晶状体周边部、玻璃体及眼底时，须先将瞳孔充分散大。检查外眼时光线自颞侧射入，光线与显微镜约呈45°；检查前房、虹膜、晶状体及玻璃体前1/3时，以30°或更小角度为宜。检查玻璃体后部及眼底时，以5°~10°为宜。裂隙灯显微镜的操作方法常用的是直接焦点照射法。

【提示】

用裂隙灯显微镜检查时注意受检者前额的位置要紧贴横档，及焦点的调节。

【操作评分】（10分）

1. 安排受检者前额及下颌位置正确。共3分。

2. 正确使用直接焦点照射法检查。共7分。

第二节 眼科常用西医操作与治疗方法

一、上眼睑翻转法

【操作步骤】

嘱受检者眼向下看，检查者用大拇指放在被检眼上睑中央部近睑弦处，食指放在上睑中央相当眉弓下凹陷处，两指同时夹住相应部位皮肤向前下方轻拉，然后用食指轻压睑板上缘，拇指同时将眼皮向上捻转，上睑即可翻转（图9-2）。

【提示】

翻转上睑时嘱受检者放松，并向下看时容易成功。

【操作评分】（10分）

1. 嘱被检者向下看。共4分。

2. 手指放置正确。共4分。

3. 用力正确并翻转上睑。共2分。

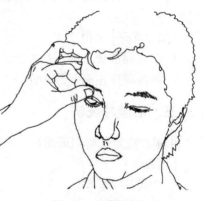

图9-2 翻转上睑

二、结膜囊冲洗法

结膜囊冲洗是清洁结膜囊或清除浅层结膜囊异物的一种方法。

【适应证】

1. 浅层结膜囊异物。

2. 外眼或内眼手术前准备。

【禁忌证】

深层结膜或角膜异物为相对禁忌证。

【器材准备】

受水器、消毒棉球、1%丁卡因、生理盐水、输液器。

【操作步骤】

嘱受检者手持受水器紧贴面颊部，头稍向冲洗眼倾斜。检查者以左手的食指、拇指将上、下眼睑撑开，并固定（如化学伤，应暴露穹隆结膜），冲洗球结膜即可。冲洗完毕用消毒棉球擦干眼睑皮肤。

【术后处理】

用消毒棉球擦干眼睑皮肤，若是浅层结膜异物需在裂隙灯显微镜下仔细检查是否有异物残留。

【注意事项】

1. 冲洗时洗眼壶的高度要适当：过高则冲洗液的压力较强，受检者不能耐受；过低则冲洗壶头末端常与眼睫毛或分泌物接触造成污染，一般壶头离眼部6.6cm左右。

2. 冲洗的生理盐水在冬季温度要适中。

3. 冲洗时不可直接冲洗角膜。

4. 化学烧伤受检者如眼睑痉挛，先滴1%丁卡因眼药水行表面麻醉，3分钟1次，滴2~3次。然后至少用1500ml生理盐水冲洗结膜囊，特别注意上下穹隆部及内外部均需冲洗。

【操作评分】（10分）

1. 受水器放置正确。共3分。

2. 冲洗顺序正确。共7分。

三、泪道冲洗法

泪道冲洗是了解泪道通畅、狭窄或阻塞的一种方法。

【适应证】

1. 泪道狭窄。

2. 慢性泪囊炎。

3. 内眼手术前。

【禁忌证】

急性结膜炎。

【器材准备】

泪点扩张器、泪道冲洗针头、5ml注射器、1%丁卡因溶液、生理盐水、棉签、抗生素眼药水。

【术前准备】

麻醉：用消毒棉签蘸1%丁卡因眼药水放在上下泪小点之间，嘱受检者闭眼，夹住棉签约5分钟。

【操作步骤】

1. 如泪小点较小或闭塞者，应先用泪小点扩张器插入下泪小点，一面旋转一面慢慢向下进入约1.5mm，然后将泪小点扩张器向鼻侧水平方向，缓慢旋转推进以扩大泪小点。

2. 扩张泪小点后同上方法将冲洗针头垂直进入泪小管约1.5mm，再转向鼻侧水平方向推进，接着将冲洗液推入泪道进行冲洗。

3. 在使用泪点扩张器及插入冲洗针头时，检查者左手拇指自始至终将受检者下睑向下外侧轻按，使下泪点暴露，便于操作。

【术后处理】

局部点抗生素眼药水。

【注意事项】

1. 持针筒的右手需固定于受检者面部，防止头部突然转动。

2. 冲洗针头与针筒应紧密连接，防止在冲洗时因阻力而使针头与针筒脱开。

3. 下泪小点不能冲洗，可冲洗上泪小点。

4. 冲洗针头进入泪小点时，如有阻力，不可强行推进，以防刺破泪道。在注入冲洗液时，如发现有隆起处，系出现假泪道，应立即停止冲洗，必要时嘱受检者热敷，待隆起处消退后再冲洗。

【操作评分】（100分）

1. 掌握适应证5分，禁忌证5分。共10分。

2. 器材准备齐全。共10分。

3. 术前麻醉方法正确。共15分。

4. 操作步骤正确。共50分，其中按泪小管方向进针正确30分，使用泪点扩张器正确20分。

5. 术后处理正确。共5分。

6. 掌握注意事项。共10分。

四、眼压测量法（眼压计测量）

眼压测量法是了解眼球内容物对眼球壁压力的一种方法。

【适应证】

1. 青光眼。

2. 高眼压症。

【禁忌证】

角膜溃疡。

【器材准备】

Schiotz眼压计、1%丁卡因溶液、75%酒精棉球、干棉球、抗生素眼药水。

【术前准备】

受检者取低枕仰卧，测量前滴1%丁卡因溶液做表面麻醉，每5分钟1次，共两次。

【操作步骤】

1. 将眼压计调整至"0"位，使用前用75%酒精棉球消毒眼压计底盘，待充分干燥后再使用。

2. 嘱受检者两眼向正上方注视一固定目标或自己手指。检查者用左手拇指和食指分开被检查者的上、下睑，固定于上下眼眶，右手持眼压计把手，将眼压计垂直向下，底盘轻轻放于角膜中央。读出眼压计指出的刻度数，按换算表计算出眼压值（mmHg）。当指针读数在3以下时，应更换重量大一级的砝码。

3. 测量完毕，滴抗生素眼药水，防止感染。同时嘱受检者2小时内不要用手揉眼，以防角膜上皮脱落。若有角膜上皮损伤，可涂抗生素眼膏。

【术后处理】

局部滴抗生素眼药水。

【注意事项】

1. 急性结膜炎、角膜溃疡、穿孔伤者禁止测量眼压。

2. 测量时切勿加压于眼球，以免影响准确性。

3. 同一眼不可反复多次测量，否则影响准确性，且易损伤角膜。

4. 严格执行操作步骤，保持眼压计清洁，防止交叉感染。

5. 眼压计消毒后，必须待充分干燥后再使用，以免残留酒精损伤角膜上皮。

【操作评分】（100分）

1. 掌握适应证5分，禁忌证5分。共10分。

2. 器材准备齐全。共10分。

3. 术前麻醉方法正确。共15分。

4. 操作步骤正确。共50分。

5. 术后处理正确。共5分。

6. 掌握注意事项。共10分。

五、球结膜下注射

球结膜下注射是以药物注射到球结膜下治疗眼病的一种方法。

【适应证】

1. 角膜炎。

2. 结膜炎。

3. 内眼手术后。

【禁忌证】

年龄相关性白内障。

【器材准备】

1ml注射器、1%丁卡因溶液、注射药物、棉签、无菌敷料、抗生素眼药水、消毒眼垫。

【术前准备】

冲洗结膜囊。

【操作步骤】

1. 滴1%丁卡因溶液局部麻醉，5分钟1次，共2~3次。

2. 患者取坐位或卧位，医师将患者的睑裂分开，如注射下方球结膜则嘱患者向下看，右手持注射器，针头的斜面向上与角膜缘平行，距离角膜缘4~5mm处，呈45°刺入结膜下，透过结膜可见针头，切忌刺入巩膜注射药液。注射完毕后滴抗生素眼药水，涂抗生素眼膏，置消毒眼垫。

【术后处理】

术眼敷料遮盖。

【注意事项】

1. 注射时针头应避开血管，防止损伤血管，造成结膜下出血。

2. 进针时针头不应指向角膜，以防眼球突然转动时刺伤角膜。

3. 需多次注射时，应改变注射部位。注射部位一般以颞下及颞上方较理想。

4. 进针时，不应刺入过深，防止刺入巩膜。在针头斜面进入结膜下后即可注射药液。

5. 结膜下注射药液量一般为 0.3ml，不超过 1ml。

【操作评分】（100 分）

1. 掌握适应证 5 分，禁忌证 5 分。共 10 分。

2. 器材准备齐全。共 10 分。

3. 冲洗结膜囊正确。共 15 分。

4. 操作步骤正确。共 50 分，其中正确麻醉 20 分，正确进针并完成操作 30 分。

5. 术后处理正确。共 5 分。

6. 掌握注意事项。共 10 分。

六、取结膜囊异物

取结膜囊异物是将进入结膜囊内异物取出的一种方法。

【适应证】

结膜囊异物。

【禁忌证】

1. 角膜异物。

2. 眼球内异物。

【器材准备】

1%丁卡因溶液、生理盐水、棉签、抗生素眼药水、消毒眼垫。

【术前准备】

局部点 1%丁卡因溶液 1 次。

【操作步骤】

1. 浅表的或在睑下沟的异物，可用棉签浸生理盐水轻轻擦去。

2. 较深的异物，应先用生理盐水对结膜囊进行冲洗，再滴 1%丁卡因溶液局部麻醉，每 2~3 分钟滴 1 次，共滴 3 次，然后用消毒的异物针或注射针头进行剔出。在剔出时，应避免损伤正常的角膜组织，以防术后形成瘢痕，影响视力。在操作时对患者眼部、所用的辅料、药物应严格遵守无菌概念，进行无菌操作，防止发生感染。如异物较深较多，可多次剔出。

3. 异物剔出后，结膜囊内点抗生素眼药水或眼药膏，置消毒眼垫，以防止感染，第 2 天复诊检查是否有感染。

【术后处理】

局部滴抗生素眼药水或眼药膏。

【注意事项】

操作时需注意无菌操作，异物取出后应用药物预防感染。

【操作评分】（100分）

1. 掌握适应证5分，禁忌证5分。共10分。

2. 器材准备齐全。共10分。

3. 术前准备正确。共10分。

4. 操作步骤正确。共55分，其中无菌操作10分，正确麻醉15分，正确取出异物30分。

5. 术后处理正确。共5分。

6. 掌握注意事项。共10分。

七、角膜异物取出法

取角膜异物是将嵌顿在角膜上的异物取出的一种方法。

【适应证】

角膜异物。

【禁忌证】

角膜穿透伤。

【器材准备】

裂隙灯显微镜、开睑器、1ml注射器、1%丁卡因溶液、棉签、抗生素眼药水、消毒眼垫。

【术前准备】

局部点用1%丁卡因溶液1次。

【操作步骤】

角膜异物分浅层和深层两种。深层异物需在手术室的显微镜下取；浅层异物在门诊裂隙灯下取出。取浅层角膜异物的步骤如下：

1. 结膜囊点1%丁卡因眼药水，5分钟1次，共3次，用开睑器开眼。

2. 用注射器针头刮除异物，并消除周围的铁锈。如异物在角膜组织的深部，可分次取。

3. 取出异物后在结膜囊滴抗生素眼药水及眼药膏，置消毒眼垫。如角膜有感染，可同时结膜下注射抗生素。

4. 嘱患者第2天复诊，观察是否有感染。

【术后处理】

滴抗生素眼药水，口服抗生素。

【注意事项】

1. 严格执行无菌操作，所有操作用具均要消毒灭菌，以防感染。

2. 剔出异物时，操作要准确轻巧，尽量不损伤异物周围的正常角膜。

3. 铁屑异物若范围大而深，不能一次取尽，可分多次进行。

【操作评分】（100分）

1. 掌握适应证5分，禁忌证5分。共10分。

2. 器材准备齐全。共10分。

3. 术前准备正确。共10分。

4. 操作步骤正确。共55分，其中无菌操作10分，正确麻醉15分，正确取出异物30分。

5. 术后处理正确。共5分。

6. 掌握注意事项。共10分。

第三节　眼科常用中医疗法

一、海螵蛸棒摩擦法

海螵蛸棒摩擦法是用海螵蛸棒摩擦治疗沙眼的一种方法。

【适应证】

沙眼（乳头、滤泡较多者）。

【禁忌证】

沙眼（乳头、滤泡较少者）。

【器材准备】

海螵蛸棒、1%丁卡因溶液、生理盐水、棉签、抗生素眼膏。

【术前准备】

将海螵蛸磨制成棒状，用黄连水煮沸消毒，取出待干备用。术眼先滴1%丁卡因溶液做表面麻醉，后用生理盐水冲洗结膜囊。

【操作步骤】

术者以左手翻开上下睑，充分暴露穹隆部。右手持制海螵蛸棒，以轻快手法上下左右来回多次摩擦睑内面颗粒密集处约1分钟，直至见点状渗血为宜。摩擦后，用生理盐水冲洗，并涂抗生素眼膏。隔5天1次。根据病情，可多次重复进行。

【术后处理】

局部涂抗生素眼膏。

【注意事项】

操作时应注意消毒，用力不可太重，且不可损伤黑睛。

【操作评分】（100分）

1. 掌握适应证5分，禁忌证5分。共10分。

2. 器材准备齐全。共10分。

3. 术前准备正确。共15分。

4. 海螵蛸棒操作步骤正确。共 50 分。

5. 术后处理正确。共 5 分。

6. 掌握注意事项。共 10 分。

二、针挑法

针挑法是用毫针挑刺治疗眼病的一种方法。

【适应证】

针眼。

【禁忌证】

针眼伴有背部皮肤溃烂者。

【器材准备】

毫针、碘伏、棉签、抗生素眼膏。

【术前准备】

暴露患者背部皮肤。

【操作步骤】

在肺俞或膏肓穴附近皮肤面，找出红点一个或数个，若不明显，可轻刮之后再找。碘伏消毒后，用毫针挑破，挤出黏液或血水。

【术后处理】

局部涂抗生素眼膏。

【注意事项】

操作时应注意消毒。

【操作评分】（100 分）

1. 掌握适应证 5 分，禁忌证 5 分。共 10 分。

2. 器材准备齐全。共 10 分。

3. 术前准备正确。共 10 分。

4. 操作步骤正确。共 55 分。

5. 术后处理正确。共 5 分。

6. 掌握注意事项。共 10 分。

第十章

耳鼻咽喉科常用操作技术

第一节　耳鼻咽喉科常用检查法

一、额镜使用法

【学习目的】

1. 掌握正确的额镜使用方法。

2. 学习准确"对光"。

【检查方法与步骤】

1. 检查者调节好额镜双球关节的松紧，将关节夹放置在水平位。

2. 调节镜面，使镜面垂直向下，镜面与额面平行。

3. 根据检查者头围的大小调节额带的松紧。

4. 依检查者的习惯戴好额镜：戴在左眼前面者将光源置于被检者右侧距右耳廓 10 ～ 20cm 处；戴在右眼前面者将光源置于被检者左侧距左耳廓 10～20cm 处。

5. 检查者与被检者对坐，相距约 25cm。

6. 检查者调整镜面的倾斜度，使瞳孔、反光焦点和受检部位呈一直线（图 10-1）。

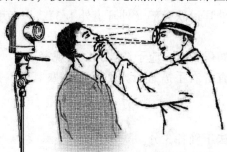

图 10-1　额镜检查及光源

【提示】

1. 额镜的使用方法是耳鼻咽喉科医师的一项基本功，应多练习并熟练掌握。

2. 检查时，检查者用戴额镜的眼睛（单眼）通过镜孔观察受检部位，另眼不闭，这是用好额镜的关键。

3. 对光时应避免时时移动光源，或扭颈、弯腰、侧身等以迁就光源和反射光线。

【操作评分】（10分）

1. 使用额镜检查顺序正确。共4分。

2. 双眼配合正确、对光集中且清晰、检查姿势自然各2分。

二、外耳道及鼓膜检查法

【学习目的】

1. 掌握检查外耳道和鼓膜的各种方法。

2. 学习外耳道、鼓膜的正常解剖结构及异常表现。

【检查方法与步骤】

1. 被检者坐于检查椅上，面向一侧；检查者相对而坐，以额镜反光射于被检查者外耳道口。

2. 采取徒手检查法

（1）单手检耳法：检查左耳时，检查者用左手拇指和中指从下方将耳廓向后、向上、向外（儿童应向后下方向）牵拉，食指将耳屏向前推开；检查右耳时，检查者用左手拇指和中指从上方将耳廓向后、向上、向外（儿童应向后下方向）牵拉，食指将耳屏向前推开。

（2）双手检耳法：检查者用一手的拇指和食指将耳廓向后、向上、向外（儿童应向后下方向）牵拉，另一手的食指将耳屏向前推移。

3. 或采取耳镜检查法：适应于耳毛浓密，阻挡视线，徒手检查不能窥清其全貌者。①检查者根据外耳道的大小选择好合适的耳镜；②按徒手检查法牵拉耳廓和耳屏，右手在光照下将耳镜放入，方向与外耳道纵轴一致；③检查者调整耳镜方向及深度至合适位置。

4. 观察外耳道和鼓膜情况：注意外耳道内有无疖肿、耵聍、异物、新生物等；注意鼓膜的色泽、厚度、有无穿孔、鼓膜的位置是否正常以及活动情况。

【提示】

1. 外耳道是一个弯曲的管道，临床检查时，只有将外耳道拉直，才能看清外耳道和鼓膜的全貌。

2. 耳镜插入不要超过外耳道软骨部（外耳道外1/3），以免引起被检者疼痛或损伤外耳道皮肤。

3. 遇有耵聍、分泌物妨碍视线，应予清除，以利观察。

4. 单手检耳时，因检查者右手需进行操作（如钳取耵聍、异物等），故多用左手牵拉耳廓进行检查。

【操作评分】（10分）

1. 徒手及耳镜检查手法正确各3分。

2. 能正确描述外耳道及鼓膜的形态结构各2分。

三、音叉检查法

【学习目的】

1. 掌握音叉检查法的检查内容、方法及顺序。

2. 掌握根据音叉检查结果初步判定与鉴别耳聋性质的方法。

3. 了解音叉检查在听力检查中的意义。

（一）林纳试验（RT）

用于比较同侧气导听力和骨导听力的时程长度，又称气骨导比较试验。

【检查方法与步骤】

1. 选好 256Hz 或 512Hz 的音叉。

2. 检查者击动音叉后将音叉的柄端紧压在被检耳的鼓窦部位至听不到声音，以测骨导听力。

3. 立即将音叉移放在同侧外耳道口外约 1cm 处，测气导听力。

4. 按相反顺序检查一遍，即先测气导听力，再测骨导听力。

5. 比较气导、骨导听力时间。如气导大于骨导，林纳试验阳性，提示正常或感音神经性耳聋；骨导大于气导，林纳试验阴性，提示传导性耳聋；气导等于骨导，为林纳试验中性，提示轻度传导性耳聋。

【提示】

1. 林纳试验可以辨别被检耳是否正常，或辨别被检耳属传导性耳聋还是感音神经性耳聋。

2. 正常人气导听到的时间是骨导的两倍，故林纳试验阳性。

3. 疑为传导性耳聋者，可以先测气导听力，再测骨导听力。

（二）韦伯试验（WT）

比较两耳骨导听力情况，又称骨导偏向试验。

【检查方法与步骤】

1. 选用 128Hz 或 256Hz 的音叉。

2. 击动音叉后将柄底紧压于颅面中线上任何一点（多为前额或颏部）。

3. 观察骨导响度偏向，以"→"标明被检者判断的骨导偏向侧，以"＝"示两侧相等。

【提示】

1. 韦伯试验适用于辨别单侧传导性耳聋或感音神经性耳聋。

2. 传导性耳聋时，偏于患侧或较重侧；感音神经性耳聋时，偏于健侧或较轻侧。

（三）施瓦巴赫试验（ST）

比较被检查者骨导与正常人（检查者）骨导听力的方法。

【检查方法与步骤】

1. 检查者将振动的音叉基底放置在被检查者乳突部位，测骨导听力，直至不再听到声音。

2. 迅速将音叉移至检查者自己的乳突部位，观察是否听到。

3. 若检查者不能听到，则按相反顺序重复试验。

【提示】

1. 传导性耳聋：ST 延长（被检查者骨导大于检查者）；感音神经性耳聋：ST 缩短（被

检查者骨导小于检查者)。

2. 若被检者与检查者的骨导听力时间基本相等,表示被检耳听力正常。

3. 在临床工作中,综合林内试验、韦伯试验、施瓦巴赫试验的结果,可以大致判断被检查者听力是否正常或听力减退的性质(图 10-2)。不同类型耳聋的音叉试验结果见表 10-1。

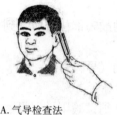 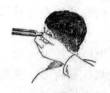 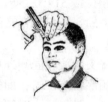

A.气导检查法   B.骨导检查法   C.正中骨导比较法

图 10-2 音叉检查法

表 10-1 音叉试验结果比较

音叉试验	传导性耳聋	感音神经性耳聋
林纳试验（RT）	(−),(±)	(+)
韦伯试验（WT）	→病耳	→健耳
施瓦巴赫试验（ST）	(+)	(−)

(四) 盖莱试验 (GT)

【检查方法与步骤】

1. 检查者将鼓气耳镜置于被检查者外耳道内。

2. 用鼓气耳镜连接的橡皮球向外耳道内交替加、减压力。

3. 将振动音叉的叉柄底部置于鼓窦区。

4. 观察被检查者是否有随耳道压力变化一致的音叉声强弱变化的感觉。

【提示】

1. 用于检查镫骨底板或听骨链是否活动。

2. 被检查者感觉到随耳道压力的变化一致的音叉强弱变化为阳性,提示活动正常;反之为阴性,提示耳硬化症或听骨链固定。

【操作评分】(10 分)

1. 检查手法正确。共 2 分。

2. 能综合各项音叉检查结果,大致判断出被检查者听力是否正常或听力减退的性质。共 4 分。

3. 能说出每项音叉检查结果的临床意义。共 4 分。

四、纯音听力计检查法 (纯音听阈测试)

【学习目的】

1. 掌握纯音听力计检查法的内容、方法及顺序,了解正常听力曲线图。

2. 认识不同耳病出现的听力曲线图特点、辨别方法及临床意义。

【检查方法与步骤】

1. 检查者向被检者说明检查方法及要求，检查耳道内有无耵聍或其他分泌物阻塞，并予清除。

2. 将被检查者带入隔音室中。测试在隔声室内进行，一般室内总噪声级不超过 30dB。

3. 嘱被检查者取舒适坐位，勿使看到仪器面板及检查者的操作，指令仔细倾听。

4. 进行测试。测试时先测气导，后测骨导；先测健耳，后测患耳；必要时加掩蔽进行测试。

5. 气导听阈测试法：①给被检者佩戴耳机，松紧适宜，将耳机中央之振动膜对准耳道口，红色标记为右侧，蓝色标记为左侧；②检查者由 1kHz 开始，先给予 40dB 的 1kHz 测试音，如无反应，则以 10dB 一档增加测试，至被检查者听到声音为止；③将此声强减弱至被检者听不到为止；④在二极限之间以 5dB 一档上升或下降；⑤确定该频率纯音的听阈值；⑥依次测 1kHz、2kHz、4kHz、8kHz、500Hz、250Hz、125Hz 听阈；⑦重复测 1 次 $1KH_2$。

6. 骨导听阈测试法（气导正常时骨导可以免测）：①给被检者佩戴好骨导耳机，放在外耳道口后上，相当于鼓窦处；②进行骨导听阈测试，测试方法与气导测试方法相同；③进行 250Hz~4kHz 之间各倍频率声音的测试。

7. 掩蔽：在测试较差耳气导时，对侧耳应予以掩蔽，掩蔽噪声的声强一般为对侧阈上 40dB 左右。

8. 以每个频率能听到的最小声音为听阈，将各频率的听阈在听力坐标图上连线，绘出纯音听阈图（图 10-3、图 10-4、图 10-5）。

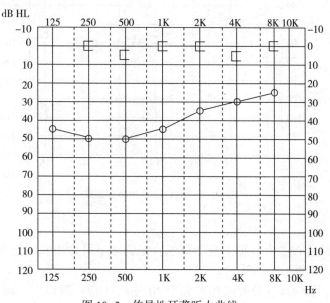

图 10-3 传导性耳聋听力曲线

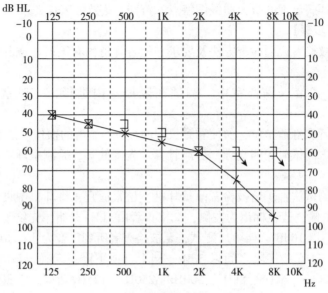

图 10-4 感音神经性耳聋听力曲线

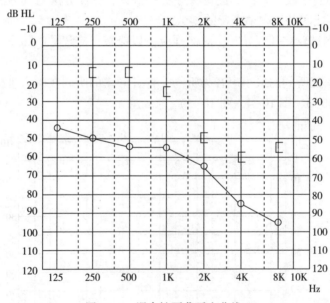

图 10-5 混合性耳聋听力曲线

【提示】

1. 纯音听力计检查法为一种主观测试法，是临床上最常用和最重要的听力测试方法，包括气导测听和骨导测听两部分。

2. 测气导时，如两耳气导听阈相差大于 40 分贝（dB）及以上，测试较差耳时，应当在非测试耳加掩蔽噪音；测骨导时，应常规在对侧耳使用掩蔽噪音。

3. 临床工作中以听力气导曲线的 500、1000 及 2000Hz 平均听阈在-10~25dB 判作听力正常。

【操作评分】（10 分）

1. 正确使用纯音听阈测试仪进行听力检测。共 3 分。

2. 能根据纯音听阈图判断有无听觉障碍。共 2 分。

3. 估计听觉损害的程度。共 2 分。

4. 对耳聋的类型和病变部位作出初步判断。共 2 分。

五、前庭功能检查

【学习目的】

1. 掌握前庭功能检查的内容与方法，明确正常与异常前庭功能表现。

2. 学习平衡功能检查中迷路病变与小脑（或中枢性）病变的辨别方法，认识生理性眼震与病理性眼震、前庭周围性眼震与前庭中枢性眼震的特点。

（一）平衡功能检查

【检查方法与步骤】

1. 闭目直立检查法

（1）被检查者闭目直立，两脚并拢，两手手指互扣于胸前。

（2）观察被检查者闭目时躯干有无倾倒及倾倒方向。

2. 过指试验

（1）检查者与被检查者相对而坐，检查者伸出一食指与被检查者的食指相对。

（2）嘱被检查者睁眼完成：高举一上肢，向下移动，用食指触及检查者手指的动作。

（3）嘱被检查者闭眼再完成以上检查动作，观察有无偏指。

3. 行走试验

（1）被检查者闭眼，站立位。

（2）让被检查者向正前方行走 5 步，继之后退 5 步，前后行走 5 次，或闭目向前直线行走。

（3）检查者观察其步态，并计算起点与终点之间的偏差角。

【提示】

1. 闭目直立试验是最常用的静平衡功能检查法，迷路病变（前庭病变）常倒向眼震慢相（前庭功能低）侧，小脑病变者倒向病侧或向后倒。

2. 过指试验中迷路病变双臂偏向眼震慢相侧，小脑病变时仅有一侧上臂偏移。

3. 行走试验是一种检查动平衡功能的检查法，偏差角大于 90 度示双侧前庭功能有显著性差异，迷路病变偏向前庭功能弱的一侧，中枢性病变病人常有特殊蹒跚步态。

【操作评分】（10 分）

1. 指导被检查者完成闭目直立检查。共 2 分。

2. 能说出迷路病变发生倾倒的方向，与小脑病变方向不同点。共 1 分。

3. 指导被检查者正确完成过指试验。共 2 分。

4. 能说出迷路病变与小脑病变发生偏指的不同。共 1 分。

5. 指导被检查者正确完成行走试验。共 3 分。

6. 能说出迷路病变与中枢性病变者步态或偏差角的不同。共 1 分。

（二）眼震检查

【检查方法与步骤】

1. 自发性眼震检查

（1）检查者立于被检查者正前方。

（2）检查者用手指距被检查者眼 40~60cm 处引导被检者向左、右、上、下及正前方 5 个方向注视。

（3）同时观察被检查者有无出现眼震及眼震的方向、强度。

2. 位置性眼震检查　当头部处于某一特定位置方才出现的眼震。

（1）检查在暗室内进行。

（2）令被检者取坐位扭转头向左、右及前俯、后仰各 45°~60°。

（3）令被检者仰卧位头向左、右扭转。

（4）令被检者仰卧悬头位向左、右扭转头。

（5）观察并记录出现眼震的体位。

3. 变位性眼震检查　指在迅速改变头位和体位时诱发的眼震。

（1）被检查者坐于检查台上，头平直，检查者立于被检查者右侧，并双手扶其头。

（2）令被检查者按以下步骤进行位置的变动：坐位—仰卧悬头位—坐位—头向右转—仰卧悬头—头向左转—仰卧悬头—坐位。

（3）观察潜伏期、眼震性质、方向、振幅、慢相角速度及持续时间，记录有无眩晕感、恶心、呕吐等。

【提示】

1. 自发性眼震检查　①自发性眼震属病理性眼震，前庭周围性疾病常引起水平旋转性眼震，偶见单纯水平性或旋转性眼震，垂直性或斜性眼震常见于前庭中枢性疾病；②在检查过程中，被检者的注视角度（视线与中线相交之角）不宜超过 45°~60°，以免诱发末位性眼震而影响检查结果。

2. 位置性眼震检查　变换位置时应缓慢进行，每一头位观察 30 秒。

3. 变位性眼震检查　①每次变位在 3 秒内完成，每一位置观察、记录 20~30 秒；②如有眼震应连续观察、记录 1 分钟，至眼震消失后方可变换下一体位。

【操作评分】（10 分）

1. 眼震检查手法正确。共 5 分。

2. 能说出以上 3 种眼震方向及意义。共 5 分。

（三）半规管功能检查

【检查方法与步骤】

1. 冷热试验　分别将 30℃和 44℃的水冲入外耳道直达鼓膜，观察被检查者眼球震颤的振幅、频率、方向和时间，以了解被检查者的前庭功能。

（1）被检查者仰卧，头前倾 30°。

（2）向被检查者外耳道内注入 44℃水（或空气），至诱发眼震开始时截止。

（3）注入 30℃水（空气），至诱发眼震开始时截止。

（4）先检测右耳，后检测左耳，每次检测间隔 5 分钟。

（5）检查者观察、记录被检查者出现眼震的方向、开始及持续时间。

2. 旋转试验

（1）被检查者坐在旋转试验椅上，脚踏在试验椅的足板上，将头分别固定在稍向前倾 30°、向后 60°、向前 120°的位置。

（2）检查者用每 20 秒转 10 周的速度使被检查者向右侧旋转 10 周，然后突然停止。

（3）被检查者头注视正前方，观察眼震的方向、类型和时间。

（4）休息 5~10 分钟后，用同法再向左侧旋转，同时观察眼震情况。

3. 瘘管试验

（1）被检查者与检查者相对而坐，患耳朝检查者。

（2）检查者用鼓气耳镜紧贴于被检查者外耳道内。

（3）压迫连于鼓气耳镜之橡皮球，使外耳道内压力交替加减。

（4）观察眼球运动情况和有无眩晕。

【提示】

1. 冷热试验

（1）向被检者解释试验方法和可能出现的反应，避免过度紧张。

（2）详细检查外耳道和鼓膜，遇有耵聍栓塞时应清除，鼓膜穿孔时应避免向外耳道注水，以免发生中耳感染。

（3）试验前 3 天停用迷路镇静剂。

（4）正常人冷水试验从开始注水到诱发眼震完全消失的时间为 2 分钟，热水试验为 1 分 40 秒。

（5）两耳向同一方向的眼震持续时间应相等，如差别大于 40 秒，表示有优势偏向（两侧前庭反应不平衡）。

2. 旋转试验

（1）旋转试验是通过旋转刺激水平、上、后半规管以检查前庭病变的基本方法。

（2）被检查者头固定在向前倾 30°旋转发生的眼震为水平性眼震，固定在向后 60°、向前 120°的位置旋转发生的眼震为旋转性眼震。

（3）正常眼震持续时间为 30 秒，若眼震时间延长至 1~3 分钟，可能表示前庭过敏，缩短或少于 20 秒表示前庭不易受刺激或由前庭病变所致。

3. 瘘管试验

（1）瘘管试验阳性，表示水平半规管的骨壁因病变（胆脂瘤腐蚀）形成瘘管。

（2）瘘管存在，则鼓室压力通过瘘管使膜迷路受到压力刺激，产生眼震或眩晕。

（3）发生的眼球震颤向患侧。

（4）注意若瘘管被肉芽阻塞或迷路已经破坏，瘘管试验可呈阴性。

【操作评分】（10 分）

1. 正确完成冷热试验、旋转试验和瘘管试验。共 6 分。

2. 能描述正常人冷热试验，旋转试验所引出的眼震的特征。共 2 分。

3. 说出瘘管试验的意义。共 2 分。

六、前鼻镜检查法

【学习目的】

1. 掌握前鼻镜检查的内容、方法及顺序，学习并熟悉正常鼻腔内结构。

2. 了解鼻腔异常表现及其与疾病的关系。

【检查方法与步骤】

1. 检查者左手持鼻镜，拇指置于两叶的交叉点上，一柄置于掌内，另一柄由其余四指扶持；右手扶持被检查者面颊部，以调整头位。

2. 将鼻镜两叶合拢，使之与鼻底平行，缓缓进入鼻前庭。

3. 将鼻镜两叶上下张开进行以下位置检查：①被检查者头稍低（第 1 位置），观察鼻腔底部、下鼻甲、下鼻道及鼻中隔下部；②被检查者头后仰 30°（第 2 位置），观察鼻中隔中段、中鼻甲、中鼻道和嗅裂中后部；③被检查者头进一步后仰至 60°（第 3 位置），观察鼻中隔上部、中鼻甲前端、鼻丘及嗅裂、中鼻道的前部。

4. 检查完毕后，检查者将鼻镜的两叶呈半张开状态退出（图 10-6）。

 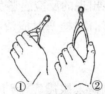

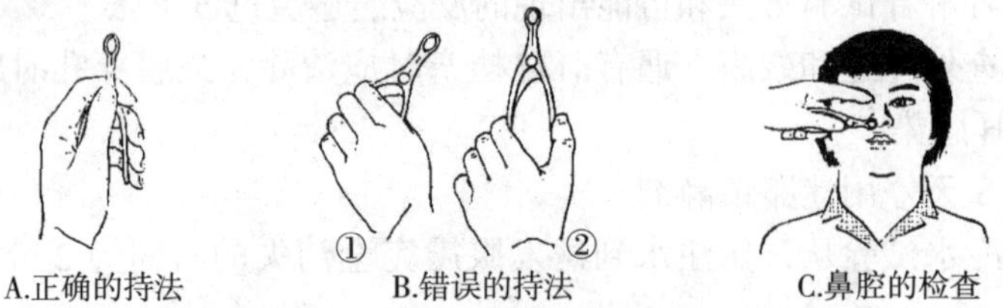

A.正确的持法　　　　　　B.错误的持法　　　　　C.鼻腔的检查

图 10-6　前鼻镜检查法

【提示】

1. 前鼻镜检查是鼻腔检查的重点，应全面掌握。

2. 鼻镜的两叶进入鼻腔不能超过鼻阈，以免引起疼痛或碰伤鼻腔黏膜。

3. 若鼻腔黏膜肿胀或下鼻甲肿大妨碍检查时，可用 1% 麻黄素生理盐水收缩后检查。

4. 取出前鼻镜时勿使两叶完全合拢，以免夹住鼻毛而引起被检查者疼痛。

【操作评分】（10 分）

1. 检查内容、方法及顺序正确。共 6 分。

2. 能说出鼻腔内正常结构。共 2 分。

3. 能说出鼻腔内异常表现。共 2 分。

七、后鼻镜检查法（间接鼻咽镜检查法）

【学习目的】

1. 掌握后鼻镜检查的内容、方法及顺序，学习并熟悉正常后鼻孔及鼻咽部各壁结构。

2. 了解后鼻孔及鼻咽部异常表现及其与疾病的关系。

【检查方法与步骤】

1. 被检查者头略前倾，张口，咽部完全放松，用鼻平静呼吸。

2. 检查者左手持压舌板，压下舌前 2/3，右手持加温而不烫的后鼻镜（即间接鼻咽镜），镜面向上，由张口之一角送入，置于软腭与咽后壁之间。

3. 检查者分别朝前上、左右、水平等方向转动镜面。

4. 观察后鼻孔及鼻咽部各壁情况，注意有无炎症、脓液、肿瘤等（图 10-7）。

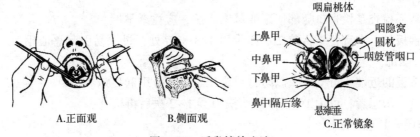

A.正面观　　　　　B.侧面观　　　　　C.正常镜象

图 10-7　后鼻镜检查法

【提示】

1. 后鼻镜检查法是检查鼻腔后部及鼻咽部的基本检查方法，应多操作并熟练掌握。

2. 应将后鼻镜放酒精灯上略微加热，以免被检者呼出之水汽凝于镜面妨碍观察。

3. 加热之镜面伸入口腔前应先用手背试一下镜的温度，防止镜背过热烫伤咽部。

4. 检查时注意勿使鼻咽镜与咽后壁或软腭接触，以免引起恶心反射（被检查者咽部反射过敏，可用 1%~2% 丁卡因溶液喷雾表麻咽部）。

【操作评分】（10 分）

1. 检查手法、顺序正确。共 4 分。

2. 能说出鼻咽部正常结构。共 3 分。

3. 能说出鼻咽部异常情况。共 3 分。

八、口咽部检查法

【学习目的】

1. 掌握口咽部检查的内容、方法及顺序，学习并熟悉口咽部正常结构。

2. 了解口咽部异常表现及其与疾病的关系。

【检查方法与步骤】

1. 被检查者正坐张口，平静呼吸，舌平放口底。

2. 检查者手持压舌板，轻轻压于被检查者舌前 2/3 处。

3. 观察口咽部形态、黏膜的色泽、扁桃体的大小、是否充血、分泌物、假膜、溃疡、新生物、软腭、咽壁及前后腭弓运动情况（图 10-8）。

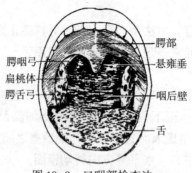

腭部

腭咽弓

悬雍垂

扁桃体

腭舌弓

咽后壁

舌

图 10-8 口咽部检查法

【提示】

1. 口咽部检查是检查口咽部情况的基本方法，应注意掌握。

2. 压舌板的远端宜置于舌前 2/3 和舌后 1/3 交界处，过深易引起恶心呕吐，过浅无法充分暴露口咽部。

3. 压舌板的近端不可下压，以防将舌头压于齿上，引起疼痛。

4. 对反射敏感者，可用 1%丁卡因溶液喷雾 1~2 次后再检查。

【操作评分】（10 分）

1. 检查手法、顺序正确。共 6 分。

2. 能说出口咽部正常结构。共 2 分。

3. 能说出咽部的异常情况。共 2 分。

九、鼻咽部检查法（间接鼻咽镜检查法）

见"后鼻镜检查法"。

十、喉咽部及喉腔检查法（间接喉镜检查法）

【学习目的】

1. 掌握喉咽部及喉腔检查的内容、方法及顺序，学习并熟悉喉咽部及喉腔正常结构。

2. 了解喉咽部及喉腔异常表现及其与疾病的关系。

【检查方法与步骤】

1. 被检查者正坐，头稍后仰，张口，将舌伸出，平静呼吸。

2. 检查者左手拇指和中指持纱布捏住被检查者舌尖稍向下牵于口外，食指推开上唇抵住上列牙齿，以求固定。

3. 检查者用右手持加温而不烫的间接喉镜伸入被检查者口内，用镜背将悬雍垂推向后上方，镜面朝向前下方。

4. 检查者左右转动镜面，注意观察舌根、会厌、会厌谷、喉入口、喉腔、梨状窝等情况。

5. 嘱被检者发"衣"声使会厌上举，注意观察会厌喉面、杓会厌襞、杓间区、室带、声带及其闭合情况。

【提示】

1. 喉咽部及喉腔检查法是检查喉咽部及喉腔的基本方法，应多操作并熟练掌握。

2. 注意间接喉镜内的影像与实际喉头的位置前后正好颠倒，而左右不变。

3. 若被检查者咽反射过于敏感，可先用1%丁卡因喷雾咽部，数分钟后再进行检查。

【操作评分】（10分）

1. 检查手法正确。共6分。

2. 能说出观察到的部位名称及正常、异常等情况。共4分。

第二节　耳鼻咽喉科常用治疗操作技术

一、外耳道冲洗法

外耳道冲洗法是用于清除外耳道耵聍、异物或脓液的一种治疗技术。

【适应证】

外耳道深部不易取出的碎软耵聍、已经软化的耵聍栓塞及微小异物。

【禁忌证】

1. 凡有鼓膜穿孔或疑鼓膜穿孔者。

2. 遇水起化学作用的异物（如石灰）、植物性异物（如豆类）及尖锐多角的异物。

3. 鼓膜及外耳道急性炎症期。

【器材准备】

治疗巾、弯盘、冲洗器或20ml注射器、钝针头、棉签、75%酒精、温开水或生理盐水冲洗液。

【术前准备】

1. 详细了解病史。

2. 向患者说明外耳道冲洗法的目的、意义、安全性和疗效。简要说明操作过程，消除顾虑，取得配合。

3. 检查器材准备是否齐全。

4. 术者戴好帽子、口罩。

【操作步骤】

1. 患者取侧坐位，患耳向操作者，同侧颈及肩围以治疗巾，患者手托弯盘紧贴耳垂下。

2. 操作者左手牵耳廓向后上（牵婴幼儿耳廓向后下方），右手持冲洗器，将冲洗液对着外耳道后上壁注入，直到洗净为止。

3. 冲洗后用干棉签擦干外耳道，并用75%酒精消毒，检查有无损伤，并对症处理。

【注意事项】

1. 冲洗液的温度与体温接近，以免患者出现眩晕。

2. 冲洗时水压不可过大，且不可直射鼓膜，以免损伤鼓膜。

【操作评分】（100分）

1. 掌握外耳道冲洗法的适应证。共10分，每漏、错一项扣5分。

2. 掌握外耳道冲洗法的禁忌证。共10分，每漏、错一项扣5分。

3. 器材准备齐全。共10分，每漏一件物品扣2分。

4. 术前准备。共10分。

5. 操作方法与步骤正确。共50分，其中患者体位姿势正确10分，操作者手法正确30分，冲洗后处理正确10分。

6. 掌握注意事项，防止不良反应发生。共10分。

二、咽鼓管吹张法

咽鼓管吹张法是检查咽鼓管功能，治疗某些中耳疾患的一种诊疗技术。

【适应证】

1. 检查咽鼓管的通畅度。

2. 治疗咽鼓管闭塞而致的非化脓性中耳炎，如急性卡他性中耳炎亚急性期、慢性卡他性中耳炎、分泌性中耳炎、粘连性中耳炎等。

3. 鼓室成型术后鼓膜内陷或粘连。

【禁忌证】

1. 上呼吸道急性感染者。

2. 鼻腔或鼻咽腔有脓液未清，鼻出血者。

3. 鼻咽腔有溃疡或肿瘤等病变者。

【器材准备】

吹张球（橡皮球）、橄榄头、橡皮管（约2尺长）、1%~2%丁卡因、1%麻黄素液、无菌棉签、金属导管。

【术前准备】

1. 详细了解病史。

2. 向患者说明咽鼓管吹张法的目的、意义、安全性和疗效。简要说明操作过程，消除顾虑，取得配合。

3. 检查器材准备是否齐全。

4. 术者戴好帽子、口罩。

【操作步骤】

1. 皮球吹张法（吞咽吹张法） ①患者取坐位，与操作者相对；②操作者一手持吹张球（图10-9），将球的橄榄头前端塞入被检者一侧鼻孔，并用拇指压迫鼻翼，使鼻孔紧闭；③操作者将听诊管两端分别塞在患者和操作者之外耳道口；④嘱患者吞咽口中之水，同时操作者用力捏紧吹张球，此操作反复四五次；⑤询问患者是否感到空气入耳，检查者可从听诊管听到声音（气过声音属正常，如听到飞箭声或无声示咽鼓管狭窄或阻塞。图 10-10）。

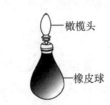

橄榄头

橡皮球

图 10-9 橡皮球

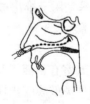

图 10-10 皮球吹张法

2. 导管吹张法（中耳吹张法） ①患者取坐位，头稍前倾；②操作者用蘸有 1%~2% 丁卡因和 1% 麻黄素液的棉签麻醉与收缩鼻腔黏膜；③将特制的已消毒的金属导管从患者前鼻孔进入：第一法：沿鼻底部徐徐插入直达咽后壁后，缓缓将导管抽出约 1cm，并将导管弯端轻轻向外转 90°，使其沿着咽、腭皱襞滑入咽口，再将导管略向外上方转动，使前端进入咽口。第二法：沿鼻底部徐徐插入，当导管末端已达鼻咽后壁，则将弯头向内转 90°，并轻轻拉出，使导管弯端与鼻中隔后缘接触，再将导管弯端向外转 180°，稍向下，弯头便进入咽鼓管咽口；④当导管达咽口后，操作者挤压连接在导管另一端的橡皮球进行吹张治疗。同时，操作者可通过听诊管听取声音，以鉴别咽鼓管通畅与否（图 10-11）。

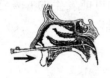

A. 导管托入

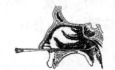

B. 导管旋转及回抽

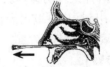

C. 导管进入咽口

图 10-11 导管吹张法

【注意事项】
1. 皮球吹张法是两侧同时接受吹张，不宜用于单侧咽鼓管阻塞者。
2. 鼻腔及鼻咽部有急性炎症时勿使用此法，以免引起中耳化脓性感染。
3. 导管吹张时，切忌注气过大，以免鼓膜破裂。

【操作评分】（100 分）
1. 掌握咽鼓管吹张法的适应证。共 10 分。每漏、错一项扣 5 分。
2. 掌握咽鼓管吹张法的禁忌证。共 10 分。每漏、错一项扣 5 分。
3. 器材准备齐全。共 10 分。
4. 术前准备。共 10 分。
5. 操作方法与步骤正确。共 50 分，其中患者体位姿势正确 10 分，局部麻醉方法正确 10 分，操作者手法正确 30 分。

6. 掌握注意事项，防止不良反应发生。共 10 分，一项错误扣 2~3 分。

三、鼓膜穿刺术与鼓膜切开术

鼓膜穿刺及切开术是用于排出鼓室内积液，使耳内闷胀感及耳鸣得到改善或消失，听力改善的一种治疗技术。

【适应证】

1. 分泌性中耳炎鼓室有积液者行鼓膜穿刺抽液，或切开置入通气管。

2. 急性化脓性中耳炎鼓膜膨出明显，全身与局部症状较重，或疑有颅内并发症发生者应行鼓膜切开术。

3. 鼓膜穿孔仍引流不畅者应切开引流。

4. 大疱性鼓膜炎。

【禁忌证】

伴有上呼吸道感染者。

【器材准备】

75%酒精、1%~2%丁卡因或氯乙烷、无菌棉球、鼓膜穿刺针（7 号针或 22 号长针头，针头斜面磨短）、2ml 注射器、鼓膜切开刀、需向鼓室内注入药液者准备好药物（如糜蛋白酶、激素等）。

【术前准备】

1. 详细了解病史，进行必要的相关检查如纯音测听、声阻抗等。

2. 向患者详细说明穿刺及切开的目的、意义、安全性和可能发生的并发症。简要说明操作过程，消除顾虑，取得配合，并签署知情同意书（需全麻者）。

3. 清理鼻腔及外耳道。

【操作步骤】

1. 鼓膜穿刺术 ①患者取坐位，患耳朝向操作者；②操作者用 75%酒精行外耳道消毒，并以 1%~2%丁卡因进行鼓膜表面麻醉 15 分钟；③操作者用接于 2ml 注射器的 22 号长针头于鼓膜紧张部前下或后下象限穿刺；④穿入后固定针头进行抽吸，吸净液体。必要时更换注射器注入药液；⑤术毕在外耳道口塞入酒精棉球，1 天后取出（图 10-12）。

2. 鼓膜切开术 ①患者取卧位，患耳向上；②操作者以 75%酒精行外耳道消毒，并进行麻醉（成人行鼓膜表面麻醉剂棉片贴于鼓膜，小儿用氯乙烷全麻）；③以鼓膜切开刀自鼓膜前下或后下象限做弧形切口，切口距鼓环 2mm；④自切开口吸出脓液，并可注入抗生素药液；⑤术毕在外耳道口塞入消毒干棉球（图 10-13）。

【术后处理】

1. 嘱患者就地休息半小时，注意有无不良反应。

2. 整理用物，医疗垃圾分类处置，并做详细穿刺及切开记录。

3. 术后应用抗生素，以防止中耳化脓性感染。

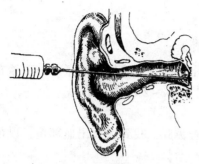

图 10-12 鼓膜穿刺术示意图

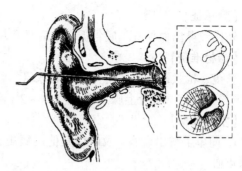

图 10-13 鼓膜切开术示意图

【注意事项】

1. 严格消毒，以防中耳感染。

2. 穿刺切忌过深，穿透鼓膜即可，一般不超过 10mm。

3. 注药后可能发生眩晕，休息片刻即可恢复正常。

4. 若抽出液黏稠，可于鼓室内注入糜蛋白酶 1mg，以防中耳粘连。

5. 刀向下切开时与鼓膜之倾斜角度适宜，一刀即成，不能过深，以免损伤鼓室结构。

6. 鼓膜大疱行穿刺时，只需将大疱刺破，抽出液体即可。

【操作评分】（100 分）

1. 掌握鼓膜穿刺切开术的适应证、禁忌证。共 10 分，漏、错一项扣 2 分。

2. 器材准备齐全。共 10 分，漏一件扣 1 分。

3. 术前准备充分。共 15 分，其中术前相关检查 5 分，鼻腔清理 5 分，其他 5 分。

4. 操作方法与步骤正确。共 45 分，其中患者体位姿势正确 5 分，穿刺点部位准确 5 分，局部消毒麻醉正确 5 分，穿刺及切开手法正确 25 分，术毕操作正确 5 分。

5. 术后处理及记录正确。共 10 分。

6. 掌握注意事项，能密切观察及处理不良反应，防止并发症发生。共 10 分，一项错误扣 2 分。

四、前后鼻孔填塞术

前后鼻孔填塞术是一种在出血部位用纱条加压相当时间，使破损血管重新闭合，以达止血目的的治疗技术。

【适应证】

1. 鼻出血经用烧灼、吸收性明胶海绵、止血粉、肾上腺素棉片等方法仍不能止血时，可用前鼻孔填塞。

2. 鼻腔手术如鼻甲切除、鼻息肉摘除、鼻中隔矫正或鼻内开筛等术后出血较多者。

3. 在下鼻甲近下鼻道后端或后鼻孔出血，经前鼻孔填塞后，仍有血自后鼻孔不断流出时，可用后鼻孔填塞。

4. 全麻下行鼻腔或鼻窦手术时，为防止血液吸入呼吸道可做后鼻孔填塞。

5. 鼻咽纤维血管瘤或鼻咽癌手术后，需较大栓子行后鼻孔填塞。

【禁忌证】

外伤致鼻出血伴有颅底骨折者禁后鼻孔填塞。

【器材准备】

鼻镜、枪状镊、止血钳、小号导尿管、纱布块、凡士林（或碘仿）纱条、锥形纱布球（锥形栓子）、0.1%肾上腺素棉片、1%~2%麻黄素棉片、1%~2%丁卡因。

【术前准备】

1. 简单了解出血病史及既往其他疾病史，快速检查鼻腔，找到大概出血部位，以帮助填塞止血。

2. 嘱患者保持精神放松，如有血下流不要咽下，应从口吐出，以免刺激胃黏膜引起呕吐，加重鼻出血。

3. 检查器材准备是否齐全，确保填塞正常进行。

4. 术者戴好帽子、口罩和手套。

【操作步骤】

1. 患者一般采取坐位，出血严重、有休克前期表现者取卧位。

2. 操作者以0.1%肾上腺素棉片或1%~2%麻黄素棉片加数滴1%~2%丁卡因收缩鼻腔黏膜3~5分钟。

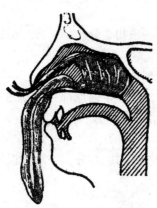

图10-14 前鼻孔填塞术

3. 前鼻孔填塞术 ①操作者用鼻镜撑开前鼻孔；②以枪状镊夹住凡士林（或碘仿）纱条；③按以下两种方法之一操作：操作一：先将纱条一段双叠8~10cm，放入鼻腔后上方嵌紧，再将折叠部分上下分开，使短的那段平贴于鼻腔上部，长的贴于鼻底，形成一向外开口的"口袋"。然后自长的那段纱条的末端开始，以上下折叠的形式将其填入"口袋"内。操作二：操作者夹住纱条的一端，将其送入鼻腔的前上方，固定于中鼻甲前端。然后由前上向后下、由后下向前上逐层填满整个鼻腔；④填妥后，剪去鼻外多余纱布，用干棉球塞入前鼻孔内，外用胶布固定（图10-14）。

4. 后鼻孔填塞术 ①操作者向患者咽部喷1%丁卡因；②取小号导尿管沿患侧鼻底伸入鼻腔至口咽部，用止血钳将导尿管头端拉出口外（图10-15A）；③将锥形纱球尖端的丝线缚于导尿管头端，再沿鼻腔向外回抽尿管尾端（图10-15B）；④使纱球经口腔借助器械（或手指）上推过软腭被拉到后鼻孔处（图10-15C）；⑤将线拉紧，使纱球嵌入后鼻孔（图10-15D）；⑥用凡士林纱条填紧鼻腔（图10-15E）；⑦纱球尖端上的系线固定于前鼻孔处，底部的系线固定于口角，将抽出口鼻外的两根引线打一活结缚于一小纱布块上，固定在前鼻孔处（图10-15F）。

5. 术毕复查口咽部，至填塞满意、无血液下流为止。

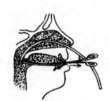
A.将导尿管插入鼻腔至口咽部

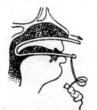
B.将锥形纱球尖端的丝线
缚于导尿管头端

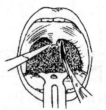
C.将纱球拉到后鼻孔处

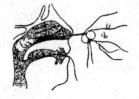
D.将线拉紧

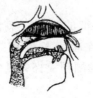
E.用凡士林纱条填紧鼻腔

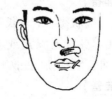
F.将两端系线固定于前鼻孔处

图 10-15　后鼻孔填塞术

【术后处理】

1. 嘱患者少活动，尽可能卧床休息，避免再次出血。

2. 精神紧张者予以安定剂镇静，必要时予止血药物帮助止血。

3. 整理用物，医疗垃圾分类处理，记录出血量及填塞纱条数，必要时建议就诊相关学科，以查找病因。

【注意事项】

1. 操作应细致有效，切忌盲目，使黏膜免于损伤。

2. 填塞物须尽可能在 24～48 小时内 1 次或多次取出，以免发生鼻窦或中耳感染、颅底骨髓炎。

3. 填塞期间配用全身抗炎药物，防止发生感染。

【操作评分】（100 分）

1. 掌握前后鼻孔填塞法的适应证及禁忌证。共 10 分，每漏、错一项扣 2 分。

2. 器材准备齐全。共 10 分，每漏一件物品扣 1 分。

3. 术前准备充分。共 15 分，其中术前能初步确定填塞部位及方法 5 分；戴帽子、口罩和手套 5 分；其余 5 分。

4. 操作步骤正确。共 45 分，其中患者体位姿势正确 5 分；局部收缩麻醉鼻腔正确 5 分；填塞手法正确 30 分；术毕操作正确 5 分。

5. 术后处理及记录正确。共 10 分。

6. 掌握注意事项，能密切观察及处理不良反应，防止并发症发生。共 10 分，一项错误扣 2~3 分。

五、下鼻甲黏膜下注射术

下鼻甲黏膜下注射术是通过下鼻甲注射药物后，促使黏膜产生瘢痕组织，减轻肿胀，改善鼻腔通气情况的一种治疗技术。

【适应证】

下鼻甲肥大，对血管收缩剂不敏感者。如慢性肥厚性鼻炎和较重的慢性单纯性鼻炎。

【禁忌证】

1. 妇女妊娠与月经期。

2. 鼻腔与鼻窦急性炎症者。

【器材准备】

前鼻镜、枪状镊、7号长针头或细的腰椎穿刺针、2~5ml注射器、2%丁卡因棉片、无菌棉球、0.1%肾上腺素或1%~2%麻黄素生理盐水棉片，常用注射药物有50%葡萄糖、80%甘油、5%鱼肝油酸钠、75%酒精、15%氯化钠和50%葡萄糖混合液等。

【术前准备】

1. 详细了解病史，进行鼻腔和鼻窦的相关检查，并了解患者既往其他疾病史及过敏史等。

2. 向患者详细说明下鼻甲黏膜下注射术的目的、意义、安全性和可能发生的并发症。简要说明操作过程，消除顾虑，取得配合。

3. 检查器材准备是否齐全。

4. 对精神过度紧张者，术前半小时可服地西泮10mg或可待因30mg。

5. 术者戴帽子、口罩及手套。

【操作步骤】

1. 患者取坐位或半坐位。

2. 操作者用2%丁卡因棉片贴于下鼻甲黏膜表面进行麻醉15分钟。

3. 用2ml或5ml注射器抽好注射药物，按上7号长针头或细的腰椎穿刺针，将穿刺针从下鼻甲前端刺入黏膜下，沿下鼻甲下缘平行刺入到达后端（2~2.5cm）。

4. 自后向前缓慢地边退针边注射药液，至下鼻甲前端宜多注些药液。每侧每次注入药液1ml左右。

5. 拔出针头之后，立即塞入棉球止血或用0.1%肾上腺素或1%~2%麻黄素生理盐水棉片放于进针处止血（图10-16）。

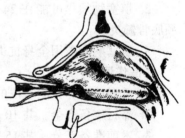

图10-16 下鼻甲注射术

【术后处理】

1. 嘱患者休息留观1小时，注意有无不良反应。

2. 整理用物，医疗垃圾分类处理。

【注意事项】

1. 每次注药前均须回抽一下，如回抽有血，应改换注射部位。防止药物进入血管，栓塞视网膜中央动脉引起失明；或进入蝶腭动脉，引起面部或口腔等处的动脉栓塞，导致局部组织坏死。

2. 一次注射药物不宜过多，以免引起黏膜坏死。

3. 有些药物注入下鼻甲后会引起较重的无菌性炎症，使下鼻甲肿胀加重，注射前应向病人解释清楚，以免丧失继续治疗的信心。

4. 注射时发现病人精神紧张，出汗、面色苍白、心慌、胸闷等应立即停止注射，让病人平卧休息，一般可恢复。

【操作评分】（100 分）

1. 掌握下鼻甲注射术的适应证、禁忌证。共 10 分，每漏、错一项扣 2 分。

2. 器材准备齐全。共 10 分，每漏一件物品扣 1 分。

3. 术前准备充分。共 10 分。

4. 操作方法与步骤正确。共 50 分，其中患者体位姿势正确 5 分，局部麻醉方法正确 5 分，穿刺部位正确 5 分，穿刺手法正确 25 分，注入药物正确 5 分，术毕操作正确 5 分。

5. 术后处理及记录正确。共 10 分。

6. 掌握并熟记注意事项，能密切观察及处理不良反应，防止并发症发生。共 10 分，一项错误扣 2~3 分。

六、上颌窦穿刺冲洗术

上颌窦穿刺冲洗术是由下鼻道外侧骨壁用穿刺针刺入上颌窦进行冲洗窦腔的一种诊疗技术。

【适应证】

1. 用以诊断和治疗亚急性和慢性化脓性上颌窦炎。

2. 用于上颌窦肿瘤或囊肿的诊断。怀疑上颌窦内有病变时可做诊断性穿刺，或通过穿刺针注入碘油等造影剂，做上颌窦造影。

3. 通过上颌窦穿刺途径在窦内行活检术。

【禁忌证】

1. 上颌窦炎急性期或伴有发热等全身症状明显者。

2. 治疗不能配合者。

【器材准备】

血管收缩剂、表面麻醉药、前鼻镜、上颌窦穿刺针、橡皮冲洗管、20ml 注射器、弯盘、温生理盐水、棉签、无菌棉球、无菌手套、0.1%肾上腺素液。如需上颌窦内注射药物，应准备好所需药物及注射器。

【术前准备】

1. 详细了解病史，进行鼻窦 X 线或 CT 检查，以及必要的实验室检查，如血常规、血小板计数、出血时间、活化部分凝血活酶时间及凝血酶原时间等。

2. 向患者详细说明上颌窦穿刺的目的、意义、安全性和可能发生的并发症。简要说明操作过程，消除顾虑，取得配合，必要时签署知情同意书。

3. 对精神过度紧张者术前半小时可服地西泮 10mg 或可待因 30mg。

4. 检查器材准备是否齐全。

5. 术者戴好帽子、口罩。

【操作步骤】

1. 患者取坐位，头直正中。

2. 用1%麻黄素溶液喷入鼻腔，收缩鼻黏膜，促使窦口开放。

3. 用浸有1%丁卡因的棉片或棉签置于下鼻道穿刺部位，约10分钟取出。

4. 术者戴无菌手套。

5. 置鼻镜后，将上颌窦穿刺针置于下鼻道近下鼻甲的附着处，距下鼻甲前端1~1.5cm，与鼻中隔成45°角，即针的斜面向鼻中隔，针尖指向外眦部。

6. 取出鼻镜，术者一手固定患者头部，另一手的拇指、食指和中指捏住穿刺针中后1/3交界处，掌心顶住穿刺针后端，轻轻用力旋转钻动，当有穿透骨壁，进入空腔的感觉即进入上颌窦腔内。

7. 让患者低头并偏向健侧，双手托弯盘于颌下，张口轻轻呼吸；术者拔出穿刺针之针芯，将橡皮冲洗管带玻璃接头的一端接穿刺针，另一端接20ml的注射器轻轻向外抽吸。若抽出空气或脓液，则证实针尖确实在窦腔内。此时徐徐注入温生理盐水，即有脓液自鼻腔流出，连续冲洗至冲洗液清亮为止。

8. 需进行药物治疗时，可在排出冲洗液后，向窦内注入庆大霉素等抗生素溶液。

9. 术毕插上针芯后拔出穿刺针，穿刺部位用干棉球压迫止血，必要时肾上腺素棉片止血，1小时取出（图10-17）。

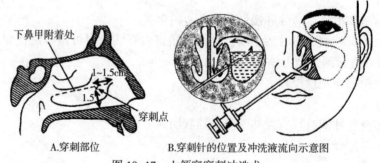

A.穿刺部位　　　　B.穿刺针的位置及冲洗液流向示意图

图 10-17　上颌窦穿刺冲洗术

【术后处理】

1. 嘱患者休息留观1小时，注意有无不良反应。

2. 整理用物，医疗垃圾分类处理，有标本及时送检，并做详细穿刺记录。

【注意事项】

1. 穿刺部位与方向要正确，未确定刺入窦腔不得冲洗，以免引起眶内及面颊部感染。

2. 冲洗时应避免将空气注入，以免发生气栓。此种并发症并不多见，但极其危险，可立即发生死亡。其气栓可达右心或传入脑部延髓，阻塞呼吸中枢以致猝死。凡遇此种情况，宜急置患者于头低位，并向左侧卧，如此可免于气栓进入动脉系统及心冠状动脉，并予以吸氧和其他急救治疗。

3. 拔出针芯后有黄色液体流出，表明有上颌窦黏膜下囊肿。

4. 穿刺冲洗过程中，如患者发生面色苍白、出冷汗等虚脱情况，应立即拔出穿刺针，使患者平卧休息并适当处理。

5. 拔针后若出血不止，可用吸收性明胶海绵填塞下鼻道。

【操作评分】（100分）

1. 掌握上颌窦穿刺冲洗术的适应证、禁忌证。共 10 分，每漏、错一项扣 2 分。

2. 器材准备齐全。共 10 分，每漏一件物品扣 1 分。

3. 术前准备充分。共 15 分，其中术前相关检查 5 分；签署知情同意书 5 分；戴帽子和口罩 3 分；其余 2 分。

4. 操作步骤正确。共 45 分，其中患者体位姿势正确 5 分；穿刺点部位准确 5 分；局部麻醉方法正确 5 分；穿刺手法正确 25 分；术毕操作正确 5 分。

5. 术后处理及记录正确。共 10 分。

6. 掌握注意事项，能密切观察及处理不良反应，防止并发症发生。共 10 分，一项错误扣 2 分。

七、鼻窦正负压置换疗法（鼻窦置换法）

鼻窦正负压置换疗法（鼻窦置换法）是用间歇吸引法抽出鼻窦内空气，使窦腔形成负压，在大气压的作用下，利于滴入鼻腔的药液经窦口流入窦腔，从而达到治疗目的的一种治疗技术。

【适应证】

1. 慢性额窦炎、慢性筛窦炎、慢性蝶窦炎者。

2. 慢性化脓性全组鼻窦炎者。

3. 尤其适用于儿童鼻窦炎患者。

【禁忌证】

1. 禁用于鼻腔和鼻窦炎症的急性期，如急性鼻炎、急性鼻窦炎。

2. 高血压病患者、经常鼻出血者不宜采用此法。

3. 鼻部手术后伤口未愈者勿用。

【器材准备】

治疗床、垫枕、吸引器、橄榄头、血管收缩剂（0.5%～1%麻黄素溶液）、滴入鼻腔的药液（含抗生素的麻黄素生理盐水）。

【术前准备】

1. 详细了解病史，进行前鼻镜、鼻窦 X 线或 CT 检查，了解鼻窦及鼻腔情况。

2. 向患者或患儿家属说明鼻窦正负压置换术的目的、意义、安全性和疗效。简要说明操作过程，消除顾虑，取得配合。

3. 检查器材准备是否齐全。

4. 术者戴好帽子、口罩及手套。

【操作步骤】

1. 用 0.5%～1%麻黄素收缩鼻腔，以利于鼻窦口开放。擤除鼻涕。

2. 患者仰卧于治疗床上，肩下垫枕，伸颈垂头，使颏与外耳道口之连线同床面垂直（即鼻孔朝天）。操作者坐于患者的头端，将患者的头部放置在两腿之上，不使悬空。

3. 自患者的前鼻孔缓缓滴入含抗生素的麻黄素生理盐水，用量以淹没所有鼻窦窦口为度。

4. 同时调整吸引器，使负压不超过24kpa（180mmHg）。

5. 操作者用右手将吸引器相连的橄榄头塞入患侧鼻孔，用左手指捏鼻翼封闭另侧鼻孔。

6. 嘱患者连续发出"开、开、开"的声音，使软腭断续上举，间歇性封闭鼻咽腔，同时开动吸引器，并将橄榄头有节奏地急速移去，再塞上，如此反复6~8次，以使鼻腔和鼻窦在交替性正负压力作用下，吸出脓性分泌物，置换药液入鼻窦，以达到治疗目的。

7. 一侧完毕，以同法操作于对侧鼻孔，两侧治疗也可交替进行（图10-18）。

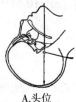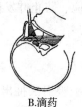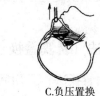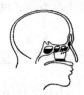

A.头位　　　　　　B.滴药　　　　　C.负压置换　　　　D.头直立药已入窦

图10-18　鼻窦正负压置换疗法

【术后处理】

1. 术毕嘱患者起立，15分钟内勿擤鼻及弯腰，以使药液不致流出，停留在鼻窦内发挥治疗作用。

2. 整理用物，医疗垃圾分类处理。

【注意事项】

1. 每2~4天1次，4~5次为1个疗程。若4~5次不见效，应考虑改用其他疗法。

2. 电动吸引器的负压不宜超过24kpa（180mmHg）。

【操作评分】（100分）

1. 掌握鼻窦正负压置换疗法的适应证、禁忌证。共10分，每漏、错一项扣2分。

2. 器材准备齐全。共10分，每漏一件物品扣1~2分。

3. 术前准备充分。共15分，其中术前相关检查5分，洗手、戴帽子和口罩5分，其他5分。

4. 操作步骤正确。共45分，其中患者体位姿势正确10分，调整吸引器正确5分，操作手法正确25分，操作者指导患者正确5分。

5. 术后处理正确。共10分。

6. 掌握注意事项，能密切观察及处理不良反应。共10分，一项错误扣5分。

八、鼻骨骨折复位术

鼻骨骨折复位术是以手法整复治疗因外伤致鼻骨骨折而移位的鼻梁骨恢复原位，以纠正畸形及保持呼吸通畅的一种治疗技术。

【适应证】

1. 侧面暴力撞击致一侧鼻骨下段断裂而错位致鼻梁歪斜者。

2. 正面暴力撞击致双侧鼻骨骨折而错位致鼻梁凹陷如马鞍状者。

【禁忌证】

1. 鼻骨骨折而无移位者。

2. 鼻骨骨折移位伴局部肿胀较剧者，勿立即整复，待局部肿胀消退后再处理。

【器材准备】

整复器（鼻骨复位钳或长止血钳或手术刀柄）、鞍状白铝片、胶布、凡士林纱条、鼻腔血管收缩剂（1%麻黄素棉片）、黏膜表面麻醉剂（1%丁卡因棉片）。

【术前准备】

1. 详细了解外伤史，触诊鼻梁有骨折畸形，或按压时有摩擦感。参阅患者鼻骨 X 线或 CT 片提示有鼻骨骨折及错位。

2. 向患者详细说明鼻骨骨折复位的目的、意义、安全性和可能发生的并发症。简要说明操作过程，消除顾虑，取得配合。

3. 儿童患者，必要时可采取全身麻醉，须签署知情同意书。

4. 检查器材准备是否齐全。

5. 术者戴好帽子、口罩及手套。

【操作步骤】

1. 患者取坐位，术者立于患者前面。

2. 术者用 1%麻黄素棉片收缩鼻腔，清除积血。

3. 用 1%丁卡因棉片填塞鼻腔，麻醉 10 分钟。儿童患者必要时可采取全身麻醉。

4. 用整复器（鼻骨复位钳或长止血钳或手术刀柄）套上乳胶管，伸入鼻腔，置于塌陷的鼻骨下方，将鼻骨轻轻地向上、向外用力抬起。同时，另一手的食指和拇指可按在鼻梁处协助复位，力求使其与健侧鼻骨相对称。若双侧鼻骨塌陷，可从两侧鼻腔同时进行复位。

5. 复位后鼻腔用消毒凡士林纱条填塞，保留 24～48 小时，以达到支撑及压迫止血的目的。必要时，在鼻外用鞍状白铝片做夹板，盖于鼻梁上并贴以胶布，以利保护（图 10-19）。

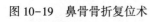

图 10-19　鼻骨骨折复位术

【术后处理】

1. 嘱患者两天内复诊取出填塞的纱条，外鼻夹板于 1 周后取下。严防触动鼻部及再受撞伤，避免擤鼻，以防皮下气肿。

2. 整理用物，医疗垃圾分类处理。

【注意事项】

1. 注意整复器放入时不可超过内眦水平，否则易损伤鼻腔顶壁引起颅内感染及脑脊液鼻漏。

2. 如有脑脊液鼻漏应注意用抗生素控制感染，鼻腔填塞不可过紧或不填。

3. 复位时机控制在两周内进行，超过两周骨痂形成太多，或错位愈合而不易复位。

4. 整复后两周内勿用力擤鼻或触按鼻部。

【操作评分】（100分）

1. 掌握鼻骨骨折复位术的适应证、禁忌证。共10分，每漏、错一项扣2~3分。

2. 器材准备齐全。共10分，每漏一件物品扣1分。

3. 术前准备充分。共15分，其中术者触诊按压鼻梁正确5分，术前相关检查5分，戴帽子、口罩和手套3分，其余2分。

4. 操作步骤正确。共45分，其中术者体位姿势正确5分，局部收缩清理鼻腔积血5分，麻醉方法正确5分，整复手法正确25分，术毕操作正确5分。

5. 术后处理正确。共10分。

6. 掌握注意事项，能密切观察及处理不良反应，防止并发症发生。共10分，一项错误扣2~3分。

九、扁桃体周围脓肿穿刺与切开排脓术

扁桃体周围脓肿穿刺与切开排脓术是通过在扁桃体周围脓肿处穿刺及切开，从而达到缓解症状、便于引流、促进早愈的一种治疗技术。

【适应证】

确诊为扁桃体周围脓肿者。

【禁忌证】

1. 扁桃体周围炎脓肿尚未形成者。

2. 治疗不能配合者。

【器材准备】

表面麻醉剂（1%丁卡因）或局部浸润麻醉剂（1%普鲁卡因）、20ml注射器、穿刺针、手术刀、压舌板、扁桃体止血钳。

【术前准备】

1. 纠正全身状况。病人常有咽痛、发热，进食少，体力较差，必要时术前输液。

2. 做好术前解释工作，解除病人顾虑，以免术中出现昏倒等现象。

3. 如使用1%普鲁卡因做局部麻醉，使用前应做过敏试验。

4. 切开前先常规脓肿穿刺抽脓，以免误诊和大量脓液涌入气道导致窒息。

5. 嘱患者术中或术后如有脓液流出尽量不要咽下，应从口中吐出。

6. 术前检查器材准备是否齐全。

7. 术者戴帽子、口罩及手套。

【操作步骤】

1. 患者一般取坐位，术者坐于患者对面。

2. 手术局部喷1%丁卡因少量，或在局部黏膜下注射1%普鲁卡因少量。

3. 前上型的穿刺与切开：①选择脓肿最突出点为穿刺及切开部位，亦可从悬雍垂根部做一水平线，另从腭舌弓内侧缘做一垂直线，此两线之交点稍外即为切口处；②在脓肿最突出点用穿刺针刺入，即有脓液抽出；③在此处切开黏膜及浅层黏膜下组织，用一血管钳

向后、外、上顺肌纤维走向逐层分离软组织即进入脓腔；④撑开血管钳，使引流口开大，尽量放出脓液。

4. 后上型的穿刺与切开：①选择脓肿最突出点进行穿刺排脓，其部位在扁桃体上极与腭咽弓之间；②抽得脓液后，按上法切开排脓（图10-20）。

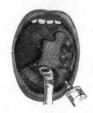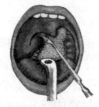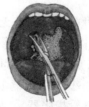

A.穿刺 　　　　　 B.切开 　　　　　 C.分离及撑开引流

图10-20　扁桃体周围脓肿穿刺与切开排脓术示意图

【术后处理】

1. 应用抗生素控制感染，或根据脓液培养和药敏试验选择药物，以利于局部和全身症状迅速好转。

2. 术后每日检查切口，用血管钳撑开排脓，一般2~3次，至无脓为止。

3. 保持口腔清洁，每日用漱口水漱口。

【注意事项】

1. 穿刺的作用是证实脓肿有无形成，并可避免切开时脓液突然大量涌出进入气管，造成窒息。

2. 穿刺时，应注意方位，不可刺入过深，以免刺伤咽旁间隙大血管。

【操作评分】（100分）

1. 掌握扁桃体周围脓肿穿刺与切开排脓术的适应证、禁忌证。共6分，每一项3分。

2. 器材准备齐全。共7分，每漏一件物品扣1分。

3. 术前准备充分。共12分，每漏一项扣2分。

4. 操作步骤正确。共55分，其中患者体位姿势正确5分，穿刺与切开部位准确5分，局部麻醉方法正确5分，穿刺与切开操作手法正确35分，术毕操作正确5分。

5. 术后处理正确。共10分。

6. 掌握注意事项，能密切观察及处理不良反应，防止并发症发生。共10分，一项错误扣5分。

十、咽后壁脓肿穿刺与切开引流术

咽后壁脓肿穿刺与切开引流术是通过在咽后壁脓肿处穿刺或切开，达到缓解症状、便于引流、促使早愈的一种技术。

【适应证】

1. 急性型　凡诊断为急性咽后壁脓肿者。包括：①咽后隙化脓性淋巴结炎（见于3岁以下的婴幼儿）；②咽部异物及外伤后感染或邻近组织炎症扩散进入咽后隙，进而化脓形成脓肿。

2. 慢性型 由咽后隙淋巴结结核或颈椎结核形成的寒性脓肿。

【禁忌证】

慢性者不宜做切开排脓，应行口腔穿刺抽脓，腔内注入抗结核药，反复穿刺抽脓注药。如果颈椎死骨形成，可在颈侧切开引流，摘除死骨。

【器材准备】

直达喉镜或麻醉喉镜（若无则准备开口器、压舌板、头灯各1件）、长柄尖刀（先用胶布或细纱条将刀片缠好，使仅露出1cm长之尖刀）、吸引器、长血管钳、穿刺抽脓用注射器（附粗长穿刺针头）、表面麻醉剂（2%丁卡因）或局部浸润麻醉剂（1%普鲁卡因）、碘伏、棉签、无菌手套、小儿气管镜1套、气管切开包1个（包括手术刀、剪刀、甲状腺拉钩、止血钳、镊子、气管扩张器）、氧气、气管插管及抢救药品等。

【术前准备】

1. 详细了解病史，常规做颈位X线摄片、CT检查，判断脓腔的位置、范围，是否有颈椎骨质破坏等。

2. 做好术前解释工作，解除患者或家属的顾虑，并签署知情同意书。

3. 如使用1%普鲁卡因做局部麻醉，使用前应做过敏试验。

4. 术前检查器材准备是否齐全，尤其应准备好开口器、吸引器和气管切开包，以便一旦发生意外及时抢救。

5. 术者戴好帽子、口罩，按六部洗手法洗手，戴无菌手套。

【操作步骤】

1. 患者取仰卧头低位，以免切开后脓液沿咽后壁流入下呼吸道。

2. 患儿不需要麻醉，成年病人咽后壁可喷2%丁卡因数次。

3. 口径路：①术者用直接喉镜或麻醉喉镜将舌根压向口底，暴露咽后壁，看清脓肿部位，右手持带注射器的长穿刺针在脓肿最隆起处穿刺抽脓，减压脓腔，必要时向脓腔注入药物；②用尖刀在穿刺点（脓肿最隆起和最低部位）做纵行切开（图10-21），并立即用吸引器在切开处吸脓；③用长血管钳撑开切口，排出脓液，不断吸掉，切口不放引流物。

4. 颈外径路（略）。

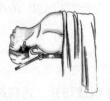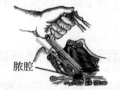

A.切开时的正确体位　　　B.咽后壁脓肿穿刺　　　C.咽后壁脓肿切开

图10-21　咽后壁脓肿穿刺与切开引流术示意图

【术后处理】

1. 术后使用抗生素控制感染。注意观察患者呼吸状况，经常吸引口内痰液。

2. 口腔切开引流处次日复查。如果仍然积脓，每日用血管钳撑开切口，吸出脓液，至无脓为止。

【注意事项】

1. 若切开时脓液大量涌出吸引不及时，应将患者立即转身俯卧，便于吐出脓液，不致误吸。

2. 术中如患者突发窒息，应做紧急气管切开术，或插入气管镜吸脓或给氧。

3. 暴露脓肿时勿用力过猛，以免引起迷走神经反射，发生呼吸、心跳停止。若发生此类情况，应施用迷走神经抑制剂，如阿托品。

4. 对结核性咽后脓肿于穿刺后向脓腔注入链霉素，多不主张经口内切开排脓；有颈椎骨质破坏者，不可将头过分后仰，以防发生颈椎脱位，引起死亡。

5. 并发颈椎结核者，在骨科医师治疗颈椎结核的同时，取颈外切口排脓。

6. 术前检查时，操作宜轻柔，随时警惕脓肿破裂；如发生意外，应迅速将患者的头部倒下，防止脓液流入气管，发生窒息或引起吸入性肺炎。

【操作评分】（100 分）

1. 掌握咽后壁脓肿穿刺与切开引流术的适应证、禁忌证。共 10 分，每一项 3 分。

2. 器材准备齐全。共 10 分，每漏一件物品扣 1 分。

3. 术前准备充分。共 10 分，每漏一项扣 2 分。

4. 操作步骤正确。共 50 分，其中患者体位姿势正确 5 分，穿刺与切开部位准确 5 分，局部麻醉方法正确 5 分，穿刺与切开操作手法正确 30 分，术毕操作正确 5 分。

5. 术后处理正确。共 5 分。

6. 掌握注意事项，能密切观察及处理不良反应，防止并发症发生。共 15 分，每错一项扣 2~3 分。

十一、咽异物取出术

咽异物取出术是借助不同器械以取出咽及下咽（喉咽）部异物的一种操作技术。

【适应证】

咽部异物有竹签、针、鱼刺、鸡骨等，其中以鱼刺居多，可刺入舌根、扁桃体、咽侧壁、会厌谷等处。

【禁忌证】

一般无禁忌证。

【器材准备】

压舌板、枪状镊（或扁桃体止血钳）、间接喉镜、直接喉镜、消毒纱块（或面巾纸）、喉咽部异物钳（有前后开、左右开两种）、表面麻醉剂（1%丁卡因适量）。

【术前准备】

详细了解病史，检查口咽、喉咽部，明确异物刺入部位，以选定适当的异物钳取工具。

【操作步骤】

1. 患者与术者相对而坐。

2. 口咽部异物一般不用麻醉亦能顺利取出，用压舌板将舌压下，看清异物后用鼻镊或扁桃体止血钳取出。

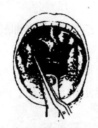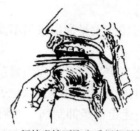

A.喉咽部异物钳　　　B.用鼻镊取出扁桃体异物　　C.间接喉镜下取出舌根部异物

图 10-22　咽异物取出术

3. 喉咽部异物多停留在会厌谷、舌根部、梨状窝、喉咽侧壁或杓状软骨后等处；①术者先将 1% 丁卡因喷于喉咽和舌根部表面麻醉 2~3 次至咽反射消失；②再用间接喉镜仔细看清异物后，依异物刺入方向选择合适的异物钳；③随后嘱患者自己将舌朝前下方拉出；④最后术者左手持间接喉镜，右手持异物钳，沿舌根放下，渐渐靠近异物后取出（图 10-22）。

4. 对梨状窝深部的异物，间接喉镜下不能取出时，可在直接喉镜下取出。

【术后处理】

一般异物取出无需再行处理。若来诊时异物刺入组织已有继发感染，异物取出后可酌情应用抗生素和 1：5000 呋喃西林溶液等漱口。

【注意事项】

1. 对咽部异物要耐心详细地检查，异物可能被唾液掩盖，有的异物刺入扁桃体和腭咽弓间，有的异物刺入扁桃体隐窝深处，会厌谷异物可被会厌遮住而不易暴露，应借枪状镊或异物钳边推开组织，边细致检视。

2. 在检查及取异物时应避免异物滑脱，呛入气管。

3. 若患者主诉明显，遍查未发现异物，可暂按黏膜擦伤处理，门诊随访。

4. 对咽反射敏感、颈部粗短、舌体肥厚、舌系带较短、年龄小的患者，喉咽部异物可在纤维喉镜或麻醉喉镜下取出。

【操作评分】（100 分）

1. 掌握咽异物取出术的适应证。共 10 分。

2. 器材准备齐全。共 10 分，每漏一件物品扣 1 分。

3. 术前准备充分。共 5 分。

4. 方法与操作步骤正确。共 55 分，其中患者体位姿势正确 5 分，准确找到异物刺入部位 15 分，局部麻醉方法正确 5 分，能取出口咽部异物 10 分，取出喉咽部异物 20 分。

5. 术后处理正确。共 5 分。

6. 掌握注意事项，能密切观察及处理不良反应，防止并发症发生。共 15 分，缺一项扣 4 分。

第三节　耳鼻咽喉科常用中医疗法

一、烙治法

烙治法是用特制的烙铁烧烙患处，以达到祛除病邪、化瘀散结、消除病变组织目的的一种治疗技术。

【适应证】

1. 中医"慢乳蛾"所致喉核肥大、久治不消者，相当于西医慢性扁桃体炎（增生型）。

2. 中医"慢喉痹"所致喉底颗粒增生者，相当于西医慢性肥厚性咽炎。

3. 中医"咽白刺"久治不愈者，相当于西医扁桃体角化症。

4. 中医"石蛾"所致饮食、呼吸、吞咽障碍者，相当于西医小儿扁桃体生理性肥大。

【禁忌证】

1. 急性上呼吸道感染期。

2. 慢性扁桃体炎急性发作期。

3. 妊娠期妇女、3岁以下婴幼儿慎用。

4. 扁桃体结核，良、恶性肿瘤。

5. 合并严重全身疾病不能耐受者；造血系统疾病易出血者；精神病患者。

6. 治疗不能合作者。

【器材准备】

光源、额镜、治疗台、坐椅两张、不锈钢压舌板（最好用加长加宽型或用角型）、特制金属小烙铁（由烙铁头和柄组成，用铁、铜或不锈钢制成。烙铁头的大小和形态不同，有圆形、长形、横形，曲颈和直颈等。烙铁柄长约20cm。长形和横形烙铁头，大号为1cm×0.7cm，中号为0.8cm×0.6cm，小号为0.6cm×0.4cm。圆形烙铁头，大号直径为1cm，中号直径为0.8cm，小号直径为0.5cm）、酒精灯、弯盘、无菌纱布、香油瓶、喷粉等。

【术前准备】

1. 详细了解病史，常规检查咽部，选好灼烙部位，同时选好工具及小烙铁器械型号：Ⅰ度选小号，Ⅱ度选中号，Ⅲ度选大号。进行体格检查，必要时可行实验室检查，如尿常规、血常规、血小板计数、出血时间、活化部分凝血活酶时间及凝血酶原时间等。

2. 操作前术者向患者详细说明烙治的目的、意义、安全性和可能发生的并发症，并事先告知患者灼烙操作全过程，以便患者配合治疗。

3. 术前告知患者练习发"啊"音，以便在烙治时配合术者的操作。

4. 检查器材准备是否齐全，并戴好帽子和口罩。

【操作步骤】

1. 患者正坐于靠背椅上，腰挺直，头微后仰，张口。3~7岁儿童由家属或护士搂抱在怀中坐好；搂抱者一只手绕过儿童胸前并按住两臂，另一只手按住额部，将其头部固定于胸前，两膝将儿童双腿夹住。

2. 术者与患者对坐。

3. 术者戴好额镜，调节光源，聚光点落在患者的患处如扁桃体或咽后壁上。

4. 点燃酒精灯，打开香油瓶盖。

5. 术者左手持压舌板，右手将小烙铁置于酒精灯外焰上，均匀加热烙铁头约 20 秒。

6. 立即将已加热的烙铁头浸入特制香油约 0.5 秒钟，所涂香油多少以不下滴为度，过多的香油可在无菌纱布上吸去。

7. 嘱患者张口，左手所持压舌板尽快伸进患者口腔，压平舌体，充分暴露扁桃体。

8. 术者用右手以执笔法握住小烙铁的柄，令患者发出"啊"音，同时将加热烙铁头迅速伸入口腔，稳、准、轻触患者病变黏膜（扁桃体或咽后壁增生的淋巴滤泡），触及的时间常规为 0.5 秒钟。若扁桃体达Ⅲ度者，灼烙时间可延长至 1 秒钟，以黏膜变白为度，或听到有烙声响，即取出烙铁。此时可见灼烙处黏膜变白，变白的黏膜面积与选用烙铁头的大小呈正相关，一般 $0.1 \sim 0.6 cm^2$。

9. 用无菌干纱布将烙铁头清洁后，再按上法不重叠、连续地灼烙，灼烙次数视病种不同而定。

10. 术毕，局部喷撒清热解毒、消肿祛腐药物，如冰硼散、锡类散、珠黄散等。

【术后处理】

1. 嘱患者当天进食流质，再改为软食 1~2 天；并告知患者下次灼烙的时间及需烙治的次数，有不适及时就诊。

2. 若烙后痛，为有复感邪毒，应暂停烙治，外用冰硼散、锡类散等吹于烙处，并服清热解毒类药物。

【注意事项】

1. 烙铁伸入口腔过程中，要防止患者因紧张或闭嘴灼伤正常组织。

2. 为防止灼烙过程中可能出现烙铁头于扁桃体粘连，应注意温度、时间、触压力、香油厚度。

3. 如在灼烙过程中出现扁桃体创面少许渗血，可再次灼烙渗血创面而止血。

4. 治疗中不出现疼痛一般无需麻醉药，若患者痛觉敏感，术前可在烙治部位涂喷表面麻醉药以减轻疼痛；亦不用抗感染药。

5. 灼烙中出现的假膜停烙后 3~5 天自行脱落；几小时内咽部可能有异物感，属正常反应，不影响进食，可照常工作、学习。

6. 烙治后 3 天内不宜进食过硬及辛、热之品，宜进食清淡之品，少说话，注意口腔卫生。

7. 上呼吸道感染或扁桃体急性炎症应暂停烙治，治愈后继续烙治不影响疗效。或因其他原因不能连续治疗，之后继续烙治亦不影响疗效。

【操作评分】（100 分）

1. 掌握烙治法的适应证、禁忌证。共 10 分，每漏、错一项扣 1 分。

2. 器材准备齐全。共 16 分，每漏一件物品扣 1 分。

3. 术前准备充分。共 10 分，其中术前相关检查 5 分，术前谈话 3 分，其余 2 分。

4. 方法与操作步骤正确。共 45 分，其中患者体位姿势正确 5 分，烙灼部位准确 5 分，选择灼烙工具正确 5 分，灼烙手法正确 25 分，术毕操作正确 5 分。

5. 术后处理正确 5 分。

6. 掌握注意事项，能密切观察及处理不良反应，防止并发症发生。共 14 分，一项错误扣 2 分。

二、刺血法

刺血法是通过在患部或经穴处快速点刺放血，具有出血泄毒、消肿止痛作用，以达治愈急性咽喉疾病的一种治疗技术。

（一）小针刀割刺术

【适应证】

适用于中医"喉痹"急症：如急喉痹、烂乳蛾、急乳蛾、喉关痈等，即西医的急性咽炎、急性充血性扁桃体炎、急性化脓性扁桃体炎、扁桃体周围炎等咽科急性炎症，尤其适用于肿大的炎性扁桃体。

【禁忌证】

1. 合并传染病、严重心肝肾疾病等全身性疾病不能耐受者，血液病、精神病患者禁用。

2. 妊娠期妇女、3 岁以下小儿慎用。

3. 治疗不配合者慎用。

4. 扁桃体结核、良性与恶性肿瘤患者禁用。

【器材准备】

五官科检查灯、治疗台、坐椅两张、额镜、压舌板、小针刀或扁桃体手术弯刀、局部外用之药粉，如锡类散等。

【术前准备】

1. 详细了解病史，常规检查咽部，选好割刺部位。进行体格检查，必要时可行实验室检查，如尿常规、血常规、血小板计数、出血时间、活化部分凝血活酶时间及凝血酶原时间等。

2. 操作前，术者向患者详细说明割刺的目的、意义、安全性和可能发生的并发症，并事先告知患者割刺操作全过程，以便患者配合治疗。

3. 术前告知患者练习发"啊"音，以便在割刺时配合术者的操作。

4. 检查器材准备是否齐全，并戴好帽子和口罩。

【操作步骤】

1. 患者取坐位，头部固定、稍向后倾，张口。

2. 操作者用压舌板压定其舌，暴露口咽部。

3. 操作者持无菌的小针刀或扁桃体手术弯刀对准红肿之咽腔患部直刺：①刺扁桃体肿大最高处及肿大之周围：用丛刺法浅刺（即在患部进行比较集中的点状丛刺），每侧刺 5 下，先刺肿大最高处，再刺其周围，直刺 2~3mm；②刺扁桃体隐窝口：向该处做点状割治，每次选取不重复的 3~5 个隐窝口，每个隐窝口边缘割刺 1 下，微出血，使隐窝口敞开，直刺 2~3mm；③刺咽侧束：每侧刺两下，直刺 1mm；④刺淋巴滤泡：每个刺 1 下，直刺 1mm。

4. 嘱患者闭气，同时向咽腔患部喷洒中药锡类散等。

【术后处理】

1. 嘱患者当天进食流质，再改为软食 1~2 天；并告知患者下次割刺的时间及需割刺的次数，有不适及时就诊。

2. 整理用物，医疗垃圾分类处理。

【注意事项】

1. 对正处于暴饮、暴食、大饥、大渴、过度疲劳、情绪剧烈波动等情形的患者应暂缓割刺，以免发生不良反应。

2. 若出现晕针，应立即停刺，尽快将患者取头低足高位平卧床上，同时给予热茶水或咖啡；晕针严重者，可用毫针刺人中、合谷、足三里等穴，以醒脑开窍，促使其苏醒。

3. 动脉上皆应慎刺，若不慎误伤动脉出血时，应冷静沉着，迅速用消毒棉球在局部加压止血。

【操作评分】（100 分）

1. 掌握小针刀割刺术的适应证、禁忌证。共 10 分，每漏、错一项扣 2 分。

2. 器材准备齐全。共 10 分，每漏一件物品扣 1~2 分。

3. 术前准备充分。共 10 分，其中术前相关检查 4 分，术前谈话 4 分，其余 2 分。

4. 方法与操作步骤正确。共 50 分，其中患者体位姿势正确 5 分，割刺部位准确 10 分，操作手法正确 30 分，术毕操作正确 5 分。

5. 术后处理正确。共 8 分。

6. 掌握注意事项，能密切观察及处理不良反应，防止并发症发生。共 12 分，每错一项扣 4 分。

（二）综合刺营法

【适应证】

风火邪毒郁闭咽喉所致的急症。咽喉证属中医"喉痹"范畴。喉痹是指多种咽喉病，其中包括喉痹、乳蛾、喉关痛、喉喑等，分别与西医的急性咽炎、急性扁桃体炎、扁桃体周围炎、急性喉炎等相似。

【禁忌证】

1. 合并传染病、严重心肝肾疾病等全身性疾病者，血液病、精神病患者禁用。

2. 妊娠期妇女、3 岁以下小儿慎用。

3. 治疗不配合者慎用。

4. 咽喉部结核，恶性、出血性肿瘤患者禁用。

5. 局部皮肤有破损感染者。

【器材准备】

五官科检查灯、治疗台、坐椅两张、额镜、压舌板、75%酒精、消毒棉签或棉球、5 寸毫针、三棱针或一次性注射用针头、局部外用之药粉如锡类散等。

【术前准备】

1. 详细了解病史，常规检查咽部，选好刺营部位。进行体格检查，必要时可行实验室检查，如尿常规、血常规、血小板计数、出血时间、活化部分凝血活酶时间及凝血酶原时间等。

2. 操作前，术者向患者详细说明刺营的目的、意义、安全性和可能发生的并发症，并事先告知患者刺营操作全过程，以便患者配合治疗。

3. 术前告知患者练习发"啊"音，以便在针刺患部时配合术者的操作。

4. 检查器材准备是否齐全，并戴好帽子和口罩。

【操作步骤】

1. 丛刺患部放血 适宜咽病，喉病不用。①施术时，患者取坐位，头稍向后仰，头部固定；②嘱患者张口，用压舌板压定其舌头，暴露口咽部；③持5寸长毫针对准咽腔红肿患部，如咽峡、侧束、后壁、扁桃体等处用丛刺法轻浅地刺5~10下（即在患部进行比较集中的点状丛刺），直刺1mm，急入急出，微出血即可。

2. 点刺三商穴放血 三商为奇穴，位于拇指指甲根部，其桡侧缘为少商，尺侧缘为老商，之间为中商，三穴合称三商。①施术时，术者用手捋患者一侧手臂，从上臂往下沿腕直捋至拇指末端，往返十数下，使拇指局部充盈血液；②在三商穴局部用75%酒精消毒；③术者戴无菌手套；④术者用左手握紧拇指根部，右手持三棱针（或一次性注射用针头）用点刺法快速刺三穴，斜刺1mm，急入急出，有似电闪，约出血0.1ml即可，接着按同法刺另一拇指穴位。

3. 点刺耳轮三点放血 耳轮三点为耳廓上的腧穴，位于耳轮上，为轮1、轮3、轮5三点。①施术时，术者用左手揉摩患者一侧耳轮约5分钟，使局部充盈血液；②在耳轮局部用75%酒精消毒；③术者戴无菌手套；④术者左手捏紧耳轮相应部位，右手持三棱针用点刺法快速刺三点，直刺0.1cm，急入急出，有似电闪，约出血0.1ml即可，接着按同法刺另一耳轮三点。

【术后处理】

1. 嘱患者当天进食流质，再改为软食1~2天；并告知患者下次刺营时间及有不适及时就诊。

2. 整理用物，医疗垃圾分类处理。

【注意事项】

1. 对正处于暴饮、暴食、大饥、大渴、过度疲劳、情绪剧烈波动等情形的患者应暂缓针刺，以免发生晕针等不良反应。

2. 若出现晕针，应立即停针，尽快将患者取头低足高位平卧床上，同时给予热茶水或咖啡；晕针严重者，可用毫针刺人中、合谷、足三里等穴，以醒脑开窍，促使其苏醒。

3. 以微出血约0.1ml为度。若不慎误伤动脉出血。应冷静沉着，迅速用消毒棉球在局部加压止血。

【操作评分】（100分）

1. 掌握综合刺营法的适应证、禁忌证。共10分，每漏、错一项扣2分。

2. 器材准备齐全。共10分，每漏一件物品扣1分。

3. 术前准备充分。共10分，其中术前相关检查4分，术前谈话4分，其余2分。

4. 方法与操作步骤正确。共50分，其中患者体位姿势正确5分，患部消毒5分，刺营部位选择准确10分，操作手法正确30分。

5. 术后处理正确。共8分。

6. 掌握注意事项，能密切观察及处理不良反应，防止并发症发生。共12分，每错一项扣4分。

三、穴位埋线术

穴位埋线术是通过在特定穴位埋入羊肠线，使之在机体组织中分解、吸收的过程中长时间刺激经穴，以缓解某些慢性疑难性疾病的一种治疗技术。

【适应证】

1. 鼻槁、鼻鼽、鼻窒等，相当于西医学变应性鼻炎、萎缩性鼻炎、慢性鼻炎等。

2. 喉痹，相当于西医学慢性咽炎。

3. 声门闭合不全或声带麻痹所致的声音嘶哑。

【禁忌证】

1. 严重的心脑血管疾病、神经精神疾病、严重的过敏体质患者。

2. 合并有严重的鼻中隔偏曲或鼻息肉者。

3. 妊娠期或哺乳期妇女。

4. 治疗不能配合者。

【器材准备】

镊子、持针钳、羊肠线、9号腰穿针（或7号注射针头及30号40mm毫针）、皮肤缝合针、消毒棉签或棉球、无菌纱布、胶布、2%利多卡因（或1%普鲁卡因）、碘伏、75%酒精、无菌手套。

【术前准备】

1. 详细了解病史，明确诊断，进行必要的体格检查及实验室检查，排除禁忌证。

2. 向患者详细说明穴位埋线的目的、意义和安全性。简要说明操作过程，消除顾虑，做好术前解释工作，解除病人顾虑，取得配合，必要时签署知情同意书。

3. 如使用1%普鲁卡因做局部麻醉，使用前应做过敏试验。

4. 术前检查器材准备是否齐全，并戴好帽子及口罩。

【操作步骤】

1. 根据病种选择适当的穴位

（1）鼻病：选择肺俞、脾俞、肾俞、迎香、印堂、足三里穴等。

（2）慢性咽炎、喉病：主穴：取敏感穴位（即有按压舒适、喉痒、压痛及结节等敏感反应），如水突、人迎、天突、廉泉、天容、颈夹脊、关元、足三里、合谷、丰隆等，配穴：肺阴虚加鱼际或肺俞；肾阴虚加照海或肾俞，痰多加丰隆。

2. 在肺俞、脾俞、肾俞、颈夹脊穴埋线时患者取俯卧位或坐位，在颈前部、腹部或四肢处穴位埋线时患者取仰卧位或坐位。

3. 穴位局部用碘伏消毒 3 遍后，以 2% 的利多卡因或 1% 普鲁卡因在穴位处分别做浸润麻醉，造成局部约 1cm 直径皮丘。

4. 术者取 9 号腰穿针 1 支（针芯尖端已磨平）、7 号注射针头 1 支及 1 支 30 号 40mm 毫针剪除针尖者或皮肤缝合针消毒好备用，并将 2~0 号羊肠线剪成 0.6~1.5 cm 长的线段，浸泡在 75% 酒精里。

5. 术者按六步洗手法洗手，并戴手套。

6. 四肢、颈项部穴多用注线法，背部穴用穿线法。

（1）注线法：术者先用镊子夹取已消毒好的羊肠线（迎香穴取线长 0.6cm，其余穴位取线长 1~2cm）装入已消毒的腰穿针或注射针头（毫针插入注射针头内）前端内（针芯抽出针管 1~3cm）；再左手绷紧皮肤，右手持针快速刺入皮内，将针缓慢刺入适当深度并得气（按毫针刺法操作）；然后左手轻提针头，右手推针芯将肠线埋植在穴位内；最后将针退出。

（2）穿线法：术者先用皮肤缝合针穿 1 号肠线 2cm，再用持针钳夹住皮肤缝合针，从穴位左侧 1cm 处刺入，穿过穴位下方的皮下组织或肌层，从对侧 1cm 处穿出；最后轻揉局部，使肠线完全埋于皮下组织内。

7. 术毕，消毒针孔，敷无菌纱布，胶布固定 24 小时。

8. 埋线间隔时间具体视局部吸收情况因人而定，一般 10~20 天 1 次，3~5 次为 1 个疗程。

【术后处理】

1. 嘱患者埋线 24 小时内不宜做重体力劳动。治疗 1 天内局部有轻微疼痛属正常现象，无需处理可自行消失。

2. 整理用物，医疗垃圾分类处理。

【注意事项】

1. 严格消毒，埋线线头不能外露。

2. 取穴准确，神经干及大血管分布的表浅部位避免埋线，以防损伤。胸背部埋线不宜过深，防止伤及内脏。有外感发热、月经期和感染、溃疡的部位不宜埋线。

3. 埋线后 1 周内应保持针孔皮肤周围清洁。

4. 治疗期间忌食生冷、鱼虾及辛辣等刺激性食物。

【操作评分】（100 分）

1. 掌握穴位埋线术的适应证、禁忌证。共 10 分，每漏、错一项扣 1~2 分。

2. 器材准备齐全。共 10 分，每漏一件物品扣 1 分。

3. 术前准备充分。共 10 分，其中术前相关检查 5 分，术前谈话 3 分，其余 2 分。

　　4. 方法与操作步骤正确。共55分，其中选择埋线穴位正确5分，患者体位正确5分，患部消毒5分，局部麻醉方法正确5分，操作手法正确30分，术毕操作正确5分。

　　5. 术后处理正确。共5分。

　　6. 掌握注意事项，能密切观察及处理不良反应，防止并发症发生。共10分，每错一项扣2~3分。

第十一章

儿科常用操作技术

第一节　小儿指纹诊察法

【学习目的】

通过对 3 岁以内小儿食指桡侧端指纹（浅表静脉）观察来诊断患儿疾病是小儿望诊的重要内容之一。

【适应人群】

3 岁以内小儿。

【部位图解】

指纹分三关，自虎口向指端，第 1 节为风关，第 2 节为气关，第 3 节为命关（图 11-1）。

【检查方法与步骤】

1. 做好解释，将患儿抱至光亮处，医师按六部洗手法洗手。

2. 先定三关，医师用左手食指、中指固定患儿腕关节，拇指固定其食指末端，并将患儿食指伸展。

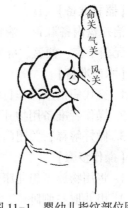

图 11-1　婴幼儿指纹部位图

3. 推指纹，医师用右手拇指在小儿食指桡侧由命关向风关轻轻推几次，使指纹显露，仔细观察其颜色、深浅、出现的部位。

4. 察看另一只食指指纹，方法同前。

【提示】

1. 临床意义：常用口诀："浮沉分表里，红紫辨寒热，淡滞定虚实，三关测轻重"。①纹在风关，示病邪初入，病情轻浅；②纹达气关，示病邪入里，病情较重；③纹达指尖，纹入命关称透关射甲，示病情重危。

2. 应结合舌象、症状综合辨证。当指纹与病证不符时，宜"舍纹从证"。

【操作评分】（10 分）

1. 能正确掌握三关部位。共 3 分。

2. 能掌握适应年龄。共 1 分。

3. 能正确操作，动作熟练。共 3 分。

4. 对指纹的临床意义正确理解。共 3 分。

第二节　肛管排气

肛管排气是指通过肛门插入肛管以排除肠腔积气、减轻腹胀为目的的一种临床技术。

【适应证】

1. 单纯腹胀。

2. 消化不良。

3. 肠蠕动减慢致腹胀者。

【禁忌证】

1. 肛门脓肿。

2. 肛周炎。

3. 肛门出血等。

【器材准备】

治疗盘内备肛管、液状石蜡、棉签、治疗碗（内盛 2/3 凉开水）、卫生纸、弯盘、治疗巾、无菌手套、便盆、屏风。

【术前准备】

1. 交代病情及操作目的。

2. 操作者准备用物并清洁双手，戴好口罩、帽子。

3. 做好解释，关闭门窗，用屏风遮挡。

【操作步骤】

1. 将用物放至患儿床旁，经核对无误。

2. 患儿取左侧卧位，双膝屈曲，脱裤至膝部，使臀部移近床沿，将治疗巾垫于臀部，注意保暖。

3. 将弯盘、治疗碗放置于臀旁，带好无菌手套，用液状石蜡棉润滑肛管，左手分开臀部，暴露肛门，右手将其慢慢插入肛门 6~10cm，将肛管另一端放入水内。

4. 查看有无气体逸出，如不能排出气体，可帮助病儿变换体位和做腹部按摩，亦可缓慢转动肛管，上下活动，并考虑是否肛管被粪便堵塞。

5. 用手按摩腹部，观察排气情况。

6. 排气完毕，取出肛管，清洁肛门。

【术后处理】

1. 冲洗肛管，浸泡消毒。

2. 医疗垃圾分类处理。

3. 操作者清洁双手。

【禁忌证】

发热儿童。

【器材准备】

复温箱或复温毯、体温计、湿度计、毛毯、加湿器、电源插座、吸氧面罩、湿化瓶、氧气瓶。

【术前准备】

1. 交代病情及操作目的。

2. 操作者检查并准备用物，清洁双手，戴好口罩、帽子。

【操作步骤】

1. 经核对无误，做好解释，测量患儿的腋温和肛温。

2. 接好电源预热箱温，做好严重患儿的吸氧工作，予面罩吸氧。

3. 若肛温>30℃，将患儿置于已预热至中性温度的暖箱中，一般6~12小时内可恢复正常体温。

4. 若肛温<30℃，将患儿置于箱温比肛温高1℃~2℃的暖箱中进行外加温。每小时提高箱温0.5℃~1℃（箱温不超过34℃），在12~24小时内可恢复正常体温。然后根据患儿体温调节暖箱温度。

5. 当腋温低于肛温时，也应采用外加温方法，同第3步。

6. 复温时，注意箱内湿度，可打开加湿器，维持50%左右湿度，以防患儿脱水。

7. 操作完毕应用毛毯包裹患儿以防热散，有条件室内温度相应提高。

【术后处理】

1. 将患儿轻松包裹，放于病床，观察生命体征。

2. 关闭电源。

3. 做好生命支持治疗。

【注意事项】

1. 体温测量时动作要轻柔。

2. 注意暖箱内湿度变化，注重患儿全身支持治疗。

【操作评分】（100分）

1. 掌握适应证与禁忌证。共20分。

2. 器材准备齐全。共10分。

3. 术前准备充分。共10分。

4. 操作步骤正确。共40分。

5. 术后处理正确。共10分。

6. 操作过程熟记注意事项。共10分。

第五节 小儿刺四缝疗法

小儿刺四缝疗法是儿科针法常用的一种，四缝属经外奇穴，针刺四缝具有清热、除烦、通畅百脉、调和脏腑的功用。

【适应证】

1. 疳证。

2. 厌食。

【禁忌证】

局部有皮肤感染或破损者忌用。

【器材准备】

三棱针、75%酒精或碘伏、棉签、无菌手套、镊子。

【术前准备】

做好解释，将患儿抱至光亮处，医师按六部洗手法洗手。

【操作步骤】

1. 定位：四缝位于食指、中指、无名指及小指四指中节横纹中点，是手三阴经所经过之处。

2. 患儿局部皮肤消毒。医师戴好手套，左手用镊子取出三棱针，右手持针。医师用左手固定患儿手指关节，右手持三棱针对准穴位刺入约1分深，并快速拔出，刺后用食指、拇指上下挤压，可挤出黄白色黏液少许（图11-2）。

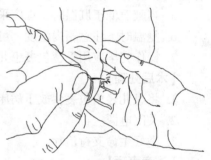

图11-2 小儿刺四缝疗法

【术后处理】

1. 术后使用无菌棉签按压数分钟。

2. 按感染性和损伤性医疗垃圾进行分类处理。

【注意事项】

1. 针刺时，左手固定好患儿的手指是关键。

2. 刺入皮肤时，应避开显露的静脉。

【操作评分】（100分）

1. 掌握适应证与禁忌证。共20分。

2. 器材准备齐全。共10分。

3. 术前准备充分。共10分。

4. 操作步骤正确。共40分。

5. 术后处理正确。共10分。

6. 操作过程熟记注意事项。共10分。

第六节 割治疗法

割治疗法是用手术刀切开人体俞穴或某一特定部位皮肤，刺激切口内组织，或割除切口内少许脂肪以治疗疾病的一种疗法。

【适应证】

1. 疳证。

2. 面瘫。

3. 遗尿。

4. 哮喘。

【禁忌证】

1. 局部皮肤破损者。

2. 有出血倾向者。

【器材准备】

治疗盘（含手术刀、手术剪）、碘伏或75%酒精、2%利多卡因、2ml或5ml注射器、血管钳、治疗巾、无菌手套、无菌纱布、胶布。

【术前准备】

1. 交代病情及操作目的。

2. 操作者准备用物并清洁双手，戴好口罩、帽子。

3. 做好解释，至治疗室，关闭门窗。

【操作步骤】

1. 将用物放至治疗床旁，经核对无误。

2. 根据割治部位，让患儿取坐位、仰位或俯卧位，充分暴露被割治局部。

3. 先用碘伏或酒精对局部皮肤常规消毒。若切割较深者，可用2%利多卡因溶液做局部麻醉（浅表注射）。

4. 而后用手术刀切开皮肤 $0.5 \sim 1cm$，深度依部位而定，手部、背部等可达 $0.4cm$ 左右。

5. 切开后，用拇指挤压切口两侧，用手术剪剪去被挤出的皮下脂肪。

6. 切口小于1cm可不缝合，用纱布压迫止血。

7. 术毕局部消毒并纱布覆盖，胶布固定。

【术后处理】

1. 冲洗手术器械，浸泡消毒。

2. 做好医疗垃圾分类处理。

3. 操作者清洁双手。

4. 观察患儿割治处皮肤，保持局部清洁，防止感染。

【注意事项】

1. 割治时避开局部明显的动静脉。

2. 严格执行无菌操作，保护创口清洁。

3. 须重复操作可选择不同部位。

【操作评分】（100 分）

1. 掌握适应证与禁忌证。共 20 分。

2. 器材准备齐全。共 10 分。

3. 术前准备充分。共 10 分。

4. 操作步骤正确。共 40 分。

5. 操作中能做到人文关怀，术后处理正确。共 10 分。

6. 操作过程熟记注意事项。共 10 分。

第七节 捏脊疗法

捏脊疗法是小儿推拿手法的一种，是通过背部推拿刺激穴位、增强气血流通、达到治疗疾病的一种手法。

【适应证】

1. 小儿消化不良、营养不良、消化功能紊乱、肠道寄生虫病。

2. 由于上述疾病所并发的贫血、佝偻病和多种维生素缺乏症。

3. 小儿哮喘体质调理。

4. 脑性瘫痪。

5. 儿童保健。

【禁忌证】

小儿背部有疖肿、外伤或患有某些严重的皮肤病出现背部皮肤破损者。

【术前准备】

1. 施术时室内温度要适中，并尽量避开室内的桌边、床角，以防患儿由于哭闹挣脱而发生撞伤。

2. 做好解释，熟知背部推拿穴位。

3. 将患儿腰带松解，充分暴露出整个脊背，体位自然舒适。

4. 按六步洗手法洗手。

【操作步骤】

1. 术者用双手的中指、无名指和小指握成空拳状，食指半屈，拇指伸直并对准食指的前半段，各指要放松。

2. 术者双手合作，从尾椎开始，在食指向前轻推患儿皮肤的基础上，与拇指一起将皮肤捏拿起来，沿着督脉，自下而上，向前捏拿至脊背上端的大椎穴，此为一遍（图 11-3）。也可根据病情将施术部位延至项后正中发际内的风府穴。

3. 根据病情和体质捏拿 4~6 遍。从第 2 遍开始，术者可根据患儿出现的不同症状，采用重提手法，有针对性地刺激某些背部的脏腑腧穴，以增强疗效。

4. 最后一遍结束后，用双手的拇指腹部，采用揉按手法，对肾俞、脾俞、胃俞等按揉数次。

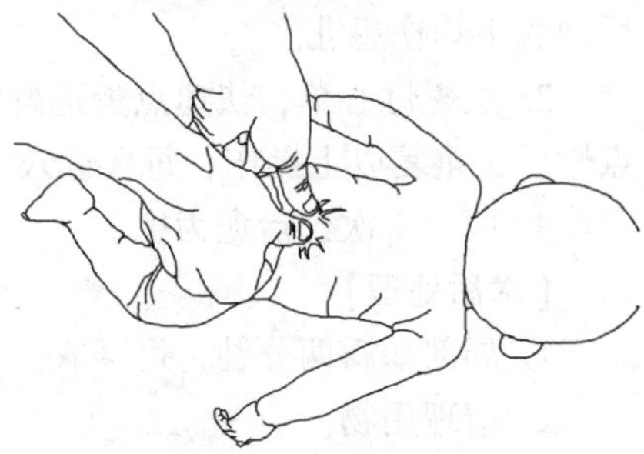

图 11-3 小儿捏脊疗法

【术后处理】

术后马上给患儿穿衣，避免受凉。

【注意事项】

1. 小儿皮肤较嫩，力度应先轻后重，以皮肤潮红为宜，每次时间不可拘泥。

2. 术前最好擦干患儿背上汗水。

3. 每日操作 1 次，连续 6 天为 1 个疗程，一般 1~2 个疗程。病情重可配合针灸、药物治疗。

【操作评分】（100 分）

1. 掌握适应证。共 10 分。

2. 掌握禁忌证。共 10 分。

3. 术前准备充分。共 10 分。

4. 操作步骤及部位掌握正确。共 50 分。

5. 术后处理正确。共 10 分。

6. 操作过程熟记注意事项。共 10 分。

第八节 灯火焠法

灯火焠法古称"神火"，是以灯心蘸油点燃后烧灼穴位治疗的一种方法。

【适应证】

1. 古人用之治疗脐风、惊痫、风痰闭阻、猝死等。

2. 腮腺炎。

【禁忌证】

1. 局部皮肤破溃者忌用。

2. 实热证、久病体虚者、久热消渴者、阴虚火旺者慎用。

【器材准备】

灯心草、麻油（或菜油、桐油）、打火机。

【术前准备】

1. 选好穴位：多用百会、人中、承浆、两手拇指少商、神阙、角孙穴等。

2. 做好解释工作，消除恐惧心理。操作者先六步洗手法洗手，后将灯心草蘸油。

【操作步骤】

1. 患儿由家长抱定，暴露出灯火灸的部位及皮肤，将灯心草多余的油滴净，防止点燃后油滴下灼伤患儿。

2. 点燃灯心草，快速点灸选好的穴位，迅速离开皮肤。灯火触及皮肤后即熄灭，再次点燃后，重复以上操作，每次选穴 3~4 个。

3. 两天 1 次，治愈为度。

【术后处理】

1. 局部暴露两分钟，可穿衣。

2. 清理用物。

【注意事项】

1. 灼烧部位治疗 12 小时内忌沾生水，并保持局部清洁。

2. 蘸油不可过多，以防烫伤。

3. 术后皮肤有散在小米大小的黑点，3 天可自愈，不会留痕迹。

【操作评分】（100 分）

1. 掌握适应证。共 10 分。

2. 掌握禁忌证。共 10 分。

3. 术前准备充分。共 10 分。

4. 操作步骤及部位掌握正确。共 50 分。

5. 术后处理正确。共 10 分。

6. 操作过程熟记注意事项。共 10 分。

第九节 足浴退热疗法

足浴退热疗法是指通过将药物加入开水以达到熏蒸、浸泡患儿局部并退热的一种治疗方法。

【适应证】

1. 风寒感冒。

2. 暑邪感冒。

3. 麻疹。

4. 其他的高热病儿兼表证时。

【禁忌证】

局部有溃烂疮疡者忌用，里实热证少用。

【器材准备】

解表发汗剂 1 剂、水桶、开水、治疗巾、水温计和毛毯。

【术前准备】

1. 交代病情及操作目的。

2. 操作者准备用物并清洁双手。

3. 做好解释，嘱病儿排尿。

【操作步骤】

1. 将用物放至病儿床旁，经核对无误。

2. 先将中药放于木桶中，倒入开水，浸过药面为宜。

3. 待药气上腾，嘱家长抱患儿坐于床边，将其除去袜子，裤管卷起至膝部，双膝屈曲，双足放于桶口上方，使药热气能熏蒸足底，并用治疗巾围住桶口以防药气散发过快，且能保暖。

4. 10~15 分钟后用水温计测量水温，当水温在 40℃~50℃ 时，将患儿双足缓缓放入水里，约 5 秒后拿出水面，反复多次。待患儿逐步适应后，将双足持续浸入水中，以水没过足踝为准。

5. 浸泡 10~15 分钟，以双足发红、背心微汗为宜。

【术后处理】

1. 完毕后，用毛毯擦干双足，并注意保暖。

2. 倒去药液，操作者清洁双手，洗去药液。

【注意事项】

1. 常用药物　藿香、防风、薄荷、柴胡等。每剂可用 1~2 次。每天可多次使用本方法。

2. 水量　根据药物容积及木桶大小选择，一般以浸过药面为宜。

3. 溶液温度　初以刚烧开的开水为宜，先熏，离桶口高度根据患儿感觉反应调整；当温度降到适宜时再浸洗。年龄小、表达不清的患儿需要操作者多观察皮肤变化，常试水温，防止烫伤。

【操作评分】（100 分）

1. 掌握适应证。共 10 分。

2. 掌握禁忌证。共 10 分。

3. 器材准备齐全。共 10 分。

4. 术前准备充分。共 10 分。

5. 操作步骤正确。共 40 分。

6. 操作中能做到人文关怀，术后处理正确。共 10 分。

7. 操作过程熟记注意事项。共 10 分。

第十二章

针灸科常用操作技术

第一节 毫针法

毫针法是指运用毫针刺激人体一定的腧穴，通过施以各种行针手法，以激发经气、调整阴阳、防治疾病的一种治疗方法。

【适应证】

适用范围广泛，包括内、外、妇、儿、骨等科的常见病。

【禁忌证】

1. 自发性出血倾向。
2. 皮肤感染处。
3. 溃疡部位。
4. 瘢痕部位。
5. 肿瘤部位等。
6. 孕妇腰骶部、腹部。

一、毫针刺法

【器材准备】

毫针、消毒棉球、75%酒精、镊子等。

【术前准备】

1. 体位选择 根据病情需要选取既方便医师操作又让患者舒适持久的体位，初次接受针灸治疗或体质较差的患者尽可能采用仰卧位。

2. 腧穴定位 应用体表标志法、同身寸法和骨度分寸等方法，将所选腧穴准确定位，并加以标记。

3. 消毒 包括针具消毒、穴位皮肤消毒和医师手指消毒。针具消毒一般采用高压蒸汽消毒法，穴位皮肤一般采用75%酒精外涂消毒，医师手指用消毒液按六步洗手法洗手。

【操作步骤】

1. 进针 采用双手协同进针法。左手按压所刺部位或辅助针身，用右手拇指、食指、中指三指挟针柄，采用一定的进针方法（如速刺法、缓刺法或捻入法等）将针迅速刺入皮肤，并根据所针腧穴的部位和治疗需要，沿着一定的角度和方向，将针插入到一定深度。

2. 行针　采用提插法或捻转法行针，或其他辅助手法以促使得气。

3. 补泻　在得气的基础上进行提插补泻和捻转补泻法，或其他补泻方法的操作。

4. 留针　上述操作结束后将针滞留在穴位内 15~30 分钟，留针期间视病情需要可进行间歇性行针，并密切注意观察病人的反应，防止晕针。

5. 出针　留针结束后即可出针。出针时一般先以左手拇指、食指按住针孔周围皮肤，右手持针先做轻微捻转，再慢慢将针提起至皮下，然后将针起出，用消毒干棉球揉按针孔，以防止出血。出针后病人应休息片刻方可活动，医师应核对针数，以防遗漏。

【注意事项】

1. 患者在过于饥饿、疲劳、神经过度紧张时，不宜立即进行针刺，应待患者进食、休息或精神紧张消除后再行针刺。对身体瘦弱、气虚血亏的患者，进行针刺时手法不宜过强，并应尽量选用卧位。

2. 患者在针刺过程中如出现精神萎靡、头晕、脸色苍白、恶心呕吐、出冷汗等晕针现象应及时停止针刺，将针全部取出，并让患者仰卧休息，注意保暖，给予饮水。严重者及时采取其他急救措施。

3. 妇女怀孕 3 个月者，不宜针刺小腹部的腧穴。怀孕 3 个月以上者，腹部、腰骶部腧穴也不宜针刺。

4. 小儿囟门未合时，不宜针刺头顶部的腧穴。

5. 胸、胁、腰、背脏腑所居之处的腧穴不宜直刺、深刺，肝脾肿大、肺气肿患者更应注意。如刺胸、背、腋胁等部位的腧穴，若直刺过深，可伤及肺导致创伤性气胸。轻者出现胸痛、胸闷、心慌、呼吸不畅，甚至呼吸困难、唇甲发绀、出汗、血压下降等症。体检时，可见患侧胸部肋间隙变宽，叩诊过清音，气管向健侧移位，听诊时呼吸音明显减弱或消失。X 线胸部透视，可见肺组织受压情况等可确诊，对此症应及时采取治疗措施。

6. 针刺眼区和颈部的风府、哑门等穴，应注意针刺角度和深度，不宜大幅度的提插、捻转，以免伤及重要组织器官，产生出血及严重的不良后果。

7. 对尿潴留等患者在针刺小腹部腧穴时，应掌握适当的针刺方向、角度、深度等，以免误伤膀胱等器官。

【操作评分】（100 分）

1. 掌握适应证与禁忌证。共 10 分。

2. 器材准备齐全。共 10 分。

3. 术前准备充分。共 10 分。

4. 操作步骤正确。共 55 分，其中针刺操作过程中进针、行针、补泻各 15 分，留针 5 分，出针 5 分。

5. 掌握注意事项，能密切观察与处理不良反应。共 15 分。

二、晕针的预防与处理

晕针是指在针刺过程中或针刺后出现的一时性晕厥现象。轻度晕针表现为精神疲倦、头晕目眩、恶心欲吐、心慌气短、面色苍白、出冷汗、脉细弱；重度晕针则出现血压下降、唇甲青紫、二便失禁、神志不清、脉微欲绝等现象。引起晕针的原因常见有患者精神紧张、体质虚弱、过度劳累或饥饿、大汗大泻或大出血后，或针刺时患者体位不当，或医师操作手法过重等。

【适应证】

针刺引起的晕厥现象。

【器材准备】

毫针、75%酒精棉球、消毒棉球、开水、艾条等。

【操作步骤】

1. 立即停止针刺操作，将已刺毫针全部取出。

2. 帮助患者仰卧，采用头低脚高体位，松开衣带并保暖。

3. 给患者饮用温开水或糖水，静卧休息片刻，患者一般即可恢复。

4. 经过上述处理仍未恢复者，或严重晕针者，立即采用毫针针刺患者水沟、素髎、中冲、内关、合谷、足三里、涌泉等穴。或艾条温和灸法灸百会、气海、关元、神阙等穴，直至患者恢复。

5. 如经上述处理无效者，应及时配合现代急救措施进行综合抢救。

【注意事项】

1. 对初次接受针刺的患者应做好解释工作，以消除患者的紧张情绪。

2. 尽可能采用仰卧等舒适持久的体位。

3. 对过度劳累或饥饿、大汗大泻或大出血的患者，应尽可能待其体力恢复、体质改善后再行针刺，如充分休息、进食、饮水等。

4. 医师应根据病情及体质的需要采用适当的针刺手法，以免造成刺激过重。

5. 治疗过程中应密切观察患者的反应，及时发现晕针先兆，以便及时采取措施，以免延误病情而发生意外。

【操作评分】（100分）

1. 掌握晕针的表现和原因。共10分。

2. 器材准备完备。共10分。

3. 操作步骤正确。共60分。

4. 掌握注意事项，能密切观察及处理不良反应。共20分。

第二节 灸 法

灸法是指采用艾绒或其他可燃性药物点燃后，烧灼或熏熨人体体表一定的部位，以达到温通经脉、散寒除痹、防治疾病的一种治疗方法。

一、传统灸法

【适应证】

虚证、阴证、寒证等慢性久病，阳气不足之证，如风寒湿痹、顽麻、萎弱无力、半身不遂、口眼歪斜、哮喘、遗精、阳痿、久泄久痢等。

【禁忌证】

1. 实热证、阴虚发热者，一般不适宜灸疗。

2. 颜面、五官和有大血管的部位，不宜采用瘢痕灸。

3. 孕妇的腹部和腰骶部不宜施灸。

【器材准备】

艾条或艾绒、艾炷、玉红膏、纱布、冷开水、火柴、鲜生姜、盐、火柴等。

【术前准备】

1. 体位 一般选用卧位，舒适持久。

2. 穴位 选穴要求少而精，一般1~2穴为宜。

3. 消毒 一般不需要进行消毒。

【操作步骤】

（一）艾炷灸

本法分为直接灸和间接灸。直接灸包括瘢痕灸和无瘢痕灸，间接灸种类较多，本处仅介绍隔姜灸和隔盐灸。

1. 瘢痕灸 ①在选好的穴位上涂以少量的蒜汁，然后将小艾炷放置在穴位上，点燃施灸，直至艾炷烧完后，以纱布蘸冷开水抹干净所灸穴位，再取一艾炷依前法再灸，每次灸7~9壮；②患者感到灼痛时，应在施灸穴位周围轻轻拍打，以减轻疼痛；③施灸结束后，以纱布蘸冷开水将局部擦洗干净，再在施灸部位敷以玉红膏，1~2日换药1次，经过30~40天后，灸疮经过无菌性化脓到结痂脱落、遗留瘢痕的过程，瘢痕灸全过程结束。

2. 无瘢痕灸 在选好的穴位上涂以少量的蒜汁，然后将艾炷放置在穴位上，点燃施灸，当患者感到灼痛时，即将灸火撤除，换新艾炷重新点燃施灸，连续灸3~7壮，以患者局部皮肤出现轻度红晕为度，然后将局部擦洗干净，施灸结束。

3. 隔姜灸 ①将鲜生姜切成厚约半厘米的薄片，用针在其上穿刺数孔，以便热力渗透；②将姜片放置在所灸穴位上，并在姜片上放艾炷，点燃施灸；③当患者感到灼痛时，将姜片提离皮肤片刻，或将姜片移至穴位旁边皮肤，上下左右反复施灸，直至艾炷燃烧完毕，换艾炷依前法再灸，每次 3~5 壮，以局部皮肤潮红为度，施灸结束。

4. 隔盐灸　①本法多用于脐部，患者取仰卧屈膝体位；②以干燥食盐填平肚脐，食盐上放置大艾炷点燃施灸，或在食盐上放置穿有数孔的姜片，姜片上放大艾炷，点燃施灸；③每次灸 2~7 壮，亦可根据病情需要，不计壮数，直至病情改善为止。

（二）艾条灸

常用艾条灸包括温和灸、雀啄灸、回旋灸。

1. 温和灸　施灸时将艾条的一端点燃，对准应灸的腧穴部位或患处，距皮肤 2~3cm 进行熏烤，以局部有温热感而无灼痛为宜，一般每处灸 5~7 分钟，以皮肤红晕为度。对于昏厥、局部知觉迟钝的患者，医师可将中、食两指分开，置于施灸部位的两侧，这样可以通过医师手指的感觉来测知患者局部的受热程度，以便随时调节施灸的距离，防止烫伤。

2. 雀啄灸　施灸时，点燃艾条的一端与施灸部位的皮肤距离不固定，而像鸟雀啄食一样，一上一下活动地施灸。也可均匀地上、下或左右方向移动或作反复旋转施灸。

3. 回旋灸　艾灸时点燃艾条的一端，对准施灸的部位。艾条与皮肤保持一定的距离，但位置不固定，而是均匀地向左右方向移动或反复旋转进行施灸。

【注意事项】

1. 施术者应严肃认真，精心操作。

2. 施灸时应注意防止灸火脱落，以免造成皮肤或衣物烧损。注意把握好施灸的温度及灸火与皮肤间的距离，以免烫伤。

3. 施术的诊室应保持良好的通风，以免烟雾过浓，污染空气，伤害人体。

4. 施灸的先后顺序：临床上一般是先灸上部，后灸下部；先灸阳部，后灸阴部；壮数是先少后多，艾炷是先小而后大。在特殊情况下，可酌情而施。如脱肛时，可先灸长强以收肛，后灸百会以举陷。

【操作评分】（100 分）

1. 掌握适应证与禁忌证。共 10 分。

2. 器材准备齐全。共 10 分。

3. 术前准备充分。共 10 分。

4. 操作步骤正确。共 55 分，其中瘢痕灸操作 30 分，无瘢痕灸 5 分，隔姜灸和隔盐灸各项 5 分，温和灸、雀啄灸、回旋灸各项 15 分。

5. 掌握注意事项。共 15 分。

二、腧穴热敏化灸法

本法是在对腧穴进行热敏感观察的基础上，在产生热敏化的穴位上进行施灸的一种新型的灸疗方法。

【腧穴热敏化的判定标准】

腧穴热敏化是根据施灸部位对灸热产生的灸感反应来判定的，凡出现以下灸感反应中的一种或以上者，即可判定该腧穴已发生热敏化。

1. 透热　灸热从施灸点皮肤表面直接向深部组织穿透，甚至直达胸腹腔脏器。

2. 扩热　灸热以施灸点为中心，向周围片状扩散。

3. 传热　灸热从施灸点开始循经脉路线向远部传导，甚至达病所。

4. 局部不热（或微热）远部热　施灸部位不（或微）热，远离施灸的部位甚热。

5. 表面不热（或微热）深部热　施灸部位的皮肤不（或微）热，皮肤深部组织甚至胸腹腔脏器感觉甚热。

6. 其他非热感觉　施灸部位或远离施灸部位产生酸、胀、压、重、痛、麻、冷等非热感觉。

【适应证】

适应范围广泛，凡出现腧穴热敏化的寒热虚实诸症均可使用。

【禁忌证】

1. 昏迷者。

2. 感觉障碍者。

3. 肿瘤晚期患者。

4. 糖尿病患者。

5. 结核病患者。

6. 出血性脑血管疾病（急性期）。

7. 大量咯血者。

8. 皮肤溃疡处。

9. 婴儿。

10. 孕妇的腹部及腰骶部。

【器材准备】

热敏灸艾条、火柴。

【术前准备】

1. 根据病情可选用坐位、卧位，以方便操作和舒适持久为宜。

2. 穴位：本法与一般针灸选穴稍有不同，一般选取疾病相关的腧穴热敏化高发部位、或病痛局部、或邻近部位、或相关的神经节段部位、或循经取穴等。

3. 消毒：一般无需进行消毒。

【操作步骤】

1. 热敏化腧穴探查　在选定的腧穴上采用回旋灸、雀啄灸或温和灸的方法进行施灸，同时细心观察和询问患者施灸的反应。当患者出现透热、扩热、传热、局部不热远部热、表面不热深部热或其他非热感觉时，表明该处为热敏化腧穴，加以标记，然后重复上述探查方法，找出其他热敏化腧穴。

2. 治疗操作　将点燃的艾条在上述出现热敏化腧穴上进行雀啄灸、回旋灸或循经往返灸，以患者施灸部位或路线上有温热感为度，可以同时在 1~3 个腧穴上进行施灸（图 12-1）。施灸时间长短不限，直至患者出现灸感四相过程为止，即灸感出现的潜伏期、传导期、维持期和消退期的 4 个过程。施灸期间应注意患者的反应，及时调整艾条与皮肤的距离，以免烫伤。

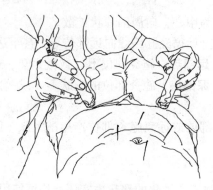

图 12-1　热敏灸法

【注意事项】

1. 施灸时应向患者详细解释腧穴热敏化疗法的过程，以消除患者对本方法的恐惧感和紧张感，以取得患者的配合。

2. 施灸时应根据患者的年龄、性别、体质、病情，充分暴露施灸部位，采取舒适的、且能长时间维持的体位。

3. 过饥、过饱、过劳、醉酒等患者不宜施灸。

4. 施灸时应注意防止艾火脱落灼伤患者，或烧坏衣物。如出现烫伤或水泡，应注意及时处理，出现小水泡一般数天内可自行吸收痊愈。如水泡过大，可在水泡底部用注射器抽出里面的液体，并覆盖无菌敷料。

【操作评分】（100 分）

1. 掌握腧穴热敏化灸的判定标准。共 10 分。

2. 掌握适应证与禁忌证。共 10 分。

3. 器材准备齐全。共 10 分。

4. 术前准备充分。共 10 分。

5. 操作步骤正确。共 50 分，其中热敏化腧穴探查及治疗操作各项 25 分。

6. 掌握注意事项。共 10 分。

第三节　拔罐法

拔罐法是指使用不同的方法使罐内形成负压，并使其吸附于体表一定部位，使局部造成瘀血现象，从而达到防治疾病的方法。造成罐内负压的方法以燃火法最为常用，故又称为火罐。本章节仅以火罐为例介绍拔罐法。

【适应证】

本方法适应证广泛，内、外、妇、儿各科疾病均可使用。

1. **疼痛性疾病：**肌肉关节痛、风湿痹痛、神经痛等。

2. **各系统功能失调性疾病：**如腹痛、胃痛、消化不良、头痛、高血压、感冒、咳嗽、失眠、中暑、痛经、月经不调等。

3. 其他疾病：目赤肿痛、毒蚊咬伤、丹毒、红丝疔、疮疡初起未溃时、肥胖等。

【禁忌证】

1. 高热、抽搐、痉挛。

2. 皮肤过敏或溃疡、破损处。

3. 肌肉瘦削或各个凹凸不平及多毛处。

4. 孕妇腰骶部及腹部。

【器材准备】

火罐、棉球、75%酒精、止血钳、纸片、火柴。

【术前准备】

1. 体位　根据治疗需要选择相应的体位，并暴露相应的部位。

2. 拔罐点的选择　病痛点局部或邻近部位、或根据辨证、辨病、辨经、经验等选取相应的吸拔部位。

3. 消毒　一般拔罐法不需要消毒，但刺血拔罐应用75%酒精局部消毒。

【操作步骤】

（一）吸拔方法

1. 闪火法　一手持止血钳夹酒精棉球一个，将酒精适度挤干，用火将酒精棉球点燃后，使火在罐内旋转1~3圈（注意切勿将罐口烧热，以免烫伤皮肤）后，将火退出，并迅速将罐扣在应拔的部位，使罐吸附在皮肤上。留罐3~5分钟，至局部皮肤出现红紫等瘀血现象时即可起罐。起罐时，右手拇指

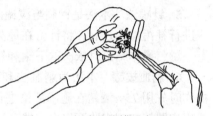

图 12-2　闪火法拔罐示意图

或食指从罐口旁边按压一下，使气体进入罐内，将罐取下，操作结束（图12-2）。

2. 投火法　本法吸拔力最大。将纸片点燃后，投入罐内，然后迅速将罐扣在施术部位。运用此法时应注意选择肌肉丰满、平整的部位，扣罐时应一次性成功，勿使出现漏气现象，以至罐内燃火不熄灭，造成烧伤。留罐3~5分钟，至出现瘀血现象时起罐（图12-3）。

3. 贴棉法　取酒精棉球一个，撕成厚薄适中的棉片，挤干酒精，贴于火罐内壁中段，持火点燃棉球，然后将罐对准吸拔部位，扣吸于皮肤上，留罐3~5分钟，至出现瘀血现象时起罐（图12-3）。

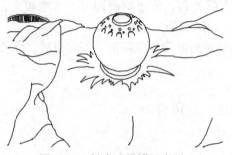

图 12-3　投火法拔罐示意图

（二）常用拔罐法的运用

1. 单罐 本法适用于病变部位较小，或单一的压痛点处，根据吸拔部位大小选择口径适宜的火罐，运用上述任何一种吸拔方法，将罐吸拔于相应部位。

2. 多罐 即多个火罐吸拔于同一病变部位，本法适用于病变部位较大处。操作时根据病情需要选取数个大小适中的火罐，采用上述任何一种吸拔方法将罐先后吸拔于病变部位。

3. 闪罐法 本法主要运用于不能或不宜留罐的部位，如颜面部。操作时选取口径较小的火罐，为了操作的连续性，吸拔方法一般采用闪火法，先将罐吸拔于相应部位，然后迅速取下，并如此反复吸拔，直至局部皮肤出现潮红为止。

4. 走罐法 本法多用于病变部位大、肌肉丰满处，或其他全身性疾病。操作时选取口径较大的火罐，先在需要走罐部位的皮肤上涂适量润滑油或凡士林以方便罐的游走，减少火罐游走时摩擦引起的疼痛。采用上述任何一种吸拔方法，将罐吸拔于皮肤上，然后一手握罐，罐稍向移动的相反方向倾斜，一手按置于火罐后的皮肤上，双手相对用力，使罐在病变部位前后或左右慢慢来回滑动数次，直至局部皮肤出现潮红为止。然后将罐取下，并擦拭干净局部皮肤。

5. 针罐法 本法是针刺与拔罐法的结合使用。操作时先在局部刺入一针，在行针得气或进行补泻操作之后，将针留在原处，再以针刺点为中心，采用上述任何一种吸拔方法拔上一罐，操作结束时依次取下罐和针。

6. 刺血拔罐 本法为刺血法和拔罐的结合，多用于热性疾病、瘀血性疾病或皮肤病。操作时先用75%酒精在施术部位进行消毒，然后根据病情需要用三棱针刺破皮肤或小血管，或用皮肤针扣刺皮肤至出血，然后采用任何一种吸拔方法将罐吸拔于出血处，以增加出血量，加强刺血效果。待血液凝固后将罐取下，局部擦拭干净，并以75%酒精消毒施术处，以防感染。使用本法时不宜在大血管及动脉上进行，以免造成过量出血。

【注意事项】

1. 拔罐时要选择适当体位和肌肉丰满的部位，体位不当、移动、骨骼凹凸不平、毛发较多的部位均不适用。

2. 拔罐时要根据所拔部位的面积大小选择大小适宜的罐。操作时必须迅速准确，方能使罐拔紧，吸附有力。

3. 使用火罐时应注意勿灼伤或烫伤皮肤。若烫伤或留罐时间太长而致皮肤起水泡，小的水泡无需处理，仅敷以无菌纱布，防止擦破即可。水泡较大，应用无菌针将水放出，涂以碘伏，用无菌纱布包敷，以防感染。

4. 有过敏、溃疡、水肿及大血管分布部位，不宜拔罐。高热抽搐者，以及孕妇的腹部、腰骶部位亦不宜拔罐。

【操作评分】（100分）

1. 掌握适应证与禁忌证。共10分。

2. 器材准备齐全。共10分。

3. 术前准备充分。共10分。

4. 操作步骤正确。共60分，其中吸拔方法20分，拔罐法的运用中单罐、多罐、针罐、闪罐各 5 分，走罐、刺血拔罐各 10 分。

5. 掌握注意事项。共 10 分。

第四节　三棱针疗法

三棱针疗法是用三棱针点刺穴位或浅表的血络，放出少量的血液，以防治疾病的方法。

【适应证】

适用于急症、实证、热证、瘀证、痛证。如中暑、急性腰扭伤、急性淋巴管炎、肩周炎、关节肿痛等。

【禁忌证】

1. 各种虚证。

2. 严重心力衰竭。

3. 血小板减少症、血友病、白血病。

【器材准备】

三棱针、消毒棉球、75% 酒精、镊子。

【术前准备】

1. 体位　本方法根据病情治疗需要，可选择坐位、卧位或站立位。

2. 穴位或放血点选择　根据病情需要和刺激方法的不同，选择好穴位或放血部位。

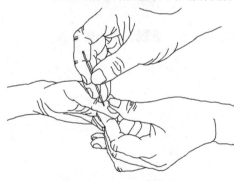

图 12-4　三棱针法示意图

3. 消毒　施针前局部皮肤用 75% 酒精消毒。

【操作步骤】

三棱针针刺方法分为点刺法、散刺法、泻血法 3 种（图 12-4）。

1. 点刺法　针刺前，在预定针刺部位上下用左手拇指向针刺处推按，使血液积聚于针刺部位，继之常规消毒。针刺时左手拇指、食指和中指三指夹紧被刺部位或穴位，右手持针，用拇指和食指两指捏住三棱针体部，中指指腹紧靠针身下端，针尖露出 1~2 分，对准已消毒的部位或穴位，刺入 1~2 分深，随即将针迅速退出，轻轻积压针孔周围，使出血少许，然后用消毒棉球按压针孔。

2. 散刺法　对病变局部周围进行点刺的一种方法，根据病变部位大小的不同，可刺 10~20 针以上，由病变外缘环形向中心点刺。

3. 泻血法　先用带子或橡皮管结扎在针刺部位上端（近心端），然后消毒。针刺时左手拇指压在被针刺部位下端。右手持三棱针对准被针刺部位的静脉，刺入脉中（0.5~1 分深），随即将针迅速退出，使其流出少量血液，出血停止后，再用消毒棉球压针孔。

【注意事项】

1. 注意无菌操作，以防感染。

2. 点刺、散刺时，手法宜轻、宜浅、宜快，泻血法一般出血不宜过多，注意切勿刺伤深部大血管。

3. 虚证、妇女产后、有自发出血倾向、损伤后出血不止的患者不宜使用。

【操作评分】（100分）

1. 掌握适应证与禁忌证。共10分。

2. 器材准备齐全。共10分。

3. 术前准备充分。共10分。

4. 操作步骤正确。共60分，其中点刺、散刺、泻血法操作各20分。

5. 掌握注意事项。共10分。

第五节 皮肤针（梅花针）疗法

皮肤针疗法属于丛针浅刺法，是由多支不锈钢短针集成一束，叩刺人体体表一定部位，以防治疾病的一种方法。

【适应证】

1. 皮肤疾病：肌皮麻木、痤疮、牛皮癣、斑秃等。

2. 疼痛性疾病：头痛、胁痛、脊背痛、腰痛等。

3. 功能失调性疾病：不寐、慢性胃肠病、消化不良、痛经、近视、小儿弱智等。

【禁忌证】

1. 严重器质性病变及传染病。

2. 局部皮肤有创伤及溃疡。

【器材准备】

皮肤针、消毒棉球、镊子、75%酒精。

【术前准备】

1. 体位 坐位或卧位。

2. 叩刺部位选择 根据辨证选穴、局部选穴和整体叩刺法选取相应的叩刺部位。

3. 消毒 局部皮肤用75%酒精消毒，针具消毒用高压蒸汽消毒法。

【操作步骤】

1. 持针式 目前使用的皮肤针多为软柄针，持针时将针柄末端固定在掌心，拇指在上，食指在下，其余手指呈握拳状握住针柄（图12-5）。

2. 叩刺法 针尖对准叩刺部位，使用手腕之力，将针尖垂直叩刺在皮肤上，并立即提起，反复进行。

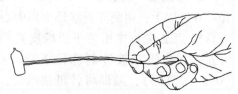

图12-5 皮肤针持针法

3. 刺激强度　根据患者体质、年龄、病情、叩刺部位的不同，有弱、中、强3种刺激强度。

（1）弱刺激：用较轻腕力进行叩刺，以局部皮肤略有潮红、患者无疼痛为度。适用于老弱妇儿、虚证和头面、眼、耳、口、鼻及肌肉浅薄处。

（2）强刺激：用较重腕力进行叩刺，以局部皮肤可见隐隐出血、患者有疼痛感为度。适用于年壮体强、实证患者和肩、背、腰、臀部等肌肉丰厚处。叩刺结束后一般结合拔罐法，以增强疗效。

（3）中等刺激：介于强弱两种刺激之间，以局部皮肤潮红、但无渗血、患者稍觉疼痛为度。适宜于一般疾病和多数患者，除头面等肌肉浅薄处外，大部分均可用此法。

【注意事项】

1. 检查皮肤针尖是否平齐，有无钩，针柄与针头连接处必须牢固，以防叩刺时滑动。

2. 叩刺时针尖须垂直而下，避免斜、钩、挑，以减少疼痛或划伤。

3. 循经叩刺时，每隔1cm左右叩刺一下，一般可循经叩刺8~16次。

4. 叩刺局部皮肤如有出血者，应进行清洁及消毒，以防感染。局部皮肤有溃疡或破损处不宜使用。

【操作评分】（100分）

1. 掌握适应证与禁忌证。共10分。

2. 器材准备齐全。共10分。

3. 术前准备充分。共10分。

4. 操作步骤正确。共60分，其中持针式、叩刺法各10分，刺激强度（弱刺激、中等刺激、强刺激）40分。

5. 掌握注意事项。共10分。

第六节　穴位注射法

穴位注射法又称水针，是选用某些中西药物注射液注入人体有关穴位，以防治疾病的一种方法。

【适应证】

1. 肌肉关节疾病：关节痛、痹证、腰腿痛、扭伤、肌肉劳损等。

2. 神经系统疾病：各种神经痛（如坐骨神经痛）、中枢性及周围性神经损伤性肌肉瘫痪（如中风后遗症）、神经麻痹等。

3. 其他系统慢性疾病：胃痛、腹泻、痢疾、咳嗽、哮喘、高血压、咽喉肿痛、目赤肿痛、中耳炎、鼻炎、阴挺、催产等。

4. 外科手术、五官科手术的麻醉。

【禁忌证】

1. 孕妇下腹部及腰骶部穴。

2. 相应药物的禁忌证。

【器材准备】

1ml、2ml、5ml、10ml、20ml 注射器（根据需要选择使用注射器大小），不同型号针头（5 号针头或 7 号针头，深部穴位可用 9 号长针头），注射药物，消毒棉球，75% 酒精，镊子。

【术前准备】

1. 体位　坐位或卧位。

2. 穴位　根据病情选择有效主治穴位，一般以 2~4 穴（针）为宜。宜选择肌肉较丰满处，或有神经分布点的穴位，也可选择阿是穴或压痛点。

3. 消毒　局部以 75% 酒精常规消毒。

【操作步骤】

1. 取用无菌注射器和针头，抽取药液。

2. 右手持注射器，对准穴位，快速刺入皮下，然后缓缓进针至一定深度后，做小幅度提插数次，使局部有酸胀"得气"感。

3. 回抽无血后，将药液缓缓注入至规定计量，然后出针，用消毒棉球按压针孔，以防出血。

4. 依次重复注射完所选穴位。

5. 注射剂量应根据药物说明书规定的剂量，不能过量。小剂量注射时，可用原药物剂量的 1/5~1/2。一般以穴位部位来分，头面每穴注射 0.3~0.5ml；耳穴注射 0.1ml；腰臀部每穴注射 2.5ml，如用 5%~10% 葡萄糖液可注入 10~20ml。

【注意事项】

1. 必须注意药物的性能、药理作用、剂量、药物的质量、有效期、配伍禁忌、副作用和过敏反应。凡能引起过敏反应的药物（如青霉素、链霉素、普鲁卡因等）必须先做皮试。副作用较严重的药物不宜采用，刺激作用较强的药物，应谨慎使用。

2. 项颈、胸背部注射时，切勿过深，药物必须控制剂量，注射宜缓慢。在神经干旁注射时，必须避开神经干，或浅刺以不达神经干所在的深度。如神经干较浅，可超过神经干之深度，以避开神经干。如针尖触到神经干，患者有触电感，应先退针，改换角度，避开神经干后再注射，以免损伤神经，带来不良后果。

3. 药液不宜注入血管内，注射时如回抽有血，必须避开血管后再注射。一般药物不能注入关节腔、脊髓腔、胸腔、腹膜腔。如误入关节腔可引起关节红肿热痛等反应；如误入脊髓腔会损害脊髓。

4. 孕妇的下腹、腰骶部和三阴交、合谷等为禁针穴位，且不宜用水针。年老体弱者，选穴须少，药剂量宜酌减。

5. 须注意预防晕针、弯针、折针，如果发生晕针等情况，处理方法同毫针刺法。

【操作评分】（100 分）

1. 掌握适应证与禁忌证。共 10 分。

2. 器材准备齐全。共 10 分。

3. 术前准备充分。共 10 分。

4. 操作步骤正确。共 50 分。

5. 掌握注意事项。共 20 分。

第七节 电针刺法

电针刺法是用电针器输出脉冲电流，通过毫针作用于人体经络腧穴以治疗疾病的一种方法。

【适应证】

电针可广泛应用于内、外、妇、儿、五官、骨伤等各种疾病，因其刺激强，尤其常用于下列疾病。

1. 各种痛证、痹证、痿证。

2. 针刺麻醉。

3. 心、胃、肠、胆、膀胱、子宫等器官的功能失调。

4. 神志病，如神经官能症。

5. 肌肉、韧带、关节的损伤性疾病等。

【禁忌证】

1. 严重器质性病变。

2. 心衰患者。

3. 年老、体弱。

4. 醉酒。

5. 饥饿。

6. 过度劳累等。

【器材准备】

毫针、电针仪、消毒棉球、75%酒精、镊子。

【术前准备】

1. 体位 同毫针刺法。

2. 选穴 电针选穴应结合神经分布选穴，一般取用同侧 1~3 对穴位为宜，不可过多，过多会刺激太强，患者不易接受，然后定位并加以标记。

3. 消毒 同毫针刺法。

【操作步骤】

1. 针刺操作同毫针，直至得气。

2. 将电流强度开关调至 "0" 度，再将每对输出的两个电极分别接在两根毫针针柄上。如果病情只需用一个穴位，可将一根导线接在针柄上，另一根导线接在一块约 25cm 大小的薄铝板上，外包几层湿纱布，平放在离针稍远的皮肤上固定。

3. 开通电源开关，选择好刺激波型及频率，一般选用连续波，刺激频率为每分钟 60~

120 次。

4. 慢慢调大电流强调开关至所需要输出电流量，一般以局部肌肉产生抖动，患者感觉可以忍耐为度。通电时间一般 5~20 分钟，针刺麻醉可持续更长时间。如感觉减低，可适当加大输出电流量，或暂时断电 1~2 分钟后再行通电。

5. 治疗结束时，应先将电流强度开关慢慢调到"0"，然后再取下电极，关闭电源，不可突然关闭电源，以免产生不适感。

6. 结束治疗，取针过程同毫针刺法。

【注意事项】

1. 电针治疗仪在使用前需检查性能是否良好，电流输出是否正常。

2. 调节电流量时应逐渐从小到大，切勿突然增强，防止引起肌肉强烈收缩，患者不能忍受，或造成弯针、断针、晕针等意外。

3. 有心脏病者，避免电流回路通过心脏。近延髓、脊髓部位使用电针时，电流输出量宜小，切勿通电过大，以免发生意外。孕妇慎用。

4. 温针灸用过的毫针，针柄表面因氧化而不导电，应将电针仪输出线夹持在针体上。

【操作评分】（100 分）

1. 掌握适应证与禁忌证。共 10 分。

2. 器材准备齐全。共 10 分。

3. 术前准备充分。共 10 分。

4. 电针操作步骤正确。共 50 分。

5. 掌握注意事项。共 20 分。

第八节　穴位贴敷法

穴位贴敷法又称天灸或自灸，是指采用某些具有刺激性的药物贴敷于人体一定的部位，通过药物和穴位的双重作用以防治疾病的一种方法。

【适应证】

1. 慢性功能性疾病：咳嗽、哮喘、汗证、腹痛、腹泻、月经不调、遗精、阳痿、遗尿等。

2. 急性病证：感冒、头痛、扭伤、关节痛等。

【禁忌证】

久病体虚、严重心、肝疾病患者，孕妇、昏迷病人慎用本法。

【术前准备】

1. 药物　先将贴敷的药物加工成一定的剂型，如糊剂、散剂、饼剂等。对具有强烈刺激性药物或发泡药物应先做好解释工作。

2. 穴位　本法一般精心选择 1~2 穴。

3. 体位　舒适体位，一般选卧位。

4. 消毒　贴敷部位用 75% 酒精常规消毒。

【操作步骤】

1. 将贴敷的药物置于医用胶布上，然后准确敷贴于所选穴位上。

2. 根据药物特性、病情、年龄等因素，每次敷贴 1~3 天，以局部出现潮红或起小水泡为度，刺激性不大的药物可适当延长贴敷时间。刺激性大的药物贴敷时间为数分钟至数小时不等。治疗结束后将药物除去，局部做常规消毒处理。

【注意事项】

1. 敷药穴位的皮肤不能有破溃或有疔疮。

2. 颜面部不宜敷药，毛发多处难于固定。

3. 敷药时间以患者自觉皮肤灼热、皮肤潮红或起小水泡为度，每次不超过 4~6 个穴位。

4. 如皮肤起水泡或瘙痒过甚，可抗过敏、抗感染治疗。

5. 治疗当天不宜吃鱼、虾等食物，以免引起敷贴部位过敏或化脓。

6. 天气炎热时注意保持皮肤干燥，防止药膏脱落。

【操作评分】（100 分）

1. 掌握适应证与禁忌证。共 10 分。

2. 器材准备齐全。共 10 分。

3. 术前准备充分。共 20 分。

4. 操作步骤正确。共 40 分。

5. 掌握注意事项。共 20 分。

第九节　耳　针

耳针是指使用短毫针或其他方法刺激耳穴，以防治疾病的一种方法。

【适应证】

1. 各种疼痛性病变。

2. 各种炎症性病变。

3. 一些功能紊乱性病变。

4. 过敏与变态反应性病变。

5. 内分泌代谢性病变。

6. 一部分传染病：如菌痢、疟疾、扁平疣。

7. 各种慢性疾病。

8. 其他：针刺麻醉、催产、催乳、戒烟、戒毒、减肥。

【禁忌证】

1. 严重器质性病变。

2. 高度贫血。

3. 严重心脏病。

4. 耳周皮肤溃疡、炎症、冻疮、耳软骨骨膜炎等。

【器材准备】

26~30 号粗细 0.3~0.5 寸长毫针或王不留行籽或磁珠等、0.6cm×0.6cm 大小胶布数块、镊子、消毒棉球、75%酒精、穴位探测仪。

【术前准备】

1. 耳穴探查 可采用观察法、按压法、电阻测定法 3 种探查方法，将所选耳穴准确定位，并加以标记。

（1）观察法：拇指、食指两指紧拉耳轮后上方，由上至下，分区观察，在病变相应区的表现有变形、变色、丘疹、脱屑、结节、充血、凹陷、小水泡等阳性反应，这些反应处即为耳穴所在。

（2）按压法：诊断明确后，在病人耳廓病变的相应部位用探针或火柴梗、毫针柄等物，采用轻、慢、用力均匀地寻找压痛点。当压到敏感点时，患者会出现皱眉、呼痛、躲闪等反应，选压痛最明显的一点为耳针的治疗点。

（3）电阻测定法：测定时将探测仪的手极由患者握住或固定在患者内关穴上，术者手持探测极在患者耳穴相应区内用轻而均匀的力缓慢探测，当扬声器出现持续增强的响声时，该点即是耳穴。

2. 体位选择 选用仰卧位或坐位。

3. 消毒 穴位皮肤用 75%酒精消毒。医师手指用六步洗手法洗手。

【操作步骤】

1. 毫针操作 耳针针刺一般选用短毫针。

针刺时左手固定患者耳廓，右手以插入法或捻入法进针，深度以穿入软骨但不透过对侧皮肤为度，然后进行小幅度捻转行针，以针刺部位产生酸胀得气感为准。

2. 皮内针操作（揿针型）

（1）针刺时左手固定耳廓，右手持止血钳夹住揿针尾部，针尖对准穴位快速刺入，用胶布固定。之后医师用手指按压揿针，以出现酸胀得气感为准，然后将针滞留在耳穴内，秋冬季留针 7~10 天，春夏季 1~3 天，不宜留针过长，以防感染。留针期间每天用手指按压揿针 2~3 次，每次 1~3 分钟，以增强刺激，提高疗效。

（2）也可用磁珠、王不留行籽代替皮内针放置在耳穴上，以胶布固定，进行压迫刺激耳穴，操作方法基本同揿针型皮内针。

【注意事项】

1. 严格消毒，预防感染。如出现针孔发红，耳廓胀痛，有轻度感染时，应及时涂搽碘伏，或用消炎药治疗。严防引起耳廓化脓性软骨膜炎。

2. 耳廓上有湿疹、溃疡、冻疮破溃等，不宜采用耳穴治疗。

3. 有习惯性流产史的孕妇禁用耳针，怀孕期间慎用。

4. 年老体弱、严重器质性疾病者、高血压患者治疗时手法应轻柔，刺激量不宜过大，以防意外。

5. 对扭伤及肢体活动障碍的病人，进针得气后可配合肢体活动和功能锻炼，有助于提高疗效。

【操作评分】（100分）

1. 掌握适应证与禁忌证。共10分。

2. 器材准备齐全。共10分。

3. 术前准备充分。共20分，其中耳穴探查15分，其他准备5分。

4. 操作步骤正确。共40分，其中毫针操作20分，皮内针操作20分。

5. 掌握注意事项。共20分。

第十节　头　针

头针是指利用针刺及其他物理方法刺激头部的穴点、线、区，以治疗疾病的方法。

【适应证】

1. 脑源性疾病：瘫痪、麻木、失语、眩晕、耳鸣、舞蹈等。

2. 非脑源性疾病：腰腿痛、夜尿、三叉神经痛、肩周炎、各种神经痛等常见病。

3. 针刺麻醉。

【禁忌证】

1. 高热、心力衰竭、病情危重者。

2. 中、大量脑出血急性期（一般1周内禁针刺）。

3. 高血压危象。

4. 颅脑手术（去骨瓣）后的部位、囟门未闭之处，不能直接针刺。

【器材准备】

毫针、消毒棉球、75%酒精、镊子等。

【术前准备】

1. 体位　患者取坐位或仰卧位。

2. 选定刺激穴区　根据刺激穴区或线的定位，准备量取刺激穴区的位置，加以标记。

3. 消毒　分开头发，用75%酒精仔细消毒，医师手指采用六步洗手法洗手。

4. 针具　选用26~30号、1.5~2.5寸长的不锈钢毫针。

【操作步骤】

1. 进针　针尖与头皮呈30°左右夹角，快速刺入皮下，当指下阻力突然减小时，使针与头皮平行沿刺激区推进到相应的深度。

2. 行针　头针的行针一般只捻转不提插。采用快速捻转法，术者肩、肘、腕关节、拇指固定，其余四指呈屈曲状，用拇指第一节的掌侧面和食指第一节的桡侧面捏住针柄，然后以食指指掌关节不断伸曲，使针来回快速旋转200次/分，每次左右旋转各两转左右。捻转持续2~3分钟，以局部酸胀感和患者的忍耐度为准。

3. 留针　留针5~10分钟，留针期间可用同样方法再捻转两次，即可起针。某些疾病如瘫痪在快速运针的同时可结合活动患肢，以提高疗效。

4. 出针 留针结束后，可快速抽拔出针，也可缓缓出针，起针后必须用消毒干棉球按压针孔片刻，以防止出血。头针针刺特殊，须防多孔出血和针刺线路中段出血。

【注意事项】

1. 严格消毒，防止感染。不可因为头发妨碍而使头皮消毒不完全。

2. 头皮血管丰富，容易出血，对出血较多的患者，应延长按压针孔的时间。若出现皮下血肿，可轻轻按揉，促使其消散。

3. 头针的刺激较强，治疗期间应密切注意观察患者表情，以防晕针。

4. 对脑出血患者，须待病情及血压稳定后方可做头针治疗。

【操作评分】（100分）

1. 掌握适应证与禁忌证。共 10 分。

2. 器材准备齐全。共 10 分。

3. 术前准备充分。共 20 分。

4. 操作步骤正确。共 40 分。其中进针、行针、留针、出针各 10 分。

5. 掌握注意事项。共 20 分。

第十三章

推拿临床常用操作技术

推拿是用推拿手法作用于受术者的特定部位或穴位，以治疗疾病和强身健体的一种方法。它具有有病治病、无病保健的特点。手法是推拿的治疗工具，手法的熟练程度及技巧直接影响到治疗的效果。要想取得好的临床疗效，必须先进行推拿手法的技能培训。

第一节　人体各部位推拿手法操作过程

一、头面部

【适应证】

头晕、头昏、头胀、面瘫、头痛、失眠、健忘、近视、神经衰弱、头部保健等。

【禁忌证】

1. 头部外伤后，有出血倾向。

2. 中风的急性期（发病两周之内）。

3. 颅内器质性疾病。

4. 眼底出血。

5. 颅骨骨折。

【体位】

受术者取仰卧位，术者坐于其头侧。

【手法】

一指禅推法、按法、点法、揉法、抹法、推法、擦法、捻法、击法、拿法等。

【操作步骤】

1. 指按揉法：百会穴-四神聪穴。

2. 一指禅推法或指按揉法：印堂-神庭 3 次（图 13-1）。

3. 拇指点法：印堂-神庭 3 次。

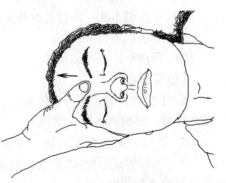

图 13-1　一指禅推法

4. 双手拇指指腹交替抹法：印堂-神庭反复数次。

5. 双手拇指同时按揉法：印堂-阳白-瞳子髎-太阳-头维 3 次。

6. 双手拇指同时分抹法：两侧前额部。

7. 双手大鱼际同时分抹法：两侧前额部。

8. 双手拇指同时按揉法：攒竹-眶上缘-眶下缘-睛明 3 次。

9. 双手中指同时点法：攒竹-眶上缘-眶下缘-睛明 3 次。

10. 双手中指同时抹法：攒竹-眶上缘-眶下缘-睛明 3 次。

11. 双手中指同时推擦法：两侧鼻唇沟和鼻子。

12. 双手拇指同时按揉法：承泣-四白-迎香-人中-地仓-承浆-颊车-下关 3 次。

13. 双手拇指同时按揉法：两侧面颊部（图 13-2）。

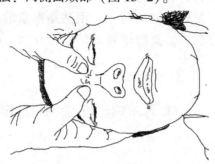

图 13-2　双手拇指同时按揉法

14. 双手拇指同时分抹法：两侧面颊部。

15. 双手大鱼际同时按揉法：两侧面颊部。

16. 双手大鱼际同时分抹法：两侧面颊部。

17. 双手指拘抹法：双手指同时由下向上拘抹下颌下部数次。

18. 双手指同时捻法：两侧耳廓。

19. 双手食指、中指推擦法：同时推擦两侧耳前、耳后数次。

20. 双手虚掌挤压法：两侧耳孔 3~5 次。

21. 双手中指同时按揉法：两侧风池穴。

22. 小指侧击法：击打前额和头顶部。

23. 啄法：击打头顶部。

24. 搔法：作用于头顶部。

【注意事项】

1. 手法操作时，用力宜轻不宜重。颜面部神经末梢和毛细血管分布丰富，重手法易致局部疼痛、瘀血或皮肤青紫。

2. 手法频率宜慢不宜快。手法速度过快，易致受术者头部晃动，产生不适感。

3. 手法的幅度宜小不宜大，因颜面部组织结构较多，操作面积不大，又不平坦，且没有宽厚粗大的肌肉。

4. 在眼眶周围操作时，手指不能碰到受术者的眼球。

5. 术者应将指甲修整光滑，以免刮破受术者面部的皮肤。

6. 在头顶部操作时，不可揪扯受术者的头发，以免引起不适感。

7. 手法宜流畅、柔和，不可生硬粗暴，手法变换时要自然。

【操作评分】（100分）

1. 掌握适应证。共10分，每漏答一项扣1分。

2. 掌握禁忌证。共5分，每漏答一项扣1分。

3. 体位选取正确。共5分，其中受术者体位3分，术者体位2分。

4. 掌握常用手法。共10分，每漏答一项扣1分。

5. 掌握操作步骤，动作熟练。共60分，其中操作顺序正确5分，手法内容正确50分，手法熟练5分。

6. 掌握注意事项。共10分，其中第1、2、3项每项2分，第4、5、6、7项每项1分。

二、颈项部

【适应证】

1. 颈椎病。

2. 落枕。

3. 颈项部软组织损伤。

4. 颈项部疲劳等。

【禁忌证】

1. 颈椎骨折。

2. 结核。

3. 颈部肿瘤。

4. 颈椎严重滑脱。

5. 诊断不明确的急性颈椎损伤或伴有颈脊髓损伤的症状。

【体位】

受术者取正坐位，术者站于其侧后方。

【手法】

㨰法、一指禅推法、按法、揉法、弹拨法、拿法、推法、摇法、扳法、擦法等。

【操作步骤】

1. 㨰法：㨰两侧颈项部，同时配合颈椎的被动运动。

2. 掌按揉法：手掌或大鱼际或小鱼际按揉两侧颈项部。

3. 一指禅推法或指按揉法：①风府-大椎反复2~3遍；②风池-沿颈椎两侧-肩井反复2~3遍；③压痛点、风池、肩井、天宗等穴。

4. 弹拨法：弹拨两侧胸锁乳突肌、斜方肌、肩胛提肌等。

5. 拿法：①拿颈项部，反复3~5遍；②拿风池；③拿肩井。

6. 推法：掌根部或大鱼际部着力推两侧颈项部。

7. 摇法：摇颈椎左右各3~5次，幅度由小到大（图13-3）。

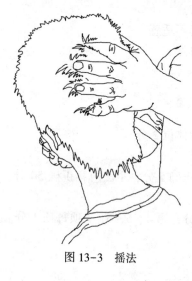

图 13-3　摇法

8. 扳法：用颈椎定位旋转扳法由上至下逐个扳颈椎，每个颈椎左右各扳 1 次，再用颈椎侧扳法，左右各 1 次。

9. 拔伸法：做颈椎拔伸法 2~3 次。

10. 擦法：擦两侧颈项部，以透热为度。

【注意事项】

1. 摇颈椎时，幅度不宜太大，应由小到大，次数不宜太多，以免引起头部不适。若受术者患头晕，则不用颈椎摇法。

2. 扳颈椎时，一定要在受术者颈椎的功能位或生理位范围之内进行，否则易致颈椎脱位，引起严重后果，甚至有生命危险。

3. 由于颈项部有许多重要组织结构，故手法用力要柔和深透，不能用蛮力，切忌用暴力。

4. 因拿肩井刺激较强，所以左右同时拿肩井时应交替进行。

5. 做颈椎拔伸、牵引时，力量不宜太重，以 3~5kg 为宜。

【操作评分】（100 分）

1. 掌握适应证。共 10 分，每漏答一项扣 2.5 分。

2. 掌握禁忌证。共 5 分，每漏答一项扣 1 分。

3. 体位选择正确。共 5 分，其中受术者体位 3 分，术者体位 2 分。

4. 掌握常用手法。共 10 分，每漏答一项扣 1 分。

5. 掌握操作步骤，动作熟练。共 60 分，其中操作顺序正确 5 分，手法内容正确 50 分，手法熟练 5 分。

6. 掌握注意事项。共 10 分，每漏答一项扣 2 分。

三、腰背部

【适应证】

急性腰扭伤、慢性腰肌劳损、退行性脊柱炎、腰椎间盘突出症、第三腰椎横突综合征、背部软组织损伤、菱形肌劳损、胸腰椎小关节紊乱症、腰背部肌肉疲劳等。

【禁忌证】

1. 胸腰椎骨折。

2. 腰背部肿瘤。

3. 腰椎结核。

4. 腰椎重度滑脱。

5. 诊断不明确的急性胸、腰椎损伤或伴有脊髓损伤的症状。

6. 妇女在妊娠期、月经期，其腰骶部不宜使用推拿手法。

7. 严重心、肺、肾等器质性疾病。

8. 腰背部有皮肤破损或皮肤病。

【体位】

受术者先取俯卧位，后取侧卧位和坐位，术者站于其患侧。

【手法】

㨰法、按法、揉法、弹拨法、推法、拍法、捶法、扳

法、点法、擦法等。

【操作步骤】

1. 受术者俯卧位

（1）㨰法：㨰一侧腰背部（图13-4）。

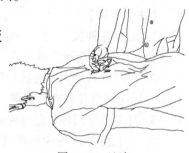

图13-4 㨰法

（2）掌按揉法：掌按揉一侧腰背部。

（3）指按揉法或点按法：①腰背部督脉经上各腧穴，自上而下反复2~3遍；②腰背部华佗夹脊穴，自上而下反复2~3遍；③腰背部膀胱经二线上各腧穴，自上而下反复2~3遍。

（4）弹拨法：弹拨腰背部的骶棘肌、斜方肌、背阔肌、菱形肌及棘上韧带等。

（5）掌按法：用两掌根重叠按压胸、腰椎，自上而下反复2~3遍。

（6）掌推法：①掌推腰背部督脉经和膀胱经二线，自上而下反复2~3遍；②以脊中线为起点，用掌根向两侧分推，自上而下反复2~3遍。

（7）拍法：用虚掌拍打腰背部。

（8）捶法：用俯捶或侧捶腰背部。

（9）扳法：抬受术者单腿或双腿后伸扳腰各1次（图13-5）。

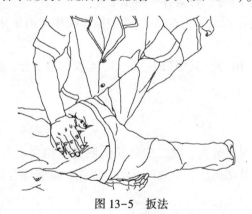

图13-5 扳法

（10）擦法：擦腰背部，以透热为度。

2. 受术者侧卧位

做侧卧位腰椎旋转扳法，左右各1次。

3. 受术者坐位

（1）做上胸椎后伸扳法1次。

（2）做扩胸扳法 1 次（图 13-6）。

（3）做坐位直腰旋转扳法，左右各 1 次。

（4）做坐位弯腰旋转扳法，左右各 1 次。

【注意事项】

1. 在做各种扳法时，一定要在受术者胸椎、腰椎的功能位或生理位范围之内进行，否则易致损伤。

2. 在腰背部足太阳膀胱经第 2 条线外侧，手法用力宜轻柔，因这些部位肌肉较薄弱。

3. 对于腰背部各种急性疼痛手法用力宜轻不宜重。

4. 对于腰背部各种慢性疼痛手法用力宜先轻，以后逐渐加重，且要在受术者能忍受的情况下进行。

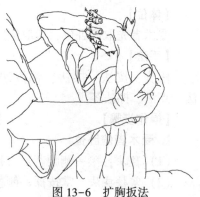

图 13-6　扩胸扳法

5. 腰背部如有皮肤破损或皮肤病应等痊愈后，再行推拿手法治疗。

6. 妇女怀孕期，在其腰骶部手法治疗有可能引起流产、早产。月经期如在其腰骶部手法治疗会引起经血增多，经期延长。

【操作评分】（100 分）

1. 掌握适应证。共 10 分，每漏答一项扣 1 分。

2. 掌握禁忌证。共 5 分，每漏答一项扣 0.5 分。

3. 体位选取正确。共 5 分，其中受术者体位 3 分，术者体位 2 分。

4. 掌握常用手法。共 10 分，每漏答一项扣 1 分。

5. 掌握操作步骤，动作熟练。共 60 分，其中操作顺序正确 5 分，手法内容正确 50 分，手法熟练 5 分。

6. 掌握注意事项。共 10 分，其中第 1、2、3、4 项每项 2 分，第 5、6 项每项 1 分。

四、上肢部

【适应证】

肩关节周围炎、冈上肌肌腱炎、肱二头肌长头肌腱腱鞘炎、肩峰下滑囊炎、肱骨外上髁炎、肱骨内上髁炎、上肢部瘫痪、上肢部软组织损伤、腕管综合征、保健等。

【禁忌证】

1. 上肢部骨折、关节脱位、化脓性关节炎。

2. 上肢部烫伤、烧伤、骨肿瘤等。

【体位】

受术者取正坐位，术者站于其患侧。

【手法】

㨰法、按法、揉法、一指禅推法、拿法、弹拨法、推法、摇法、扳法、搓法、抖法、捻法、勒法、擦法等。

（6）摇法：摇髋关节、膝关节和踝关节，顺时针、逆时针方向各摇 3~5 次。

（7）扳法：强制直腿抬高，反复 2~3 次。

（8）搓法：搓下肢部。

（9）抖法：抖下肢部。

（10）拔伸法：先屈膝屈髋，后突然伸膝伸髋，反复 3~5 次。

（11）掌推法：掌推下肢前侧，自上而下反复 3~5 次。

（12）擦法：擦下肢部，以透热为度。

【注意事项】

1. 做扳法时，必须在关节生理范围内或受术者能忍受的情况下进行。

2. 如受术者下肢关节出现红、肿、热、痛症状，则不能手法治疗。

3. 若受术者下肢有外伤史，则须先排除骨折、脱位后，方能手法治疗。

4. 对于下肢部急性软组织损伤，手法用力宜轻柔，不能过重，否则会加重肿痛。

5. 如果老年人患膝部疾病，则手法用力要轻柔、深透，被动运动的幅度不宜过大。

【操作评分】（100 分）

1. 掌握适应证。共 10 分，每漏答一项扣 1 分。

2. 掌握禁忌证。共 5 分，每漏答一项扣 1 分。

3. 体位选取正确。共 5 分，其中受术者体位 3 分，术者体位 2 分。

4. 掌握常用手法。共 10 分，每漏答一项扣 1 分。

5. 掌握操作步骤，动作熟练。共 60 分，其中操作顺序正确 5 分，手法内容正确 50 分，手法熟练 5 分。

6. 掌握注意事项。共 10 分，每漏答一项扣 2 分。

六、胸腹部

【适应证】

1. 胸胁迸伤。

2. 肋软骨炎。

3. 胃脘痛、伤食、呃逆。

4. 泄泻、便秘、癃闭。

5. 腹部减肥、保健等。

【禁忌证】

1. 肋骨骨折。

2. 肺部感染性疾病。

3. 严重的心、肺、肾、胃、肝等器质性疾病。

4. 各种急性传染性疾病。

5. 妇女在妊娠期、月经期，其腹部不宜推拿。

6. 食后过饱或过于饥饿。

【体位】

受术者取仰卧位，术者坐于其一侧。

【手法】

一指禅推法、按法（点法）、揉法、推法、搓法、摩法、拿法、抹法、振法、擦法等。

【操作步骤】

1. 胸部

（1）一指禅推法或指按揉法：①天突←→膻中←→鸠尾，往返操作2~3遍；②天突←→锁骨下←→中府，左右相接，各2~3遍；③天突←→膻中←→乳根，左右相接，各2~3遍。

（2）大鱼际按揉法：部位同上。

（3）摩法：部位同上。

（4）推法：①自天突至鸠尾，用掌根直推3~5遍；②自锁骨下开始，以胸正中线为起点，沿肋间隙，由上而下，两手掌同时向两侧分推至腋中线，反复3~5遍。如果受术者为女性，则先分推锁骨下，再分推乳根部。

（5）搓法：从腋下至腰眼，搓摩两胁肋部3~5遍。

（6）擦法：擦胸骨前面或胸前某一局部。

2. 腹部

（1）一指禅推法或指按揉法：①上脘←→中脘←→下脘←→脐中，往返操作2~3遍；②中脘←→梁门←→天枢，左右相接，反复2~3遍；③中脘←→脐中←→气海←→关元，反复2~3遍。

（2）大鱼际按揉法：部位同上。

（3）摩法：①摩上腹部；②摩少腹；③摩全腹。以上手法操作均先顺时针，后逆时针，各摩30~50次。

（4）拿法：拿抖腹直肌和腹壁。

（5）抹法：用双手大鱼际，以腹正中线为起点，沿肋弓下缘至髂骨前缘，自上而下分抹腹部3~5遍。

（6）振法：振中脘穴或振脐中（神阙穴）。

（7）平推法：自上而下推擦腹部任脉经10~20次。

（8）分推法：用双手掌以腹中线为起点，沿肋弓下缘至髂骨前缘，自上而下分推腹部3~5遍。

（9）合推法：用双手掌，以腹部两侧为起点，腹正中线为止点，沿肋弓下缘至髂骨前缘，自上而下合推腹部3~5遍。

【注意事项】

1. 胸腹部手法操作时均应轻柔缓和，用力不宜太重，尤其是柔软的腹部。

2. 饭后立即推拿，易引起腹部不适。过于饥饿时治疗，易引起头晕、乏力。

3. 如果受术者有胃下垂，则摩腹只能逆时针方向，不能顺时针方向操作，且做各种推法时，方向应自下而上。

4. 泄泻一般是逆时针方向摩腹。便秘和腹部减肥一般是顺时针方向摩腹。因"逆摩为补，顺摩为泻"。

5. 女性妊娠期间腹部手法治疗易引起流产、早产。月经期腹部推拿会引起经血增多，经期延长。

【操作评分】（100 分）

1. 掌握适应证。共 10 分，每漏答一项扣 1 分。

2. 掌握禁忌证。共 5 分，每漏答一项扣 1 分。

3. 体位选取正确。共 5 分，其中受术者体位 3 分，术者体位 2 分。

4. 掌握常用手法。共 10 分，每漏答一项扣 1 分。

5. 掌握操作步骤，动作熟练。共 60 分，其中操作顺序正确 5 分，手法内容正确 50 分，手法熟练 5 分。

6. 掌握注意事项。共 10 分，每漏答一项扣 2 分。

第二节　全身保健推拿手法操作过程

全身保健推拿是将人体各部位的推拿常规手法综合为一体，形成顺序连贯的程序化（套路化）整体施术方法。要求术者操作中手法连贯协调，动作编排合理，从而达到疏通经络、益气活血、强筋健骨、缓解疲劳、改善脏腑组织器官功能和延年益寿等作用。

【适应证】

亚健康、工作疲劳、健康人群等。

【禁忌证】

与人体各部位手法的禁忌证相同。

【体位】

受术者先取仰卧位，后取俯卧位；术者在做头面部手法时坐其头侧，做胸腹部手法时站或坐其一侧，其他部位手法时则站其一侧。

【手法】

一指禅推法、按法、点法、揉法、抹法、推法、擦法、捻法、击法、拿法、摩法、滚法、弹拨法、摇法、搓法、抖法、勒法、拍法、捶法、振法等。

【操作步骤】

1. 受术者仰卧位

（1）头面部手法：操作过程同头面部的操作步骤。

（2）胸腹部手法

1）掌根按压双肩：以双手掌根同时着力，按压受术者双肩 5~6 次。

2）指按揉胸部腧穴：以一手或双手拇指螺纹面着力，按下列顺序操作：①天突←→膻中←→鸠尾，往返 2~3 遍；②天突→锁骨下→中府，反复 2~3 遍；③膻中→乳根，反复

2~3遍。

3）直推胸骨：自天突至鸠尾，用掌根直推3~5遍。

4）分推胸胁：自锁骨下起始，以胸正中线为起点，沿肋间隙，自上而下。两手掌同时向两侧分推至腋中线，反复3~5遍。如果是女性，则先分推锁骨下，再分推乳根部。

5）搓摩两胁肋：从腋下至腰眼，双手掌对称性地搓摩两胁肋部3~5遍。

6）点揉腹部腧穴：以拇指指端着力或用食指、中指、无名指指端点揉中脘、脐中、气海、关元、天枢等穴，每穴点压时间约1分钟。

7）摩腹：以掌心置于受术者脐部，全掌着力，以脐为中心，先顺时针，后逆时针，各摩30次。

8）拿抖腹直肌：两手拿抖受术者两侧的腹直肌。往返3~5遍。

9）振腹穴：指振中脘、脐中等穴，各30秒。

10）直推任脉：自上而下直推腹部任脉经5~10次。

11）分推腹部：用双手掌着力，以腹正中线为起点，沿肋弓下缘至髂骨前缘，自上而下分推腹部3~5遍。

12）合推腹部：用双手掌着力，以腹部两侧为起点，腹正中线为止点，沿肋弓下缘至髂骨前缘，自上而下合推腹部3~5遍。

（3）上肢部手法：先做一侧上肢，后做另一侧上肢。

1）掌按揉上肢：自肩关节至腕关节，往返3~5遍。

2）点揉上肢腧穴：以拇指或中指指端分别点揉；肩内陵、肩髃、肩贞、曲池、手三里、内关、神门、合谷、劳宫等穴，各30秒。

3）弹拨上肢：弹拨三角肌、肱二头肌、肱三头肌、前臂屈肌群、前臂伸肌群及其肌腱。

4）拿上肢：自肩关节至腕关节，拿揉上肢3~5遍。

5）摇上肢关节：摇肩关节、肘关节及腕关节，顺时针、逆时针方向各摇3~5次。

6）捻五指：每个手指捻揉约30秒。

7）勒五指：每个手指勒1次。

8）搓上肢：搓肩关节及上肢部，反复2~3次。

9）抖上肢：抖上肢部数次。

10）掌推上肢：由肩部向腕部，掌推3~5次。

（4）下肢部手法：先做一侧下肢，后做另一侧下肢。

1）掌按揉大腿：自大腿根部至膝关节，往返3~5遍。

2）点揉下肢腧穴：以拇指指端分别点揉；髀关、伏兔、梁丘、血海、双膝眼、足三里、阳陵泉、丰隆、解溪、太冲等穴，各30秒。

3）弹拨大腿：弹拨股四头肌及其肌腱和膝部韧带。

4）拿下肢：自大腿根部至踝关节，拿揉下肢3~5遍。

5）摇下肢关节：摇髋关节、膝关节及踝关节，顺时针、逆时针方向各摇3~5次。

6）搓下肢：自上而下搓下肢部2~3次。

7）抖下肢：抖下肢部数次。

8）掌推下肢：自大腿根部至足背，掌推 3~5 次。

2. 受术者俯卧位

（1）颈项部手法

1）掌按揉颈项部：自枕骨下至大椎穴，掌按揉两侧颈项部，往返 3~5 遍。

2）点揉颈项部：①风府→大椎，反复 2~3 遍；②风池→沿颈椎两侧→肩井，反复 2~3 遍。

3）弹拨颈项部：弹拨两侧胸锁乳突肌、斜方肌和项韧带等。

4）拿项部：自上而下拿项部 3~5 遍。

5）推颈项部：以拇指螺纹面或大鱼际着力，自上而下直推两侧颈项部数次。

（2）背腰部手法

1）㨰脊柱两侧：在脊柱与足太阳膀胱经第 2 条线之间，自上而下反复㨰两侧背腰部 2~3 分钟。

2）掌按揉背腰部：以双手或单手全掌着力，沿背腰部督脉经和足太阳膀胱经二线自上而下各按揉 3~5 遍。

3）指按揉腰背部腧穴：以双手拇指指端或指腹着力，沿背腰部华佗夹脊穴、足太阳膀胱经二线和督脉经上的腧穴，自上而下各按揉 2~3 遍。

4）弹拨背腰部肌肉：弹拨背腰部的竖脊肌、斜方肌、背阔肌、菱形肌及棘上韧带等。

5）拍捶背腰部：用虚掌拍打或俯捶或侧捶背腰部，反复 2~3 分钟。

6）擦命门、肾俞穴：快速横擦命门穴及两侧肾俞穴，以局部温热为度。

7）分推背腰部：用双手全掌着力，以脊中线为起点，自上而下分推背腰部，反复 3~5 遍。

8）直推背腰部：以掌根着力，沿背腰部督脉经和足太阳膀胱经二线，自上而下直推，各 2~3 遍。

（3）下肢部手法：先做一侧下肢，后做另一侧下肢。

1）㨰下肢部：㨰臀部及下肢后侧，自上而下反复 2~3 分钟。

2）掌按揉下肢部：掌按揉臀部及下肢后侧，自上而下反复 2~3 遍。

3）指按揉下肢腧穴：指按揉环跳、承扶、殷门、委中、承山、涌泉等穴，每穴 30 秒。

4）弹拨下肢部：弹拨臀部和下肢后侧肌群。

5）拿下肢部：自上而下拿揉下肢后侧，反复 3~5 次。

6）捶下肢部：俯捶或侧捶臀部及下肢后侧，反复 1~2 分钟。

7）掌推下肢部：掌推臀部及下肢后侧，自上而下反复 3~5 次。

8）擦足底：用侧擦法擦足心，以局部温热为度。

【注意事项】

与人体各部位手法的注意事项相同。

第十四章

护 理 常 用 操 作 技 术

第一节 铺 床 法

一、备用床

【目的】
保持病室整洁，准备接收新患者。

【评估】
1. 床及床上用物有无损坏、潮湿等，是否符合铺床要求，能适应季节需要。
2. 同病室内无患者进餐或进行治疗。

【计划】
1. 护士准备 衣帽整洁，修剪指甲，洗手，戴口罩。
2. 用物准备 床、床垫、床褥、枕芯、棉胎或毛毯、大单、被套、枕套。
3. 环境准备 整洁、安静、舒适。

【操作步骤】
1. 按使用顺序将用物放于治疗车上，推至床尾。
2. 移开床旁桌离床约 20cm，移椅至床尾正中，离床尾约 15cm。
3. 检查床垫或根据需要翻转床垫。
4. 床褥齐床头平铺于垫上。
5. 铺大单 ①将大单放于床褥上，正面向上，中缝和床的中线对齐，分别向床头、床尾散开；②先铺近侧床头大单：右手托起床垫一角，左手伸过床头中线将大单塞入床垫下，向上提起大单边缘使其头端呈一等边三角形，然后再将两底角分别平整地塞于床垫下，操作步骤由 A→B→……G （图 14-1）；③同法铺床尾大单；④两手将大单中部边缘拉紧，塞入床垫下；⑤转至对侧，同法铺好对侧大单。

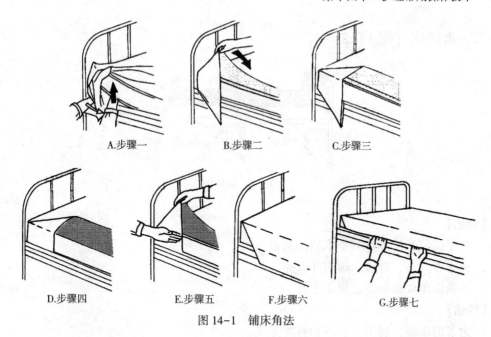

A.步骤一　　　　　　B.步骤二　　　　　　C.步骤三

D.步骤四　　　　　E.步骤五　　　　F.步骤六　　　　　G.步骤七

图 14-1　铺床角法

6. 套被套：①将被套放于大单上，中线与床中线对齐，封口端距床头 15cm，打开被套；②先将近侧被套下拉散开，再将远侧被套向远侧散开，然后将被套开口端的上层打开至 1/3 处；③将"S"形折叠的棉胎放于被套尾端开口处，底边同被套开口边缘平齐；④拉棉胎上缘至被套封口端，远侧棉胎充实于被套顶角，并展开平铺于被套内；同法铺近侧棉胎；⑤拉平盖被并系好被套尾端开口处系带；⑥盖被两侧边缘向内折与床缘平齐，铺成被筒，尾端内折叠平床垫。

7. 套枕套：①将枕套套于枕芯外，四角充实，拍松整理枕头；②枕头横放于床头盖被上，开口端背门。

8. 将床旁桌椅移回原处，整理用物。

9. 洗手。

【注意事项】

1. 患者进餐或做治疗时应暂停铺床。

2. 病床符合实用、耐用、舒适、安全的原则。

3. 操作过程要应用节力原则。

【操作评分】（100 分）

1. 全面评估。共 4 分，每漏、错一项扣 2 分。

2. 护士准备、环境准备妥当共 6 分；用物准备共 10 分，每漏一件物品扣 1 分。

3. 操作步骤正确。共 60 分，其中移床旁桌椅正确 4 分，铺大单操作正确 24 分，套被套操作正确 24 分，套枕套正确 4 分，用物还原正确 4 分。

4. 床单位整齐、美观，操作熟练。共 10 分。

5. 掌握注意事项，理论回答完整，条理清晰。共 10 分。

二、麻醉床（图 14-2）

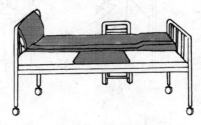

图 14-2 麻醉床

【目的】

1. 便于接收和护理麻醉手术后的患者。

2. 使患者安全、舒适，预防并发症。

3. 避免床单位被污染，便于更换。

【评估】

1. 患者的诊断、病情、手术和麻醉方式。

2. 抢救或治疗物品是否符合术后需要。

3. 病室内无患者进餐或进行治疗。

【计划】

1. 护士准备 衣帽整洁，修剪指甲，洗手，戴口罩。

2. 用物准备 ①床上用物：床褥、大单、一次性中单、被套、棉胎、枕套、枕芯；②麻醉护理盘：开口器、舌钳、通气导管、牙垫、治疗碗、氧管、吸痰管、棉签、压舌板、镊子、纱布块、手电筒、血压计、听诊器、弯盘、胶布、护理记录单、笔等。

3. 环境准备 整洁、安静、舒适。

【操作步骤】

1. 按使用顺序备好用物至床尾。

2. 移开床旁桌，离床约 20cm，移椅于床尾正中，离床尾约 15cm。

3. 检查床垫，翻转床垫，将床褥齐床头平铺于床垫上。

4. 按备用床的方法铺近侧大单。

5. 根据患者的麻醉方式和手术部位的需要铺一次性中单，将中单对好中线，铺在床头、床中部或床尾部，边缘平整地塞于床垫下。

6. 转至对侧按同样的方法依次铺好大单和中单。

7. 按备用床套被套法套好被套，盖被呈扇形三折叠于一侧床边。

8. 将套好的枕头横立于床头，开口端背门。

9. 移回床旁桌，床旁椅放在接收患者对侧床尾。

10. 麻醉护理盘放置于床旁桌上，其他物品按需要放置。

11. 洗手。

【注意事项】

1. 麻醉床符合实用、耐用、舒适、安全的原则。

2. 术后患者的护理用物齐全，患者能及时得到抢救与护理。

3. 腹部手术中单应铺在床中部，下肢手术应铺床尾。

4. 盖被三折时应上下对齐，外侧齐床缘，便于患者术后移至床上。

【操作评分】（100 分）

1. 全面评估。共 4 分，每漏、错一项扣 1 分。

2. 护士准备、环境准备妥当共 6 分；用物准备共 10 分。每漏一件物品扣 1 分。

3. 操作步骤正确。共 60 分，其中移床旁桌椅正确 4 分，铺大单、中单操作正确 24 分，套被套操作正确 24 分，套枕套正确 4 分，用物放置正确 4 分。

4. 床单位整齐、美观，操作熟练。共 10 分。

5. 掌握注意事项，理论回答完整，条理清晰。共 10 分。

三、卧床患者更换床单法

【目的】

1. 保持床单位整洁，使患者感觉舒适。

2. 预防压疮等并发症。

【评估】

1. 患者的病情、意识状态、有无躯体活动受限。

2. 病室内无患者进餐或进行治疗。

【计划】

1. 患者准备　向患者解释更换床单的目的、方法及注意事项，取得患者理解并配合操作。

2. 护士准备　衣帽整洁，修剪指甲，洗手，戴口罩。

3. 用物准备　大单、一次性中单、被套、枕套、床刷及刷套，需要时备清洁衣裤。

4. 环境准备　酌情关闭门窗，调节室温。

【操作步骤】

1. 携用物至患者床旁，护理车放于床尾正中处，距离床尾约 20cm。

2. 移开床旁桌，离床约 20cm，移开床旁椅。

3. 松开床尾盖被，把枕头移向对侧，并协助患者移向对侧，取侧卧位，背向护士（图14-3）。

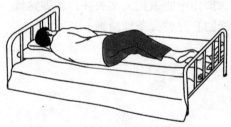

图 14-3　卧床患者更换床单法

4. 从床头至床尾松开近侧中单和大单。

5. 分别上卷中单及大单于患者身下。

6. 清扫床褥。

7. 铺清洁大单，将对侧一半大单内折后卷于患者身下，按备用床法铺好近侧大单。

8. 铺清洁中单于大单上，对侧中单内折后卷于患者身下，将近侧中单平整地塞入床垫下。

9. 协助患者平卧，将枕头移向近侧，并协助患者移向近侧，面向护士，侧卧于已铺好的床单上。

10. 护士转至床对侧，松开中单和大单，取出污中单，放于护理车污物袋内。

11. 将大单自床头内卷至床尾处，取出污大单，放于护理车污物袋内。

12. 清扫床褥。

13. 同法铺好清洁大单和中单。

14. 协助患者平卧，将患者枕头移向床头中间。

15. 将清洁被套平铺于盖被上，打开被套尾端开口，从污被套里取出棉胎（S形折叠）放于清洁被套内套好。

16. 撤出污被套，将棉胎展平，系好被套尾端开口处系带，折成被筒，尾端塞于床垫下。

17. 更换枕套。

18. 移回床旁桌、椅，开窗通风，整理用物。

19. 洗手。

【注意事项】

1. 患者感觉舒适、安全。

2. 操作轻稳，注意节力，床单位整洁、美观。

3. 更换清洁被套时，清醒患者可配合抓住被套两角以方便操作。

4. 护患沟通有效，满足患者身心需要。若患者发生病情变化，应立即停止操作。

【操作评分】（100分）

1. 全面评估。共4分，每漏、错一项扣2分。

2. 护士准备、患者准备、环境准备妥当共6分；用物准备共10分。每漏一件物品扣1分。

3. 操作步骤正确。共60分，其中移床旁桌椅正确4分，移动患者正确8分，更换大单、中单操作正确30分，更换被套正确10分，更换枕套正确4分，用物还原正确4分。

4. 床单位整齐、美观，操作中能做到人文关怀，步骤熟练。共10分。

5. 掌握注意事项，理论回答完整，条理清晰。共10分。

第二节 无菌技术

【目的】

预防交叉感染。

【评估】

1. 无菌物品的灭菌效果、灭菌日期。

2. 操作环境清洁宽敞。

【计划】

1. 护士准备 衣帽整洁，修剪指甲，洗手，戴口罩。

2. 用物准备 治疗盘2个、弯盘、无菌持物钳或镊、无菌包、无菌容器、无菌纱布缸、无菌溶液、无菌手套、0.5%碘伏、启瓶器、棉签、笔。

3. 环境准备 ①操作环境清洁、宽敞、定期消毒；②操作台清洁、干燥，物品布局合理；③无菌操作前半小时应停止清扫，减少走动，避免尘埃飞扬。

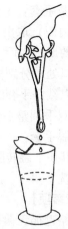

图14-4 无菌持物钳的使用

【操作步骤】

1. 无菌持物钳的使用 ①检查有效日期，将浸泡无菌持物钳的容器盖打开；②手持无菌持物钳，将钳移至容器中央，钳端闭合，垂直取出；③使用时保持钳端向下，不可倒转向上；④用后闭合钳端，垂直放回容器（图14-4），轴节松开，使钳端分开，关闭容器盖。

2. 无菌容器的使用 ①检查无菌容器名称、灭菌日期、灭菌指示胶带；②取物时，打开容器盖，内面向上置于稳妥处或拿在手中，查看指示卡，用无菌持物钳从无菌容器内夹取无菌物品后，立即将盖盖严；③手持无菌物品（如治疗碗）时，应托住容器底部。

3. 无菌包的使用

（1）包扎无菌包：将需灭菌的物品放于包布中央，用包布一角盖住物品，左右两角先后盖上并将尖角向外翻折，盖上最后一角后以"+"字形扎妥，挂上标签或用灭菌指示胶带贴妥，并注明物品名称及灭菌日期。

（2）打开无菌包：①检查无菌包的名称、灭菌日期、灭菌指示胶带，有无潮湿或破损；②将无菌包平放在清洁、干燥、平坦的操作台上，解开系带，卷放于包布下，按原折痕顺序逐层打开无菌包；③查看指示卡，用无菌钳夹取所需物品，放在准备好的无菌区内。如包内物品未用完，按原折痕包盖，系带横向扎好，并注明开包日期及时间。如需将包内物品全部取出，可将包托在手上打开，另一手将包布四角抓住，将包内物品放在无菌区内。

4. 铺无菌盘 ①打开无菌包，查看指示卡，用无菌持物钳夹取一块治疗巾放在治疗盘内；②双手捏住无菌巾一边外面两角，轻轻抖开，双折铺于治疗盘上，将上层折成扇形，边缘向外，治疗巾内面构成无菌区；③放无菌物品后，拉开扇形折叠层遮盖于物品上，上下层边缘对齐，将开口处向上折两次，两侧边缘分别向下折一次，露出治疗盘边缘。

5. 取用无菌溶液法 ①取盛有无菌溶液的密封瓶，擦净瓶外灰尘，检查核对无误后开启瓶盖，用拇指和食指或双手拇指将瓶塞边缘向上翻起；②一手食指和中指套住瓶塞将其拉出，另一手拿溶液瓶，瓶签朝向掌心，倒出少许溶液旋转冲洗瓶口，再由原处倒出溶液至无菌容器中；③倒毕，塞进瓶塞，消毒后盖好；④在瓶签上注明开瓶日期、时间后放回原处。

6. 戴、脱无菌手套

（1）核对无菌手套袋外的号码及有效期。

（2）手套袋平放于清洁、干燥的桌面上打开，取出滑石粉包，涂搽双手。

（3）戴手套：①分次提取法：一手掀开手套袋开口处，另一手捏住一只手套的反摺部分（手套内面）取出手套，对准五指戴好。掀起另一只袋口，再以戴好手套的手指插入另一只手套的反摺内面（手套外面），取出手套，同法戴好；②一次性提取法：两手同时掀开手套袋开口处，分别捏住两只手套的翻折部分，取出手套；将两手套五指对准，先戴一只手套，再以戴好手套的手指插入另一只手套的反摺内面，同法戴好。

（4）双手调整手套位置，将手套的翻边扣套在工作服衣袖外面。

（5）脱手套：一手捏住另一手套腕部外面，翻转脱下，再以脱下手套的手插入另一手套内，将其往下翻转脱下后放入感染性垃圾袋内。

（6）洗手。

【注意事项】

1. 严格遵循无菌操作原则，不可跨越无菌区。

2. 取放无菌持物钳时，钳端闭合，不可触及液面以上部分或罐口边缘；在距离较远处取物时，应将持物钳和容器一起移至操作处使用。

3. 不可用无菌持物钳夹取油纱布、换药或消毒皮肤。

4. 手指不可触及无菌容器盖的内面及边缘。

5. 打开无菌包时，手只能接触包布四角的外面，不可触及包布内面；包内物品未完，限24小时内使用。

6. 铺好的无菌盘尽早使用，有效期不超过4小时。

7. 倾倒液体时，不可直接接触无菌溶液瓶口；不可将物品伸入无菌溶液瓶内蘸取溶液；已开启的无菌溶液瓶内液体，24小时内有效。

8. 戴好手套后双手应始终保持在腰部或操作台以上视线范围内的水平。

【操作评分】（100分）

1. 全面评估。共4分，每漏、错一项扣2分。

2. 护士准备、环境准备妥当共6分；用物准备共10分。每漏一件物品扣1分。

3. 操作步骤正确。共60分，其中无菌持物钳的使用方法正确10分，无菌容器的使用方法正确10分，无菌包的使用方法正确10分，铺无菌盘操作正确10分，取用无菌溶液正确10分，戴、脱无菌手套方法正确10分。

4. 操作熟练，动作轻巧。共 10 分。

5. 掌握注意事项，理论回答完整，条理清晰。共 10 分。

第三节　穿脱隔离衣

【目的】

保护工作人员和患者，防止病原微生物播散，避免交叉感染。

【评估】

患者目前采取的隔离种类、隔离措施。

【计划】

1. 护士准备　衣帽整洁，取下手表，卷袖过肘，修剪指甲，洗手，戴口罩。

2. 用物准备　隔离衣、挂衣架、手刷、洗手液、小毛巾 2 条。

3. 环境准备　整洁、宽敞，便于操作。

【操作步骤】

1. 穿隔离衣

（1）手持衣领取下隔离衣，清洁面朝向自己，衣领两端向外折齐，对齐肩缝，露出肩袖内口。

（2）一手持衣领，另一手伸入一侧袖内，举起手臂，将衣袖穿好；换手持衣领，依法穿好另一袖。

（3）两手持衣领，由衣领中央顺着边缘理顺领边并向后将领扣扣上，再扣好袖口或系上袖带。

（4）自一侧衣缝腰带下约 5cm 处将隔离衣逐渐向前拉，见到衣边则捏住，再依法将另一侧衣边捏住。两手在背后将衣边边缘对齐，向一侧折叠，按住折叠处，将腰带在背后交叉，回到前面打一活结系好。

2. 脱隔离衣

（1）解开腰带，在前面打一活结。

（2）解开袖口，在肘部将部分衣袖塞入工作衣袖内。

（3）刷手：①用刷子蘸洗手液，按前臂、腕部、手掌、手背、指缝、指甲顺序彻底刷洗；②刷 30 秒，用流水冲净泡沫，使污水从前臂流向指尖；换刷另一手，反复两次（共刷 2 分钟）；③用小毛巾自上而下擦干双手，或用烘干机吹干。如果浸泡消毒可将双手浸泡于消毒液的盆中，用手刷按顺序刷洗 2 分钟，再浸入清水盆内洗净，用小毛巾擦干。

（4）解开领扣，一手伸入另一侧袖口内，拉下衣袖过手（用清洁手拉袖口内的清洁面），再用衣袖遮住的手在外面拉下另一衣袖。

（5）解开腰带，两手在袖内使袖子对齐，双臂逐渐退出。

（6）双手持领，将隔离衣两边对齐，挂在衣钩上；不再穿的隔离衣脱下后清洁面向外，卷好投入污物袋内。

【注意事项】

1. 隔离衣长短合适，能全部遮盖工作服，有破损不可使用。

2. 穿隔离衣过程中避免污染衣领和清洁面，始终保持衣领清洁。

3. 穿隔离衣后，双臂保持在腰部以上，视线范围内；不得进入清洁区，避免接触清洁物品。

4. 消毒手时不能沾湿隔离衣，隔离衣也不可触及其他物品。

5. 隔离衣应每日更换，如有潮湿或污染应立即更换。

6. 脱下的隔离衣如挂在半污染区，清洁面向外；挂在污染区则污染面向外。

【操作评分】（100 分）

1. 全面评估。共 4 分。

2. 护士准备、环境准备妥当共 6 分；用物准备共 10 分。每漏一件物品扣 1 分。

3. 操作步骤正确。共 60 分，其中穿隔离衣方法正确 22 分，刷手顺序、方法正确 16 分，脱隔离衣方法正确 22 分。

4. 操作熟练，动作轻巧。共 10 分。

5. 掌握注意事项，理论回答完整，条理清晰。共 10 分。

第四节　口腔护理

【目的】

1. 保持口腔清洁、湿润，预防口腔感染等并发症。

2. 预防或减轻口腔异味，清除牙垢，增进食欲，使患者舒适。

3. 观察舌苔及口腔黏膜的变化。

【评估】

1. 患者的病情、口腔内的卫生状况、心理状态。

2. 口腔包的灭菌日期、灭菌效果，漱口液是否符合患者病情需要。

【计划】

1. 患者准备　向患者解释口腔护理的目的、方法及注意事项，患者理解并配合操作。

2. 护士准备　衣帽整洁，修剪指甲，洗手，戴口罩。

3. 用物准备　治疗盘内备口腔包（内置大小弯盘各 1 个、弯血管钳、治疗巾、镊子、压舌板、棉球 16~18 个）、无菌持物钳、盛有漱口液的漱口杯、吸水管、手电筒、棉签、纱布、液状石蜡、pH 试纸、治疗单、笔。必要时备开口器，按需备口腔溃疡膏或锡类散等。

4. 环境准备　床旁桌上无多余用物，便于操作。

【操作步骤】

1. 携用物至患者床旁，核对床号、姓名。

2. 协助患者侧卧或仰卧，头偏向护士一侧，取治疗巾围于颈下，置弯盘于患者口角旁。

3. 倒无菌漱口液湿润棉球，并清点数量。

4. 湿润口唇，协助患者用吸水管吸水漱口。

5. 嘱患者张口，持手电筒和压舌板观察口腔黏膜。有活动义齿者应取下，昏迷患者可用开口器协助张口。

6. 用弯血管钳夹取含有漱口液的棉球并拧干，嘱患者咬合上、下齿，用压舌板轻轻撑开左侧颊部，擦洗左侧牙齿的外面，由内侧纵向擦洗至门齿。同法擦洗右侧牙齿的外面。

7. 嘱患者张口，依次擦洗牙齿左上内侧面、左上咬合面、左下内侧面、左下咬合面，用压舌板轻轻撑开并以弧形擦洗左侧颊部。同法擦洗右侧牙齿。

8. 擦洗硬腭部、舌面、舌下。

9. 擦洗完毕，协助患者用吸水管吸水漱口，将漱口水吐入弯盘内，用纱布擦净口唇。

10. 清点棉球，再次检查口腔。如口腔黏膜有溃疡，酌情局部涂药。口唇干裂涂液状石蜡。

11. 撤去弯盘及治疗巾，协助患者取舒适卧位，整理床单位。

12. 清理用物，分类处理。

13. 洗手，记录。

【注意事项】

1. 擦洗时动作要轻，尤其是对凝血功能差的患者，要防止碰伤黏膜和牙龈。

2. 昏迷患者禁忌漱口，需用张口器时，应从臼齿处放入（牙关紧闭者不可用暴力助其张口）。

3. 擦洗时每次只夹取一个棉球，为防止棉球遗留在口腔内，要清点棉球，且棉球不可过湿，防止因水分过多造成误吸。

【操作评分】（100分）

1. 全面评估。共4分，每漏、错一项扣2分。

2. 患者准备、护士准备、环境准备妥当共6分；用物准备共10分。每漏一件物品扣1分。

3. 操作步骤正确。共60分，其中核对并解释6分，观察口腔6分，擦洗口腔方法、顺序正确32分，清点棉球6分，再次检查口腔6分，整理床单位、用物处理、记录4分。

4. 操作中能做到人文关怀，步骤熟练。共10分。

5. 掌握注意事项，理论回答完整，条理清晰。共10分。

第五节　压疮的预防护理

【目的】

1. 避免局部组织长期受压，促进皮肤的血液循环，预防压疮等并发症的发生。

2. 观察患者的一般情况，满足患者的身心需要。

【评估】

1. 患者的年龄、病情、意识状态、肢体活动能力、受压处局部皮肤情况、心理状态。

2. 室温是否适宜，能否保护患者的隐私。

【计划】

1. 患者准备 向患者解释压疮预防护理的目的、方法及注意事项，患者理解并配合操作。

2. 护士准备 衣帽整洁，修剪指甲，洗手，戴口罩。

3. 用物准备 毛巾、浴巾、脸盆（内盛 50℃~52℃的温水）、50%酒精或 50%红花酒精溶液，治疗碗、软枕 3 个、屏风、棉圈或气垫圈、便盆，必要时备气垫床。

4. 环境准备 关闭门窗，调节室温在 24℃以上，拉上窗帘，必要时屏风遮挡。

【操作步骤】

1. 携用物至患者床旁，核对床号、姓名。

2. 将盛有温水的脸盆放于床旁桌或椅上。按需要给予便盆。

3. 协助患者取侧卧或俯卧位，暴露受压部位，浴巾遮盖，注意保暖。

4. 温水清洁皮肤：用小毛巾依次擦净患者的颈部、肩部、背部及臀部。

5. 按摩背部：护士斜站于患者右侧，两手掌蘸少许 50%酒精以手掌的大、小鱼际做按摩。从臀部上方开始，沿脊椎两旁向上按摩，至肩部时，用力稍轻，以环行按摩，再向下至腰部、骶尾部，然后用拇指指腹蘸 50%酒精由骶尾部开始沿脊椎按摩至第 7颈椎处（图 14-5）。

6. 受压处局部按摩：用手掌的大小鱼际蘸少许 50%酒精紧贴皮肤按摩。

7. 按摩毕，用毛巾擦去皮肤上的酒精，撤去浴巾，协助患者穿好衣服，并取舒适卧位。

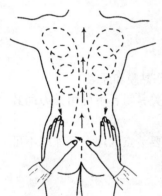

图 14-5 按摩背部

8. 根据患者受压处局部皮肤情况，采用适宜的支垫方法（棉圈或气垫圈、气垫床）。

9. 整理床单位，清理用物。

10. 洗手，记录。

【注意事项】

1. 操作过程中应随时观察患者的病情变化，如有异常，应立即停止操作。

2. 为患者按摩受压部位时，应压力均匀地向心方向进行，由轻到重，再由重到轻，力量足够刺激肌肉组织，每次 3~5 分钟。

3. 患者侧卧时，应在两膝之间、背部、胸腹部前各放置一个软枕，使患者有舒适感，并注意观察患者足踝部皮肤情况。

【操作评分】（100分）

1. 全面评估。共 4 分，每漏、错一项扣 2 分。

2. 患者准备、护士准备、环境准备妥当共 6 分；用物准备共 10 分。每漏一件物品扣 1 分。

3. 操作步骤正确。共 60 分，其中核对并解释 6 分，清洁皮肤部位、顺序正确 10 分，按摩手法、顺序正确 30 分，观察患者皮肤受压情况、采用适宜的支垫方法 10 分，整理床单位、清理用物、记录 4 分。

4. 操作中能做到人文关怀，步骤熟练。共 10 分。

5. 掌握注意事项，理论回答完整，条理清晰。共 10 分。

第六节　生命体征的测量

【目的】

1. 判断体温、脉搏、呼吸、血压有无异常。

2. 动态监测体温、脉搏、呼吸、血压变化。

3. 协助诊断，为预防、治疗、康复、护理提供依据。

【评估】

1. 患者的年龄、病情、意识、治疗情况、心理状态。

2. 体温计、血压计、听诊器是否完好无损。

【计划】

1. 患者准备　向患者解释生命体征测量的目的、方法及注意事项，患者理解并配合操作。如患者剧烈活动后，需休息 20~30 分钟再进行测量。

2. 护士准备　衣帽整洁，修剪指甲，洗手，戴口罩。

3. 用物准备　治疗盘内盛消毒体温计、纱布 2 块、弯盘、血压计、听诊器、表（有秒针）、记录本，如测肛温另备润滑油、棉签、卫生纸。

4. 环境准备　室温适宜，光线充足，安静。

【操作步骤】

1. 携用物至患者床旁，核对床号、姓名。

2. 体温测量

（1）选择测量体温的方法：①口温：口表水银端斜放于舌下热窝，闭紧口唇，用鼻呼吸，勿咬体温计，测量 3 分钟；②腋温：擦干汗液，体温计水银端放腋窝处，紧贴皮肤，屈臂过胸并夹紧，测量 10 分钟；③肛温：协助患者侧卧或俯卧位，暴露测温部位，润滑肛表水银端，轻轻插入肛门 3~4cm，测量 3 分钟。

（2）取出体温计，用消毒纱布擦拭后读数并记录。

（3）协助患者穿衣或裤，取舒适体位。

（4）体温计消毒处理。

3. 脉搏测量：①患者取卧位或坐位，手腕伸展，手臂放舒适位置；②护士以食指、中指、无名指的指端按压在桡动脉处，按压力量适中，以能清楚测得脉搏搏动为宜；③正常脉搏测 30 秒，乘以 2。如脉搏异常应测 1 分钟；④记录脉搏值。

4. 呼吸测量：①协助患者取舒适体位；②护士将手放在患者的诊脉部位似诊脉状，观察患者胸部或腹部的起伏，一起一伏为一次呼吸；③观察呼吸深度、节律、音响、形态及有无呼吸困难，正常呼吸测 30 秒，乘以 2。如呼吸异常应测 1 分钟；④记录呼吸值。

5. 血压测量：①患者被测手臂位置（肱动脉）与心脏在同一水平，如取坐位时应平第4 肋，取卧位时应平腋中线；②卷衣袖，露出一侧上臂，手掌向上，肘部伸直并稍外展；③打开血压计盒，垂直放好，开启水银槽开关，驱尽袖带内空气，平整地缠绕于上臂中部，下缘距肘窝 2cm，松紧以能插入一指为宜；④戴好听诊器，将听诊器胸件置肱动脉搏动最明显处，一手固定，另一手握加压气球，关气门，注气至肱动脉搏动消失再升高20~30mmHg，然后缓慢放气，速度以水银柱每秒下降 4mmHg 为宜；⑤当听诊器中出现第一声搏动音，此时水银柱所指的刻度即为收缩压；当搏动音突然变弱或消失，此时水银柱所指的刻度即为舒张压；⑥测量后，排尽袖带内余气，关闭气门，整理后放入盒内；血压计右倾 45°，使水银全部流回槽内，关闭水银槽开关，盖上盒盖，平稳放置；⑦协助患者取舒适卧位，整理床单位，记录血压值。

【注意事项】

1. 在甩体温表时必须用腕部力量，不能触及他物，以防撞碎。

2. 测脉搏时，不可用拇指诊脉，因拇指小动脉搏动较强，易与患者的脉搏相混淆。

3. 危重患者呼吸微弱，可用少许棉花置于患者鼻孔前，观察棉花被吹动的次数，计时1 分钟。

4. 测血压时，应做到定时间、定部位、定体位、定血压计。

5. 测脉搏、血压时，应选择健侧肢体。

【操作评分】（100 分）

1. 全面评估。共 4 分，每漏、错一项扣 2 分。

2. 患者准备、护士准备、环境准备妥当共 6 分；用物准备共 10 分。每漏一件物品扣1 分。

3. 操作步骤正确。共 60 分，其中核对并解释 6 分，体温测量操作正确 12 分，脉搏测量操作正确 12 分，呼吸测量操作正确 12 分，血压测量操作正确 14 分，整理床单位、用物分类处理、记录 4 分。

4. 操作中能做到人文关怀，步骤熟练。共 10 分。

5. 掌握注意事项，理论回答完整，条理清晰。共 10 分。

第七节　冷热疗法

一、冰袋的使用

【目的】

降温、消肿、止血、缓解疼痛。

【评估】

1. 患者的年龄、病情、意识、体温、局部皮肤情况、心理状况等。

2. 冰袋是否完好无损。

【计划】

1. 患者准备 向患者解释使用冰袋的目的、方法及注意事项，取得患者理解，并配合操作。

2. 护士准备 衣帽整洁，修剪指甲，洗手，戴口罩。

3. 用物准备 冰袋及套、冰块、盆及冷水、锤子、勺。

4. 环境准备 室温适宜，酌情关闭门窗。

【操作步骤】

1. 检查冰袋是否完好，冰袋夹子是否能夹紧，用锤子将冰砸成小块，倒入盆中冷水融去棱角。

2. 用勺将冰装入冰袋 1/2~2/3 满。排尽空气，夹紧袋口。擦干后倒提，检查有无漏水，然后套上布套。

3. 携用物至患者床旁，核对床号、姓名。

4. 将冰袋置于所需的部位，定时巡视并检查局部皮肤情况，冰融化后，应及时更换。

5. 协助患者取舒适卧位，整理床单位。

6. 清理用物，分类处理。

7. 洗手，记录使用冰袋的部位、时间、效果、患者反应。

【注意事项】

1. 随时检查冰袋有无漏水，布套湿后应立即更换。

2. 观察用冷部位皮肤的变化，防止冻伤，如出现皮肤苍白、青紫等应立即停止操作。

3. 高热患者冰袋可放置前额、头顶或体表大血管处（如颈部、腋下、腹股沟等处），使用后 30 分钟应测量体温。当体温降至 39℃ 以下，应取下冰袋。心前区、腹部和足底禁忌冷疗。

4. 冰袋放置时间不超过 30 分钟。

【操作评分】（100 分）

1. 全面评估。共 4 分，每漏、错一项扣 2 分。

2. 患者准备、护士准备、环境准备妥当共 6 分；用物准备共 10 分。每漏一件物品扣 1 分。

3. 操作步骤正确。共 60 分，其中核对并解释 6 分，检查冰袋 4 分，冰块准备步骤正确 16 分，冰袋放置部位正确 10 分，定期巡视并检查局部皮肤情况 15 分，及时更换冰袋 5 分，整理床单位、用物处理、记录 4 分。

4. 操作中能做到人文关怀，步骤熟练。共 10 分。

5. 掌握注意事项，理论回答完整，条理清晰。共 10 分。

二、酒精拭浴

【目的】

为高热患者降温。

【评估】

1. 患者的年龄、病情、体温、意识、治疗情况、皮肤状况、有无酒精过敏史、心理状态。

2. 酒精的浓度、剂量；冰袋及热水袋是否完好。

3. 室温是否适宜，能否保护患者的隐私。

【计划】

1. 患者准备 向患者解释酒精拭浴的目的、方法及注意事项，取得患者理解，并配合操作。

2. 护士准备 衣帽整洁，修剪指甲，洗手，戴口罩。

3. 用物准备 治疗碗（内盛 25%～35%酒精 200～300ml）、小毛巾、大毛巾、冰袋及套、热水袋及套，必要时备清洁衣裤及屏风。

4. 环境准备 室温适宜，关闭门窗，必要时屏风遮挡。

【操作步骤】

1. 携用物至患者床旁，核对床号、姓名。

2. 松开床尾盖被，协助患者脱去上衣，取仰卧位，冰袋置头部，热水袋置足底。

3. 暴露近侧上肢及胸部，大毛巾垫于拭浴部位下面，将小毛巾浸入酒精内，拧至半干，呈手套式缠在手上，以离心方向拍拭。拍拭顺序：颈外侧→上肢外侧→手背；侧胸→腋窝→上肢内侧→手掌；用大毛巾拭干。同法拍拭对侧，每侧各拍拭 3 分钟。

4. 协助患者侧卧，背向护士，垫大毛巾。腰背部拍拭顺序：颈下肩部→臀部，共拍拭 3 分钟，用大毛巾拭干，穿好上衣。

5. 患者取仰卧位，协助其脱裤，遮盖会阴，暴露近侧下肢，下肢垫大毛巾。拍拭顺序：髂骨→下肢外侧→足背；腹股沟→下肢内侧→内踝；臀下→下肢后侧→腘窝→足跟；用大毛巾拭干。同法拍拭对侧，每侧下肢各拍拭 3 分钟。穿好裤子，取下热水袋。

6. 协助患者取舒适卧位，整理床单位。

7. 清理用物，分类处理。

8. 洗手，记录拍拭时间、效果、患者反应。

【注意事项】

1. 拭浴时以拍拭方式进行，不用摩擦方式，拍拭整个过程不宜超过 20 分钟。

2. 在拭腋窝、腹股沟、腘窝等血管丰富处应适当延长时间，以利散热。禁拭后颈、胸前区、腹部及足底等处。

3. 拭浴过程中，密切观察患者情况，如出现寒战、面色苍白等，应立即停止，并及时与医师联系。

4. 拭浴后 30 分钟测量体温并记录，如体温降至 39℃以下，应取下头部冰袋。

【操作评分】（100分）

1. 全面评估。共4分，每漏、错一项扣1分。

2. 患者准备、护士准备、环境准备妥当共6分；用物准备共10分。每漏一件物品扣1分。

3. 操作步骤正确。共60分，其中核对并解释4分，拍拭部位正确10分，拍拭顺序、时间正确36分，观察患者反应6分，整理床单位、用物处理、记录4分。

4. 操作中能做到人文关怀，步骤熟练。共10分。

5. 掌握注意事项，理论回答完整，条理清晰。共10分。

三、热水袋的使用

【目的】

保暖，解痉，镇痛。

【评估】

1. 患者的年龄、病情、意识、体温、治疗情况、局部皮肤状况。

2. 热水袋是否完好无损。

【计划】

1. 患者准备　向患者解释使用热水袋的目的、方法及注意事项，取得患者理解，并配合操作。

2. 护士准备　衣帽整洁，修剪指甲，洗手，戴口罩。

3. 用物准备　热水袋及套、量杯、热水（60℃~70℃）、水温计、干毛巾。

4. 环境准备　安静，舒适。

【操作步骤】

1. 检查热水袋有无破损，测水温，将热水灌入热水袋容积的1/2~2/3，排尽袋内空气，拧紧塞子。

2. 用毛巾擦干，倒提热水袋，检查有无漏水后装入布套中。

3. 携用物至患者床旁，核对床号、姓名。

4. 置热水袋于所需部位，袋口朝患者身体外侧。

5. 协助患者取舒适卧位，整理床单位。

6. 清理用物，分类处理。

7. 洗手，记录使用热水袋的部位、时间、效果、患者反应。

【注意事项】

1. 炎症部位热敷，热水袋灌水1/3满，以免压力过大，引起疼痛。

2. 使用热水袋过程中，应定时巡视并检查患者局部皮肤。

3. 对婴幼儿、老年人、末梢循环不良、昏迷等患者，热水袋水温不能超过50℃，袋套外再包大毛巾，不可直接接触皮肤，以免烫伤。

4. 热水袋放置时间不超过30分钟。

【操作评分】（100 分）

1. 全面评估。共 4 分，每漏、错一项扣 2 分。

2. 患者准备、护士准备、环境准备妥当共 6 分；用物准备共 10 分。每漏一件物品扣 1 分。

3. 操作步骤正确。共 60 分，其中核对并解释 6 分，检查热水袋 4 分，灌注热水 20 分，热水袋放置部位正确 10 分，观察患者反应 6 分，检查局部皮肤情况 10 分，整理床单位、用物处理、记录 4 分。

4. 操作中能做到人文关怀，步骤熟练。共 10 分。

5. 掌握注意事项，理论回答完整，条理清晰。共 10 分。

四、热湿敷

【目的】

消炎，消肿，解痉，镇痛，促进肠蠕动。

【评估】

1. 患者的年龄、病情、意识状态、局部皮肤、合作程度等。

2. 用物是否符合要求。

【计划】

1. 患者准备　向患者解释热湿敷的目的、方法及注意事项，取得患者理解，并配合操作。

2. 护士准备　衣帽整洁，修剪指甲，洗手，戴口罩。

3. 用物准备　治疗盘内备：长钳 2 把、敷布 2 块、凡士林、纱布、水温计、小橡胶单、治疗巾、棉签；治疗盘外备：小盆热水（50℃~60℃）、大毛巾或棉垫。根据需要备屏风。

4. 环境准备　室温适宜，酌情关闭门窗，必要时屏风遮挡。

【操作步骤】

1. 携用物至患者床旁，核对床号、姓名。

2. 协助患者取舒适体位，暴露受敷部位，其下垫小橡胶单、治疗巾，用棉签在受敷部位涂上凡士林并盖上一层纱布。

3. 将敷布浸入热水盆内，双手各持一把长钳将浸在热水中的敷布拧至半干，抖开，折叠后敷于患处，上盖棉垫。

4. 敷布每 3~5 分钟更换 1 次，热敷时间为 15~20 分钟，注意观察患者局部皮肤情况。若患者感觉过热时，可将敷布一角掀起散热。

5. 敷毕，揭开纱布，擦去凡士林。

6. 整理床单位，清理用物，分类处理。

7. 洗手，记录治疗部位、时间、效果、患者反应。

【注意事项】

1. 若患者热敷部位能承受压力，可将热水袋放在敷布上再盖上大毛巾，以维持温度。面部热敷后 30 分钟方可外出，以防感冒。

2. 如患者热敷部位为开放性伤口，应按无菌操作进行，热敷后，按换药法处理伤口。

【操作评分】（100 分）

1. 全面评估。共 4 分，每漏、错一项扣 2 分。

2. 患者准备、护士准备、环境准备妥当共 6 分；用物准备共 10 分。每漏一件物品扣 1 分。

3. 操作步骤正确。共 60 分，其中核对并解释 6 分，热敷前局部处理方法正确 8 分，敷布湿度、温度适宜 16 分，更换敷布时间、方法正确 12 分，注意观察患者局部皮肤情况 10 分，热敷毕局部处理方法正确 4 分，整理床单位、用物分类处理、记录 4 分。

4. 操作中能做到人文关怀，步骤熟练。共 10 分。

5. 掌握注意事项，理论回答完整，条理清晰。共 10 分。

第八节　鼻　饲　法

【目的】

对不能经口进食的患者以鼻胃管供给食物和药物，以维持患者营养和治疗的需要。

【评估】

1. 患者的病情、意识状态、鼻孔是否通畅、心理状态。

2. 鼻饲包的灭菌日期及灭菌效果；胃管的有效期及包装是否完好；鼻饲液的温度是否符合要求。

【计划】

1. 患者准备　向患者解释鼻饲的目的、方法及注意事项，取得患者理解，并配合操作。

2. 护士准备　衣帽整洁，修剪指甲，洗手，戴口罩。

3. 用物准备　治疗盘内备无菌持物钳、听诊器、50ml 注射器、一次性胃管、无菌手套、水杯盛温开水适量、量杯盛鼻饲液（温度 38℃~40℃）、水温计、弯盘、棉签、胶布、别针、治疗单、笔；鼻饲包（内置治疗巾、弯盘、治疗碗两只、压舌板、镊子、液状石蜡、纱布数块）。

4. 环境准备　床旁桌上无多余用物，便于操作。

【操作步骤】

1. 携用物至患者床旁，核对床号、姓名。

2. 插管：①协助患者取半坐卧位或坐位，取治疗巾围于患者颌下，弯盘置于方便取用处；②检查鼻腔，选择通畅一侧并清洁，备好胶布，戴手套；③测量胃管应插入的长度，并做好标记，润滑胃管前端；④左手持纱布托住胃管，右手持镊子夹住胃管，沿选定侧鼻孔轻轻插入，至咽喉部（10~15cm）时，嘱患者做吞咽动作，顺势将胃管插至预定长度；⑤确认胃管入胃内后，将注射器与胃管末端连接，脱去手套，用胶布将胃管固定于鼻翼及颊部；⑥抽吸见有胃液，再注入少量温开水，最后缓慢灌注鼻饲液，观察患者反应。鼻饲完毕后，再次注入少量温开水；⑦关闭调节夹，将胃管末端反折，用纱布包好，撤弯盘，脱去手套，用别针将胃管固定于枕旁或患者衣领处；⑧协助患者清洁口腔、鼻孔，嘱患者维持原卧位20~30分钟；⑨整理床单位，清理用物，分类处理；⑩洗手，记录。

3. 拔管：①置弯盘于患者颌下，将胃管末端夹紧放入弯盘内，轻轻揭去固定的胶布；②用纱布包裹近鼻孔处胃管，嘱患者深呼吸，在患者呼气时拔管，边拔管边用纱布擦拭胃管，到咽喉处快速拔出，将胃管放入弯盘中并移至患者视线以外；③清洁患者口鼻、面部，擦去胶布痕迹，协助患者漱口，取舒适卧位；④整理床单位，清理用物，分类处理；⑤洗手，记录。

【注意事项】

1. 胃管插入长度一般为前额发际至胸骨剑突处，45~55cm。插管时要动作轻柔，避免损伤食管黏膜，尤其是通过食管三个狭窄部位时。

2. 插管过程中如果患者出现呛咳、呼吸困难、发绀等，表明胃管误入气管，应立即拔出，休息片刻后再重新插入。

3. 确认胃管插入胃内的方法：①在胃管末端连接注射器抽吸，能抽出胃液；②置听诊器于患者胃部，快速经胃管向胃内注入10ml空气，听到气过水声；③将胃管末端置于盛水的治疗碗中，无气泡逸出。

4. 昏迷患者插管前应先撤去枕头，头向后仰，当胃管插至咽喉部时，左手将患者头部托起，使下颌靠近胸骨柄，以增大咽喉通道的弧度，便于胃管顺利通过。

5. 每次灌注鼻饲液前应检查胃管是否在胃内，且鼻饲量不得超过200ml，间隔时间不少于2小时；固体药物要研碎并溶解后再注入。

6. 长期鼻饲者应每天进行两次口腔护理，胃管每周更换1次。

7. 食管静脉曲张、食管梗阻的患者禁止使用鼻饲法。

【操作评分】（100分）

1. 全面评估。共4分，每漏、错一项扣2分。

2. 患者准备、护士准备、环境准备妥当共6分；用物准备共10分。每漏一件物品扣1分。

3. 操作步骤正确。共60分，其中核对并解释6分，检查并清洁鼻腔4分，插胃管操作正确16分，确认胃管是否在胃内的方法正确6分，胃管固定正确2分，灌注鼻饲液操作正确8分，观察患者反应4分，拔管操作方法正确10分，整理床单位、用物处理、记录4分。

4. 操作中能做到人文关怀，步骤熟练。共10分。

5. 掌握注意事项，理论回答完整，条理清晰。共10分。

第九节　导尿术

【目的】

1. 为尿潴留患者引流出尿液，以减轻其痛苦；为尿失禁患者留置导尿，保持会阴部清洁干燥。

2. 协助临床诊断，如测量膀胱容量、压力及检查残余尿量；进行尿道或膀胱造影；留取未受污染的尿标本做细菌培养。

3. 为膀胱肿瘤患者进行膀胱化疗。

4. 盆腔内器官手术前导尿以排空膀胱，避免术中误伤。某些泌尿系疾病手术后留置导尿，便于引流和冲洗，减轻手术切口张力，并有利于伤口的愈合。

【评估】

1. 患者的病情、临床诊断、排尿异常的程度、意识状态、心理状态、膀胱充盈情况、会阴部皮肤及黏膜情况。

2. 导尿包的有效期及包装是否完好。

3. 环境是否安全、舒适，能否保护患者的隐私。

【计划】

1. 患者准备 向患者解释导尿的目的、方法及注意事项，清洗外阴，取得患者理解，并配合操作。

2. 护士准备 衣帽整洁，修剪指甲，洗手，戴口罩。

3. 用物准备 一次性导尿包（内有：①外阴初步消毒用物：手套1只、纱布1块、镊子1把、碘伏棉球包、滑石粉包；②再次消毒用物及导尿用物：手套1双、镊子2把、碘伏棉球包、液状石蜡棉球包、洞巾1块、纱布2块、10ml注射器、标本瓶1个、气囊导尿管、引流袋）、一次性中单、无菌持物钳、弯盘、无菌生理盐水10ml（留置导尿注入气囊用）、浴巾、便盆。

4. 环境准备 关闭门窗，屏风遮挡，调节室温。

【操作步骤】

1. 携用物至患者床旁，核对床号、姓名。

2. 移床旁椅至操作同侧的床尾，将便盆放在床旁椅上。

3. 松开床尾盖被，协助患者脱去对侧裤腿，盖在近侧腿部，并盖上浴巾，另一侧用棉被遮盖。

4. 协助患者取屈膝仰卧位，两腿略向外展，暴露出外阴。

5. 将一次性中单垫于患者臀下，弯盘置于床尾，打开导尿包外层，取出清洁包置于近外阴处，戴手套。

6. 女性患者初步消毒顺序：阴阜、大阴唇、小阴唇和尿道口；男性患者初步消毒顺序：阴阜、阴茎、阴囊，用无菌纱布裹住阴茎将包皮向后推暴露尿道口，自尿道口向外向旋转擦拭尿道口、龟头及冠状沟。污棉球、纱布及镊子置床尾弯盘内。消毒完毕，脱下手套同弯盘一起撤至治疗车下。

7. 取出手套，取导尿包放于患者两腿中间，依次打开，戴手套，铺洞巾，洞巾下缘与治疗巾内层形成一连续无菌区，取包内一弯盘置于洞巾口旁，另一弯盘置于床尾处。检查导尿管是否通畅并润滑前端。

8. 女性患者再次消毒顺序：尿道口、小阴唇、尿道口；男性患者再次消毒顺序：尿道口、龟头及冠状沟。污棉球、纱布及镊子放于床尾弯盘内。

9. 女性患者导尿：以左手拇指及食指分开并固定小阴唇，嘱患者张口呼吸，将导尿管对准尿道口轻轻插入尿道4~6cm，见尿液流出再插入1cm，固定导尿管，将尿液引入盘内（图14-6）。男性患者导尿：用无菌纱布固定阴茎并提起，使之与腹壁成60°角（图14-7），嘱患者张口呼吸，将导尿管对准尿道口轻轻插入尿道20~22cm，见尿液流出再插入1~2cm，将尿液引入盘内。

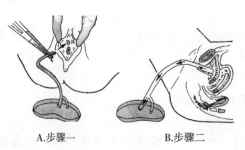

A.步骤一　　　　B.步骤二

图14-6　女性患者导尿术

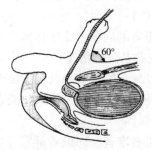

图14-7　男性患者导尿术

10. 当弯盘内盛2/3尿液时，夹闭导尿管，将尿液倒入便器内，再打开导尿管夹继续放尿；若需做尿培养，用无菌标本瓶接取中段尿5ml，盖好瓶盖，放置合适处。若需留置导尿，插入导尿管见尿后再插入7~10cm，然后从导尿管的气囊注入无菌生理盐水10ml，轻拉导尿管有阻力感后固定，最后将导尿管末端与集尿袋的引流管接头处相连，固定集尿袋，开放导尿管。

11. 导尿完毕，轻轻拔出导尿管，撤去洞巾，擦净外阴，脱手套至弯盘内，撤出患者臀下中单。协助患者穿好裤子，取舒适卧位。

12. 整理床单位，清理用物，测量尿量，尿标本贴标签后送检。

13. 洗手，记录。

【注意事项】

1. 严格执行查对制度和无菌操作技术原则。

2. 女性患者插导尿管时，如误入阴道，应立即更换导尿管重新插入。

3. 男性患者疑有尿道狭窄者，尿管宜细，可先用去针头注射器向尿道内分别注入2%利多卡因及液状石蜡数毫升后再插导尿管。

4. 若膀胱高度充盈且又极度虚弱的患者，第1次放尿不应超过1000ml。

5. 若尿液引流不畅可用手轻轻按压患者膀胱区，以助膀胱排空。

6. 留置导尿期间，应随时注意保持导尿管的通畅，防止导尿管脱出、扭曲、受压；鼓励患者多饮水，必要时每周做尿常规检查1次，且每周更换导尿管1次；每日定时更换集尿袋，及时倾倒尿液，记录尿量并观察其颜色；集尿袋及引流管位置应低于耻骨联合，防止尿液反流引发逆行感染。

7. 留置导尿期间，训练膀胱反射功能应采用间歇性夹管方式，夹闭导管，每3~4小时松开1次。

【操作评分】（100分）

1. 全面评估。共4分，每漏、错一项扣1分。

2. 患者准备、护士准备、环境准备妥当共 6 分；用物准备共 10 分。每漏一件物品扣 1 分。

3. 操作步骤正确。共 60 分，其中核对并解释 6 分，卧位正确 4 分，初步消毒顺序正确 8 分，打开导尿包操作、用物放置正确 10 分，再次消毒顺序正确 10 分，插管操作及方法正确 12 分，观察患者反应 4 分，拔管方法正确 2 分，整理床单位、用物处理、记录 4 分。

4. 操作中能做到人文关怀，步骤熟练。共 10 分。

5. 掌握注意事项，理论回答完整，条理清晰。共 10 分。

第十节　灌　肠　法

一、大量不保留灌肠

【目的】

1. 刺激肠蠕动，解除便秘、肠胀气。

2. 清洁肠道，为肠道手术、检查或分娩做准备。

3. 稀释并清除肠道内的有害物质，减轻中毒。

4. 灌入低温液体，为高热患者降温。

【评估】

1. 患者的病情、诊断、意识状态、排便情况、心理状态。

2. 灌肠袋的有效期及包装是否完好；灌肠溶液的温度是否符合要求。

3. 室温是否适宜，能否保护患者的隐私。

【计划】

1. 患者准备　向患者解释灌肠的目的、方法及注意事项，嘱其排尿，取得患者理解，并配合操作。

2. 护士准备　衣帽整洁，修剪指甲，洗手，戴口罩。

3. 用物准备　灌肠溶液（39℃ ~ 41℃）、一次性灌肠袋、弯盘、液状石蜡、棉签、水温计、一次性中单、手套、卫生纸、便盆、屏风。

4. 环境准备　酌情关闭门窗，屏风遮挡。

【操作步骤】

1. 携用物至患者床旁，核对床号、姓名。

2. 协助患者取左侧卧位，双膝屈曲，退裤至膝部，臀部移至床沿。

3. 铺中单于患者臀下，弯盘置于臀边，盖好被子，暴露臀部。

4. 将灌肠溶液倒入灌肠袋，关闭管夹，并挂于输液架上，使液面距肛门 40 ~ 60cm，戴手套。

5. 润滑肛管前端，开放管夹，排尽管内气体，再关闭管夹。

6. 左手分开臀部，暴露肛门，嘱患者深呼吸，右手将肛管轻轻插入直肠约 10cm。

7. 固定肛管，开放管夹，使液体缓缓流入（图14-8）。

8. 密切观察袋内液面下降速度和患者反应。

9. 灌毕夹管，用卫生纸包裹肛管轻轻拔出，擦净肛门，脱手套，反包肛管前端放入弯盘，取下灌肠袋。

10. 撤弯盘和中单。

11. 协助患者穿裤，取平卧位，嘱其尽量保留5~10分钟后再排便。对不能下床的患者给予便盆，将卫生纸、呼叫器放于易取处。

12. 观察大便性状，必要时留取标本送检。

13. 整理床单位，开窗通风。

14. 清理用物，分类处理。

15. 洗手并记录灌肠结果。

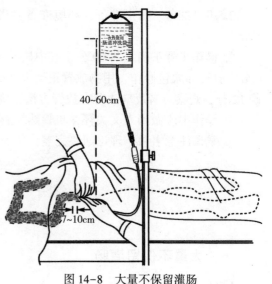

图14-8 大量不保留灌肠

【注意事项】

1. 妊娠、急腹症、严重心血管疾病等患者禁忌灌肠；肝昏迷患者禁用肥皂水灌肠。

2. 掌握灌肠溶液的温度、浓度、流速、压力和溶液的量。伤寒患者灌肠量不能超过500ml，液面距肛门不得超过30cm。

3. 灌肠过程中应注意观察患者病情，如有腹胀或便意，应嘱其做深呼吸；如发现面色苍白、脉速、出冷汗、剧烈腹痛，应立即停止灌肠，并报告医师及时处理。

4. 降温灌肠需保留30分钟后再排出，便后30分钟测量体温并记录。

【操作评分】（100分）

1. 全面评估。共4分，每漏、错一项扣1分。

2. 患者准备、护士准备、环境准备妥当共6分；用物准备共10分。每漏一件物品扣1分。

3. 操作步骤正确。共60分，其中核对并解释6分，卧位正确4分，插管步骤及方法正确20分，灌液操作正确10分，拔管正确6分，观察病情及大便性状10分，整理床单位、用物处理、记录4分。

4. 操作中能做到人文关怀，步骤熟练。共10分。

5. 掌握注意事项，理论回答完整，条理清晰。共10分。

二、保留灌肠

【目的】

1. 镇静，催眠。

2. 治疗肠道感染。

【评估】

1. 患者的病情、临床诊断、意识状态、排便情况、心理状态。

2. 注洗器及肛管的有效期及包装是否完好；灌肠溶液的温度是否符合要求。

3. 室温是否适宜，能否保护患者的隐私。

【计划】

1. 患者准备　向患者解释保留灌肠的目的、方法及注意事项，排尽大小便，取得患者理解并配合操作。

2. 护士准备　衣帽整洁，修剪指甲，洗手，戴口罩。

3. 用物准备　注洗器、量杯（内盛38℃灌肠液）、一次性肛管、温开水 5~10ml、液状石蜡、棉签、水温计、弯盘、卫生纸、一次性中单、小垫枕、便盆、手套、屏风。

4. 环境准备　酌情关闭门窗，屏风遮挡。

【操作步骤】

1. 携用物至患者床旁，核对床号、姓名。

2. 根据病情协助患者取左侧（或右侧）卧位，双膝屈曲，退裤至膝部，臀部移至床沿。

3. 将小垫枕、中单垫于臀下，使臀部抬高约 10cm，弯盘置于臀边，盖好被子，暴露臀部。

4. 抽吸灌肠液，连接肛管，戴手套，润滑肛管前端，排气，分开臀部，暴露肛门，轻轻插入 15~20cm，缓慢注入药液。

5. 药液注入完毕，再注入温开水 5~10ml，抬高肛管尾端，使管内溶液全部注完，用卫生纸包裹肛管轻轻拔出，擦净肛门，脱手套反包肛管前端放入弯盘。

6. 撤弯盘和中单，协助患者穿裤，嘱患者尽量忍耐，保留药液在 30~60 分钟。

7. 整理床单位，清理用物，注意观察患者反应。

8. 洗手，记录。

【注意事项】

1. 保留灌肠前嘱患者排便，肠道排空有利于药液吸收。

2. 根据病情选择不同的卧位，慢性细菌性痢疾宜取左侧卧位，阿米巴痢疾宜取右侧卧位，以提高疗效。

3. 保留灌肠时，注入速度宜慢，灌肠溶液量不超过 200ml。

4. 肛门、直肠、结肠术后及大便失禁的患者不宜保留灌肠。

【操作评分】（100 分）

1. 全面评估。共 4 分，每漏、错一项扣 1 分。

2. 患者准备、护士准备、环境准备妥当共 6 分；用物准备共 10 分。每漏一件物品扣 1 分。

3. 操作步骤正确。共 60 分，其中核对并解释 6 分，卧位正确 4 分，插管步骤及方法正确 20 分，注液操作正确 10 分，拔管正确 6 分，观察患者反应 10 分，整理床单位、用物处理、记录 4 分。

4. 操作中能做到人文关怀，步骤熟练。共 10 分。

5. 掌握注意事项，理论回答完整，条理清晰。共 10 分。

第十一节 给 药 法

一、皮内注射法

【目的】

1. 常用于药物过敏试验。

2. 预防接种。

3. 用于局部麻醉的起始步骤。

【评估】

1. 患者的用药史与过敏史、注射部位的皮肤情况、意识状态、心理状态。

2. 注射器的有效期及包装是否完好；药液的质量、有效期等。

【计划】

1. 患者准备　向患者解释皮内注射的目的、方法及注意事项，取得患者理解并配合操作。

2. 护士准备　衣帽整洁，修剪指甲，洗手，戴口罩。

3. 用物准备　注射盘、三瓶架、0.5% 碘伏、75% 酒精、无菌持物钳、无菌纱布缸、药液、棉签、砂轮、1ml 注射器、弯盘、锐器盒、备用针头、启瓶器、急救盒（肾上腺素、砂轮、2ml 注射器）、注射单、笔、铺无菌盘。

4. 环境准备　清洁安静，光线明亮。

【操作步骤】

1. 按医嘱备好皮内注射液，并置于无菌盘内。

2. 携用物至患者床旁，核对床号、姓名。

3. 选择注射部位，以 75% 酒精消毒皮肤，二次核对，并排尽注射器内空气。

4. 左手绷紧前臂内侧皮肤，右手以平执式持注射器，针头斜面向上与皮肤呈 5°角刺入（图 14-9）。

5. 待针头斜面完全进入皮内后，即放平注射器，左手拇指固定针栓，右手注入药液 0.1ml，使局部形成一圆形隆起的皮丘，随即拔出针头。

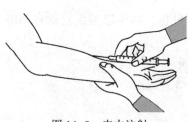

图 14-8　皮内注射

6. 记录皮内注射时间，再次核对，交代注意事项，20 分钟后由两位护士观察患者反应，并判断皮内注射结果。

7. 协助患者取舒适卧位，整理床单位。

8. 清理用物，分类处理。

9. 洗手，记录。

【注意事项】

1. 严格执行查对制度和无菌操作原则。

2. 做药物过敏试验前，应详细询问患者的用药史、过敏史及家族史。

3. 做药物过敏试验消毒皮肤时忌用碘伏，以免影响对局部反应的观察。

4. 药物过敏试验结果如为阳性反应，应告知患者或家属不能再用该种药物，并记录在病历上。

5. 若需做对照试验，须用另一注射器及针头在另一侧前臂相同部位注入 0.1ml 生理盐水。

【操作评分】（100分）

1. 全面评估。共 4 分，每漏、错一项扣 2 分。

2. 患者准备、护士准备、环境准备妥当共 6 分；用物准备共 10 分。每漏一件物品扣 1 分。

3. 操作步骤正确。共 60 分，其中核对并解释 6 分，配皮内注射液 15 分，注射方法及步骤正确 25 分，观察患者反应及判断皮内注射结果正确 10 分，整理床单位、用物处理、记录 4 分。

4. 操作中能做到人文关怀，步骤熟练。共 10 分。

5. 掌握注意事项，理论回答完整，条理清晰。共 10 分。

二、皮下注射法

【目的】

常用于不宜口服给药，或要求较口服给药产生作用迅速而又较肌肉或静脉注射吸收为慢的情况，如预防接种、局部麻醉用药或胰岛素等药物注射。

【评估】

1. 患者的用药史与过敏史、注射部位的皮肤情况、意识状态、心理状态。

2. 注射器的有效期及包装是否完好；药液的质量、有效期等。

【计划】

1. 患者准备　向患者解释皮下注射的目的、方法及注意事项，取得患者理解并配合操作。

2. 护士准备　衣帽整洁，修剪指甲，洗手，戴口罩。

3. 用物准备　注射盘、三瓶架、0.5%碘伏、无菌持物钳、无菌纱布缸、遵医嘱备药液、棉签、砂轮、1~2ml 注射器、弯盘、锐器盒、注射单、笔、铺无菌盘。

4. 环境准备　清洁安静，光线明亮，必要时屏风遮挡。

【操作步骤】

1. 按医嘱备好药液置于无菌盘内。

2. 携用物至患者床旁，核对床号、姓名。

3. 选择注射部位，常规消毒皮肤，二次核对，排气。

4. 左手绷紧局部皮肤，右手以平执式持注射器，食指固定针栓，针头斜面向上与皮肤呈30°~40°角，快速刺入皮下（图14-17），进针1/2~2/3，以左手食指、拇指抽动活塞柄，无回血方可缓慢推注药液。

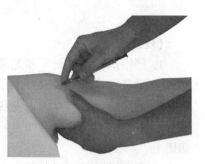

图14-17 皮下注射

5. 注射毕，用干棉签轻压针刺处，快速拔针并按压片刻。

6. 再次核对，观察患者注射后反应。

7. 协助患者取舒适卧位，整理床单位。

8. 清理用物，分类处理。

9. 洗手，记录。

【注意事项】

1. 严格执行查对制度和无菌操作原则。

2. 注射少于1ml的药液必须用1ml注射器抽吸。

3. 长期皮下注射者，应更换部位，建立轮流交替注射部位的计划，以达到在有限的注射部位吸收最大药量的效果。

4. 对于消瘦患者，护士可捏起局部组织，适当减小穿刺角度，以免刺入肌层。

5. 对皮肤有刺激作用的药物一般不做皮下注射。

【操作评分】（100分）

1. 全面评估。共4分，每漏、错一项扣2分。

2. 患者准备、护士准备、环境准备妥当共6分；用物准备共10分。每漏一件物品扣1分。

3. 操作步骤正确。共60分，其中核对并解释6分，抽取药液正确12分，排气4分，注射方法及步骤正确24分，拔针并观察10分，整理床单位、用物处理、记录4分。

4. 操作中能做到人文关怀，步骤熟练。共10分。

5. 掌握注意事项，理论回答完整，条理清晰。共10分。

三、肌内注射法

【目的】

1. 由于药物或病情因素不宜采用口服给药。

2. 要求药物比皮下注射更快发生疗效，而又不适于或不必要采用静脉注射。

【评估】

1. 患者的用药史与过敏史、注射部位的皮肤与肌肉情况、意识状态、心理状态。

2. 注射器的有效期及包装是否完好；药液的质量、有效期等。

【计划】

1. 患者准备 向患者解释肌内注射的目的、方法及注意事项，取得患者理解并配合操作。

2. 护士准备 衣帽整洁，修剪指甲，洗手，戴口罩。

3. 用物准备　注射盘、三瓶架、0.5%碘伏、无菌持物钳、无菌纱布缸、遵医嘱备药液、棉签、砂轮、注射器（2ml 或 5ml）、弯盘、锐器盒、注射单、笔、铺无菌盘。

4. 环境准备　清洁安静，光线明亮，必要时屏风遮挡。

【操作步骤】

1. 按医嘱备好药液置于无菌盘内。

2. 携用物至患者床旁，核对床号、姓名。

3. 协助患者取舒适体位，选择注射部位，常规消毒皮肤。

4. 二次核对，排气。

5. 以左手拇指、食指绷紧局部皮肤，右手以执笔式持注射器，中指或无名指固定针拴，用手臂带动腕部力量，将针头迅速垂直刺入肌肉，深度约为针柄的 2/3，固定针头，左手抽动活塞无回血后以均匀的速度缓慢注入药液。

6. 注射毕，用干棉签轻压进针处，快速拔针，按压片刻。

7. 再次核对，观察患者反应。

8. 协助患者取舒适卧位，整理床单位。

9. 清理用物，分类处理。

10. 洗手，记录。

【注意事项】

1. 严格执行查对制度和无菌操作原则。

2. 两种药物同时注射时，注意配伍禁忌。

3. 两岁以下婴幼儿不宜选臀大肌肌内注射，可选臀中肌、臀小肌处注射。

4. 进针勿将针柄全部刺入，以防针柄从根部折断；消瘦者及患儿进针深度酌减。

5. 进针后若抽出回血可拔出少许，无回血后方可推药；如仍有回血则需拔出后另行注射。

6. 长期多次注射出现局部硬结的患者，可采取局部热敷的方法。

【操作评分】（100 分）

1. 全面评估。共 4 分，每漏、错一项扣 2 分。

2. 患者准备、护士准备、环境准备妥当共 6 分；用物准备共 10 分。每漏一件物品扣 1 分。

3. 操作步骤正确。共 60 分，其中核对并解释 6 分，抽取药液正确 12 分，排气 4 分，注射方法及步骤正确 24 分，拔针并观察 10 分，整理床单位、用物处理、记录 4 分。

4. 操作中能做到人文关怀，步骤熟练。共 10 分。

5. 掌握注意事项，理论回答完整，条理清晰。共 10 分。

四、静脉注射法

【目的】

1. 用于药物不宜口服、皮下或肌肉注射。

2. 注入药物做某些诊断检查。

3. 静脉营养治疗。

【评估】

1. 患者的年龄、病情、肢体活动能力、注射部位静脉充盈度、心理状态。

2. 注射器及头皮针的有效期及包装是否完好；药液的质量、有效期等。

【计划】

1. 患者准备　向患者解释静脉注射的目的、方法及注意事项，选择合适的静脉，取得患者理解并配合操作。

2. 护士准备　衣帽整洁，修剪指甲，洗手，戴口罩。

3. 用物准备　注射盘、三瓶架、0.5%碘伏、无菌持物钳、无菌纱布缸、止血带、小垫枕、注射器、头皮针、胶贴、遵医嘱备药液、棉签、砂轮、弯盘、锐器盒、注射单、笔、铺无菌盘。

4. 环境准备　清洁安静，光线明亮，必要时屏风遮挡。

【操作步骤】

1. 按医嘱备好药液放于无菌盘内。

2. 携用物至患者床旁，核对床号、姓名。

3. 在选定穿刺部位的肢体下垫小枕。

4. 在穿刺部位上方约6cm处扎止血带，嘱患者握拳，常规消毒局部皮肤，直径约6cm。

5. 备胶贴，二次核对，注射器接上头皮针并排气，用左手拇指绷紧静脉下方皮肤，并使静脉固定；右手持针柄，使针尖斜面朝上，针头与皮肤呈15°～30°角，在静脉上方或侧方刺入皮下，再沿静脉走向滑行刺入，见回血后再顺静脉推进少许。

6. 松止血带，嘱患者松拳，胶贴固定针柄，缓缓推注药液并观察患者的用药反应。

7. 注射毕，轻揭胶贴，将棉签置于穿刺点上方快速拔针，并按压至无出血为止。

8. 再次核对，协助患者取舒适卧位，整理床单位。

9. 清理用物，分类处理。

10. 洗手，记录。

【注意事项】

1. 严格执行查对制度和无菌操作原则。

2. 选择静脉注射的部位时，要避开静脉瓣、关节。

3. 对刺激性强或特殊药物应确定针头在血管内方可推注，以免药液外溢导致局部严重反应甚至组织坏死。

4. 推注药液过程中要试抽回血，若局部疼痛、肿胀、无回血时，则提示针头不在静脉内，应拔针，更换部位后重新注射。

5. 肥胖者注射要在摸清血管走向后在静脉上方进针，进针角度稍加大（30°～40°角）；水肿患者注射可用手按揉局部，以暂时驱散皮下水分，使静脉充分显露后再行穿刺；脱水患者注射可做局部热敷、按摩，待血管充盈后再穿刺；老年患者注射可用手指分别固定穿刺段静脉上下两端，再沿静脉走向穿刺。

【操作评分】（100分）

1. 全面评估。共4分，每漏、错一项扣2分。

2. 患者准备、护士准备、环境准备妥当共6分；用物准备共10分。每漏一件物品扣1分。

3. 操作步骤正确。共60分，其中核对并解释6分，抽取药液正确10分，排气2分，消毒皮肤范围正确4分，静脉穿刺方法及步骤正确20分，拔针方法正确4分，观察患者反应10分，整理床单位、用物处理、记录4分。

4. 操作中能做到人文关怀，步骤熟练。共10分。

5. 掌握注意事项，理论回答完整，条理清晰。共10分。

五、氧气雾化吸入法

【目的】

1. 控制呼吸道感染，消除炎症和水肿，稀释痰液，帮助祛痰。

2. 解除支气管痉挛，改善通气功能。

【评估】

1. 患者的病情、治疗情况、用药史、面部及口腔黏膜有无感染、呼吸道是否感染、意识状态、心理状态等。

2. 雾化吸入器完好无损，雾化药品是否在有效期内。

【计划】

1. 患者准备　向患者解释氧气雾化吸入法的目的、方法及注意事项，取得患者理解并配合操作。

2. 护士准备　衣帽整洁，修剪指甲，洗手，戴口罩。

3. 用物准备　氧气雾化吸入器、氧气吸入装置一套、弯盘、5ml注射器、药液、纱布缸。

4. 环境准备　安全、安静、舒适，远离火源。

【操作步骤】

1. 检查氧气雾化吸入器，遵医嘱将药液稀释至5ml后注入雾化器的药杯内。

2. 携用物至患者床旁，核对床号、姓名。

3. 连接雾化器的接气口与氧气装置的橡皮管口。

4. 调节氧气流量至6~8升/分钟。

5. 指导患者手持雾化器，将吸嘴放入口中紧闭嘴唇深吸气，用鼻呼气，如此反复，直至药液吸完为止，同时注意观察患者反应。

6. 雾化结束后，取出雾化器，关闭氧气开关。

7. 擦干患者面部，协助其取舒适卧位，整理床单位。

8. 清理用物，分类处理。

9. 洗手，记录。

【注意事项】

1. 正确使用供氧装置，注意用氧安全，室内应避免火源。

2. 氧气湿化瓶内勿盛水，以免液体进入雾化器内使药液稀释影响疗效。

3. 注意观察患者痰液排出情况，如痰液仍未咳出，可予以拍背、吸痰等方法协助排痰。

4. 患者在吸入的同时应做深吸气，使药液充分到达支气管和肺内，屏气 1~2 秒，再轻松呼气，以提高治疗效果。

【操作评分】（100 分）

1. 全面评估。共 4 分，每漏、错一项扣 1 分。

2. 患者准备、护士准备、环境准备妥当共 6 分；用物准备共 10 分。每漏一件物品扣 1 分。

3. 操作步骤正确。共 60 分，其中核对并解释 6 分，检查氧气雾化吸入器 10 分，雾化器药杯内药液稀释浓度正确 6 分，雾化器连接正确 8 分，调节氧流量正确 4 分，指导患者雾化操作正确 12 分，观察患者反应 6 分，停止雾化操作正确 4 分，整理床单位、用物处理、记录 4 分。

4. 操作中能做到人文关怀，步骤熟练。共 10 分。

5. 掌握注意事项，理论回答完整，条理清晰。共 10 分。

六、超声波雾化吸入法

【目的】

1. 通过吸入抗感染、镇咳、祛痰的药物，治疗呼吸道疾病。

2. 解除支气管痉挛，改善肺通气功能。

3. 常用于胸部手术前后的患者，预防呼吸道感染。

4. 为长期使用人工呼吸机的患者做呼吸道湿化。

【评估】

1. 患者的病情、治疗情况、用药史、面部及口腔黏膜有无感染、呼吸道是否感染、意识状态、心理状态等。

2. 检查雾化器的性能是否良好；雾化药品是否在有效期内。

【计划】

1. 患者准备　向患者解释超声波雾化吸入法的目的、方法及注意事项，患者理解并配合操作。

2. 护士准备　衣帽整洁，修剪指甲，洗手，戴口罩。

3. 用物准备　超声波雾化吸入器一套（各部件连接良好）、弯盘、药液、冷蒸馏水、水温计、纱布缸；水槽内加冷蒸馏水（液面要浸没雾化罐底的透声膜），药液稀释至 30~50ml 后倒入雾化罐内，检查无漏水后，将雾化罐放入水槽，盖紧水槽盖。

4. 环境准备　安静、清洁、舒适。

【操作步骤】

1. 携用物至患者床旁，核对床号、姓名。

2. 协助患者取舒适卧位。

3. 接通电源，打开电源开关，预热 3 分钟，调整定时开关至所需时间，一般 15～20 分钟。

4. 打开雾化开关，调节雾量，将口含嘴放入患者口中或使用面罩，指导患者紧闭口唇做深呼吸。注意观察水温、患者的反应及效果。

5. 治疗毕，取下口含嘴，先关雾化开关，再关电源开关。

6. 擦干患者面部，协助其取舒适卧位，整理床单位。

7. 切断电源，清理用物，放掉水槽内的水，擦干水槽，将雾化罐、面罩、螺纹管浸泡于消毒液内 1 小时，再洗净晾干备用。

8. 洗手，记录。

【注意事项】

1. 水槽底部的晶体换能器和雾化罐底部的透声膜质脆易破碎，在操作及清洗过程中，动作要轻，防止损坏。

2. 水槽内应保持足够的水量，如水温超过 60℃，应关机后再更换或加入冷蒸馏水，切忌加温水或热水，以免损坏仪器。

3. 连续使用雾化器时，中间应间隔 30 分钟。

【操作评分】（100 分）

1. 全面评估。共 4 分，每漏、错一项扣 2 分。

2. 患者准备、护士准备、环境准备妥当共 6 分；用物准备共 10 分，每漏一件物品扣 1 分。

3. 操作步骤正确。共 60 分，其中核对并解释 6 分，仪器安装正确 10 分，调节雾量正确 4 分，指导患者雾化操作正确 12 分，检查水槽内水温 12 分，观察患者反应 8 分，停止雾化操作正确 4 分，整理床单位、用物处理、记录 4 分。

4. 操作中能做到人文关怀，步骤熟练。共 10 分。

5. 掌握注意事项，理论回答完整，条理清晰。共 10 分。

第十二节　静脉输液与输血

一、密闭式静脉输液

【目的】

1. 补充水和电解质，维持酸碱平衡。

2. 补充营养，维持热量，促进组织修复，增加体重，维持正氮平衡。

3. 输入药物，治疗疾病。

4. 增加循环血量，维持血压，改善微循环。

【评估】

1. 患者的年龄、病情、肢体活动能力、注射部位静脉充盈度、心理状态。

2. 输液器及注射器的有效期及包装是否完好；药物的质量、有效期及有无药物配伍禁忌等。

【计划】

1. 患者准备　向患者解释静脉输液的目的、方法及注意事项，选择合适的静脉，排尽大小便，取得患者理解并配合操作。

2. 护士准备　衣帽整洁，修剪指甲，洗手，戴口罩。

3. 用物准备　注射盘、三瓶架、0.5%碘伏、无菌持物钳、输液器、注射器、无菌纱布缸、止血带、胶贴、瓶套、启瓶器、小垫枕、遵医嘱备液体及药物、棉签、砂轮、弯盘、锐器盒、输液卡、笔。

4. 环境准备　清洁安静，光线明亮，必要时屏风遮挡。

【操作步骤】

1. 核对药液瓶签，检查药液质量。

2. 根据医嘱填写输液卡，并倒贴于输液瓶上。

3. 套上瓶套，开启输液瓶盖，常规消毒瓶塞，按医嘱加入药物。

4. 检查输液器质量，将输液管插入瓶塞，关闭调节器。

5. 二次核对，再次洗手。

6. 携用物至患者床旁，核对床号、姓名。

7. 将输液瓶挂在输液架上，倒置并挤压茂菲滴管，当溶液流至滴管的 1/3 ~ 1/2 满时，迅速转正滴管，打开调节器，使液体缓慢下降直至排尽导管和针头内的空气（图 14-10），关闭调节器。

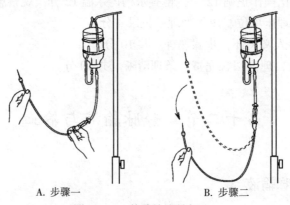

A. 步骤一　　　　　　　　　B. 步骤二

图 14-10　静脉输液排气法

8. 小垫枕置于穿刺部位的肢体下，在穿刺点上方 6cm 处扎止血带，嘱患者握拳，常规消毒皮肤，消毒直径约 6cm。

9. 备胶贴，再次核对，排气，取下护针帽，按静脉注射法穿刺。

10. 松止血带，嘱患者松拳，打开调节器，胶贴固定。

11. 根据病情、年龄及药物性质调节输液速度，在输液卡上记录输液的时间、滴速、签名，最后再进行一次核对。

12. 协助患者取舒适卧位，整理床单位，将呼叫器置于患者易取处。

13. 输液过程中密切观察患者反应。

14. 输液完毕，关闭调节器，将棉签置于穿刺点上方快速拔出，并按压至无出血为止。

15. 清理用物，分类处理。

16. 洗手，记录。

【注意事项】

1. 严格执行查对制度和无菌操作原则。

2. 根据病情需要，有计划地安排输液顺序，注意药物的配伍禁忌。

3. 输液时如茂菲滴管下端的输液管内有小气泡不易排除，可以轻弹输液管，将气泡弹至茂菲滴管内。

4. 如果静脉充盈不良，可按摩血管，嘱患者反复进行握拳和松拳，用手指轻拍血管。

5. 对需要长期输液的患者，要注意保护和合理使用静脉，一般从远端小静脉开始穿刺（抢救时可例外）。

6. 通常情况下，成人的输液速度为40~60滴/分钟，儿童的输液速度为20~40滴/分钟。

7. 严禁在输液的针头处抽取血标本，最好在对侧肢体采集。

8. 对昏迷或不合作的患者，必要时可用绷带或夹板固定静脉输液的肢体。

【操作评分】（100分）

1. 全面评估。共4分，每漏、错一项扣2分。

2. 患者准备、护士准备、环境准备妥当共6分；用物准备共10分。每漏一件物品扣1分。

3. 操作步骤正确。共60分，其中核对并解释6分，药液配制正确10分，排气方法正确6分，消毒皮肤范围正确4分，静脉穿刺方法及步骤正确18分，观察输液反应8分，拔针方法正确4分，整理床单位、用物处理、记录4分。

4. 操作中能做到人文关怀，步骤熟练。共10分。

5. 掌握注意事项，理论回答完整，条理清晰。共10分。

二、输液泵的应用

【目的】

用于需要严格控制输液速度和药量的情况，使药液速度均匀、剂量准确地输入患者体内。

【评估】

1. 患者的年龄、病情、肢体活动能力、注射部位静脉充盈度、心理状态。

2. 输液泵的性能是否完好无损；输液器的有效期及包装是否完好；药物的质量、有效期及有无药物配伍禁忌等。

【计划】

1. 患者准备 向患者解释应用输液泵的目的、方法及注意事项，选择合适的静脉，排尽大小便，取得患者理解并配合操作。

2. 护士准备 衣帽整洁，修剪指甲，洗手，戴口罩。

3. 用物准备 输液泵、电插板、密闭式输液常规用物。

4. 环境准备 清洁安静，光线明亮，必要时屏风遮挡。

【操作步骤】

1. 按密闭式输液常规备好液体。

2. 携用物至患者床旁，核对床号、姓名。

3. 将输液泵固定在输液架上，接通电源。

4. 将液体挂于输液架上，常规排尽输液管内的空气。

5. 打开输液泵门，将输液管放置在输液泵的管道槽中，关闭输液泵门。

6. 打开电源开关，设定每小时输液流量，按停止键。

7. 常规消毒穿刺部位皮肤，按开始键，再次排气后按停止键，进行静脉穿刺并固定。

8. 确认输液泵设置无误后，按开始键启动输液。

9. 在输液卡上记录输液时间、滴速、签名，最后再进行一次核对。

10. 协助患者取舒适卧位，整理床单位，交代注意事项，将呼叫器置于患者易取处。

11. 输液过程中密切观察患者反应。

12. 输液结束时，按停止键，拔针，关闭输液泵电源，打开输液泵门，取下药瓶、输液管、输液泵，切断电源。

13. 清理用物，分类处理，擦机待用。

14. 洗手，记录。

【注意事项】

1. 严格执行查对制度和无菌操作原则。

2. 在使用输液泵控制输液的过程中，护士应加强巡视。当输液泵报警时，应查找原因，如有气泡、输液管堵塞或输液结束等给予及时的处理。

3. 嘱患者输液肢体勿剧烈活动，防止输液管被牵拉脱出。

【操作评分】（100分）

1. 全面评估。共4分，每漏、错一项扣2分。

2. 患者准备、护士准备、环境准备妥当共6分；用物准备共10分。每漏一件物品扣1分。

3. 操作步骤正确。共60分，其中核对并解释6分，药液配制正确8分，排气方法正确4分，消毒皮肤范围正确2分，静脉穿刺方法及步骤正确16分，输液泵使用方法正确12分，观察输液反应并及时处理故障8分，整理床单位、用物处理、记录4分。

4. 操作中能做到人文关怀，步骤熟练。共10分。

5. 掌握注意事项，理论回答完整，条理清晰。共10分。

三、密闭式静脉输血

【目的】

1. 补充血容量。

2. 纠正贫血。

3. 补充血小板和各种凝血因子。

4. 输入抗体、补体等血液成分，增强机体免疫力。

5. 补充血浆蛋白。

6. 排除有害物质。

【评估】

1. 患者的年龄、病情、治疗情况、血型、输血史及过敏史、注射部位静脉充盈度、心理状态。

2. 血液的种类、质量、有效期；输血器的有效期及包装是否完好。

【计划】

1. 患者准备　向患者解释应用静脉输血的目的、方法及注意事项，选择合适的静脉，排尽大小便，取得患者理解并配合操作。

2. 护士准备　衣帽整洁，修剪指甲，洗手，戴口罩。

3. 用物准备　①同密闭式静脉输液，仅将输液器换为输血器；②生理盐水、血液制品（由两名护士根据医嘱对配血单及血袋进行三查：血液的质量、血液的包装是否完好、血液的有效期；十对：供血者的姓名、编号、采血日期、血型、血液的种类及血量、患者的床号、姓名、住院号、血型、交叉配血实验的结果）、一次性手套。

4. 环境准备　清洁安静，光线明亮，必要时屏风遮挡。

【操作步骤】

1. 携用物至患者床旁，核对床号、姓名。

2. 按密闭式静脉输液法先输入少量生理盐水。

3. 两名护士再次核对无误后，将血袋内的血液以旋转式轻轻摇匀，戴手套，打开储血袋封口，常规消毒开口处塑料管，将输血器针头插入从生理盐水瓶上拔下，插入输血器的输血接口，缓慢将储血袋倒挂于输液架上。

4. 脱手套，调节滴速，开始输入时速度宜慢，观察 15 分钟，如无不良反应再根据病情及年龄调节滴速。

5. 在输血卡上记录输血的时间、滴速、签名，最后再进行一次核对。

6. 协助患者取舒适卧位，整理床单位，交代注意事项，将呼叫器置于患者易取处。

7. 输血过程中密切观察患者反应。

8. 输血完毕，再继续输入生理盐水，直至将输血器内的血液全部输入体内再拔针。

9. 清理用物，分类处理。

10. 洗手，做好输血记录。

【注意事项】

1. 严格执行查对制度和无菌操作原则。

2. 输血一般采用四肢浅静脉；急症输血时多采用肘部静脉；周围循环衰竭时，可采用颈外静脉或锁骨下静脉。

3. 严格掌握输血速度，输血前后及两袋之间需输入少量生理盐水。

4. 输入的血液内不得随意加入其他药品。

5. 输完的血袋送回输血科保留 24 小时，以备发生输血反应时检查、分析原因。

【操作评分】（100 分）

1. 全面评估。共 4 分，每漏、错一项扣 2 分。

2. 患者准备、护士准备、环境准备妥当共 6 分；用物准备共 10 分。每漏一件物品扣 1 分。

3. 操作步骤正确。共 60 分，其中核对并解释 6 分，"三查十对" 10 分，输血操作过程正确 30 分，观察输血反应 10 分，整理床单位、用物处理、记录 4 分。

4. 操作中能做到人文关怀，步骤熟练。共 10 分。

5. 掌握注意事项，理论回答完整，条理清晰。共 10 分。

第十三节　常用护理抢救技术

一、中心给氧法

【目的】

纠正缺氧，提高动脉血氧分压和动脉血氧饱和度，增加动脉血氧含量，促进新陈代谢，维持机体生命活动。

【评估】

1. 患者的年龄、病情、意识状态、治疗情况、缺氧程度、鼻腔状况、心理状态。

2. 中心供氧装置有无漏气，是否通畅；双侧鼻导管的有效期及包装是否完好。

【计划】

1. 患者准备　向患者解释中心给氧的目的、方法及注意事项，患者理解并配合操作。

2. 护士准备　衣帽整洁，修剪指甲，洗手，戴口罩。

3. 用物准备　管道氧气装置、无菌持物钳、湿化瓶（内盛 1/3~1/2 无菌蒸馏水或冷开水）、无菌纱布缸（内置湿化瓶内芯）、治疗碗（内盛冷开水）、弯盘、双侧鼻导管、棉签、用氧记录卡、笔。

4. 环境准备　安静，室温适宜，光线明亮，远离火源。

【操作步骤】

1. 携用物至患者床旁，核对床号、姓名。

2. 用湿棉签清洁双侧鼻腔。

3. 装氧气表、湿化瓶内芯及湿化瓶。

4. 检查鼻导管，将鼻导管与湿化瓶的出口相连接，调节氧流量，试氧气流通是否通畅。

5. 将鼻导管插入患者双侧鼻孔 1cm。

6. 将鼻导管环绕患者耳部向下放置，根据情况调整松紧度。

7. 记录给氧时间、氧流量、签名，交代注意事项。

8. 观察患者病情、给氧效果、氧气装置是否漏气及通畅等。

9. 停止用氧时应先拔出鼻导管，擦净鼻部，再关流量表开关。

10. 记录停氧时间及效果。

11. 整理床单位，协助患者取舒适卧位。

12. 清理用物，分类处理。

13. 洗手。

【注意事项】

1. 严格遵守操作规程，注意用氧安全。

2. 持续用氧者应每日更换鼻导管及湿化瓶内的无菌蒸馏水或冷开水。

3. 及时清除鼻腔分泌物，防止导管堵塞。

【操作评分】（100 分）

1. 全面评估。共 4 分，每漏、错一项扣 2 分。

2. 患者准备、护士准备、环境准备妥当共 6 分；用物准备共 10 分。每漏一件物品扣 1 分。

3. 操作步骤正确。共 60 分，其中核对并解释 6 分，氧气装置安装正确 10 分，给氧操作步骤正确 16 分，固定氧管 2 分，观察用氧情况 8 分，停氧操作步骤正确 14 分，整理床单位、用物处理、记录 4 分。

4. 操作中能做到人文关怀，步骤熟练。共 10 分。

5. 掌握注意事项，理论回答完整，条理清晰。共 10 分。

二、呼吸机的应用

见"第五章第八节"。

三、电动吸引器吸痰法

【目的】

清除呼吸道分泌物，保持呼吸道通畅，预防并发症发生。

【评估】

1. 患者的年龄、病情、意识状态、治疗情况、有无将呼吸道分泌物排出的能力、心理状态。

2. 电动吸引器的性能，吸痰管的有效期及包装是否完好。

【计划】

1. 患者准备　向患者解释吸痰的目的、方法及注意事项，取得患者理解并配合操作。

2. 护士准备　衣帽整洁，修剪指甲，洗手，戴口罩。

3. 用物准备　电动吸引器、试管（内盛消毒液）、治疗盘内备两只无菌生理盐水缸、弯盘、无菌纱布缸、无菌手套、吸痰管数根、储液瓶内盛消毒液；必要时备压舌板、开口器、舌钳、电插板等。

4. 环境准备　安静，室温适宜，光线明亮。

【操作步骤】

1. 携用物至患者床旁，核对床号、姓名。

2. 试管置于床栏处，连接吸引器各部管道。

3. 接通电源，打开开关，检查吸引器性能，调节负压（成人 40.0~53.3kPa；儿童<40.0kPa），将吸引管接头插入床头试管中待用。

4. 检查患者口腔有无溃疡，取下活动义齿。

5. 患者头部转向一侧，面向护士，弯盘置于口角旁。

6. 连接吸痰管，戴无菌手套，试吸少量生理盐水。

7. 一手反折吸痰管末端，另一手持吸痰管前端，插入口咽部 10~15cm，然后放松导管末端，先吸口咽部分泌物，再吸气管内分泌物，左右旋转，向上提出。

8. 吸痰管退出后，用生理盐水抽吸冲洗。

9. 观察患者面色、呼吸道是否通畅及吸出液的色、质、量。

10. 吸痰完毕，分离吸痰管，脱手套，吸引管接头插入试管中备用，擦净患者口鼻，撤去弯盘。

11. 协助患者取舒适卧位，整理床单位。

12. 清理用物，分类处理。

13. 洗手，记录。

【注意事项】

1. 使用前须检查吸引器的性能是否良好，管道连接是否正确、紧密。

2. 严格执行无菌操作，每次吸痰应更换吸痰管。

3. 吸痰动作轻柔、敏捷，每次吸痰时间<15 秒。

4. 痰液黏稠时，可配合叩击、蒸气吸入、雾化吸入，以提高吸痰效果。

5. 储液瓶内吸出液应及时倾倒，不得超过 2/3。

【操作评分】（100 分）

1. 全面评估。共 4 分，每漏、错一项扣 2 分。

2. 患者准备、护士准备、环境准备妥当共 6 分；用物准备共 10 分。每漏一件物品扣 1 分。

3. 操作步骤正确。共 60 分，其中核对并解释 6 分，检查吸引器性能 10 分，吸痰部位正确 10 分，吸痰方法正确 15 分，观察患者反应及吸出液 15 分，整理床单位、用物处理、记录 4 分。

4. 操作中能做到人文关怀，步骤熟练。共 10 分。

5. 掌握注意事项，理论回答完整，条理清晰。共 10 分。

四、全自动洗胃机洗胃法

【目的】

1. 清除胃内毒物或刺激物，减少毒物的吸收，用于急性药物或食物中毒。

2. 减轻胃黏膜水肿。

3. 为某些手术或检查做准备。

【评估】

1. 患者的年龄、病情、意识状态、生命体征、对洗胃的耐受能力、口鼻黏膜有无损伤及活动义齿、心理状态。

2. 洗胃机的性能；洗胃溶液是否符合患者的病情需要；胃管的有效期及包装是否完好。

【计划】

1. 患者准备　向患者解释洗胃的目的、方法及注意事项，若有活动的义齿应先取出，取得患者理解并配合操作。

2. 护士准备　衣帽整洁，修剪指甲，洗手，戴口罩。

3. 用物准备　全自动洗胃机、水桶 2 只（一只盛 25℃～38℃ 洗胃液 10000～20000ml，一只盛污水）、无菌洗胃包（内有治疗巾、弯盘、治疗碗、镊子、纱布、液状石蜡棉球瓶）、塑料围裙或小橡胶单、胃管、棉签、胶布、水温计、量杯、听诊器、50ml 注射器、无菌手套；必要时备压舌板、张口器、牙垫、舌钳、检验标本容器或试管。

4. 环境准备　清洁安静，光线充足，室温适宜。

【操作步骤】

1. 携用物至患者床旁，核对床号、姓名。

2. 接通电源，检查洗胃机器性能。

3. 将 3 根橡胶管分别与机器的药管（进液管）、胃管、污水管（出液管）相连。

4. 协助患者取左侧卧位，昏迷患者取平卧位，头偏向一侧。

5. 铺小橡胶单及治疗巾，弯盘放于口角旁，污物桶置床旁。

6. 备好胶布，戴手套，测量胃管应插入的长度，并做好标记，润滑胃管前端。

7. 左手持纱布托住胃管，右手持镊子夹住胃管，由口腔插入 55～60cm，证实胃管在胃内后，胶布固定。

8. 将洗胃液倒入水桶内，药管的另一端放入洗胃液桶内，污水管的另一端放入空水桶内，胃管的另一端与已插好的胃管相连，调节药液流速。

9. 按"手吸"键，吸出胃内容物，再按"自动"键，机器即开始对胃进行自动冲洗，直至洗出液澄清无味为止。

10. 洗胃过程中，应随时观察洗出液的性质、颜色、气味、量，及患者面色、脉搏、呼吸和血压的变化。

11. 洗胃完毕，反折胃管拔出。

12. 协助患者漱口、洗脸，必要时更衣，取舒适卧位，整理床单位。

13. 清洁洗胃机的药管、胃管、污水管时应将三管同时放入清水中，按"清洗"键，清洗各管腔后将各管同时取出，待机器内水完全排尽后，按"停机"键关机。

14. 洗手，记录洗胃液名称、量及洗出液的颜色、气味、性质、量和患者的反应。

【注意事项】

1. 注意了解患者中毒的时间、途径、毒物种类、量等。

2. 急性中毒者要从速洗胃，如中毒物质不明时应留标本送检，洗胃溶液可选用温开水或生理盐水，每次灌入液量不可超过 500ml。

3. 插管动作要轻稳准确，勿损伤食管黏膜或误入气管。

4. 吞服强酸、强碱等腐蚀性物质者禁止洗胃，以免造成穿孔；昏迷患者洗胃时应谨慎；幽门梗阻患者洗胃应在饭后 4~6 小时或空腹时进行，并记录胃内潴留量；上消化道溃疡、食管静脉曲张、胃癌等一般不洗胃。

【操作评分】（100 分）

1. 全面评估。共 4 分，每漏、错一项扣 2 分。

2. 患者准备、护士准备、环境准备妥当共 6 分；用物准备共 10 分。每漏一件物品扣 1 分。

3. 操作步骤正确。共 60 分，其中核对并解释 6 分，卧位正确 2 分，检查洗胃机的性能 6 分，插胃管操作正确 10 分，确认胃管是否在胃内的方法正确 6 分，胃管固定正确 2 分，灌洗操作正确 16 分，观察病情及洗出液 8 分，整理床单位、用物处理、记录 4 分。

4. 操作中能做到人文关怀，步骤熟练。共 10 分。

5. 掌握注意事项，理论回答完整，条理清晰。共 10 分。

五、心肺复苏术

见"第五章第五节"。

六、多功能心电监护

【目的】

动态性观察和记录患者的心功能状态，通过心功能示波及时发现心脏电生理功能情况，识别和确认各种致命性心律失常，同时监测血压、血氧饱和度和呼吸，以便有效地给予治疗和抢救。

【评估】

1. 患者的年龄、病情、意识、治疗等情况。

2. 多功能心电监护仪完好无损、性能良好。

【计划】

1. 患者准备 向患者或家属解释多功能心电监护的目的、方法及注意事项，取得患者或家属的理解，并配合操作。

2. 护士准备 衣帽整洁，修剪指甲，洗手，戴口罩。

3. 用物准备 多功能心电监护仪（图 14-11）、电极片 5 个、电插线板、无菌持物钳、弯盘、生理盐水棉球或 75% 酒精棉球、治疗碗、记录单。

4. 环境准备　安静、安全、宽敞，光线充足，利于操作。

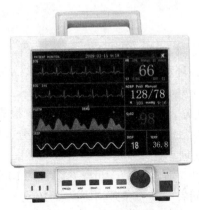

图 14-11　心电监护仪

【操作步骤】

1. 携用物至患者床旁，核对床号、姓名。

2. 连接监护仪电源、监测导线、监护插座及电极片，检查仪器，关机待用。

3. 患者取舒适卧位，解开衣扣，暴露胸部，用酒精棉球或生理盐水棉球擦拭电极粘贴的相应部位，接导联线，粘贴电极片。具体部位：①RA 右锁骨中线与第 2 肋间的交点处；②LA 左锁骨中线与第 2 肋间交点处；③左锁骨中线与左肋弓缘交点处；④LL 左下腹偏外；⑤RL 右下腹偏外。

4. 选择合适的部位，绑血压计袖带，夹好血氧饱和度夹。

5. 开机并调节：①心率：调出动态的心电图图像及波形大小、报警范围，选择Ⅱ导联；②血压：根据病情调节出自动测血压的间歇时间、报警范围；③血氧饱和度：调出波形大小，设定报警限度。

6. 观察分析病情并记录，如有病情变化应及时通知医师。

7. 停止监护时，应向患者解释后关机，并撤除各种导线及用物，清洁患者粘贴处皮肤。

8. 协助患者取舒适卧位，整理床单位。

9. 清理用物，分类处理。

10. 洗手，记录。

【注意事项】

1. 用生理盐水棉球或 75% 酒精棉球擦拭电极粘贴的相应部位，目的是清除人体皮肤上的角质层和汗渍，防止电极片接触不良。

2. 心电导联线上的衣襟夹要夹在病床并固定好，并叮嘱患者和医护人员不要扯拉电极线和导联线。

3. 务必连接好地线，这将对波形的正常显示起到非常重要的作用。

4. 使用血氧监护时，要求患者指甲不能过长，不能有任何染色物、污垢或是灰指甲。如果血氧监测很长一段时间后，患者手指感到不适，应更换另一个手指进行监护。

5. 血压监护时，血压袖带与患者的连接对成人、儿童和新生儿是有区别的，必须使用不同规格的袖带。

【操作评分】（100分）

1. 全面评估。共4分，每漏、错一项扣2分。

2. 患者准备、护士准备、环境准备妥当共6分；用物准备共10分。每漏一件物品扣1分。

3. 操作步骤正确。共60分，其中核对并解释6分，检查仪器并连接电源、导联线8分，粘贴电极部位正确20分，血压袖带位置放置正确4分，调节振幅正确12分，观察病情6分，整理床单位、用物处理、记录4分。

4. 操作中能做到人文关怀，程序清楚，步骤熟练。共10分。

5. 掌握注意事项，理论回答完整，条理清晰。共10分。

第十四节 标本采集法

一、粪标本采集法

【目的】

1. 常规标本 检查粪便的颜色、性状、细胞等。

2. 隐血标本 检查粪便内肉眼不能看见的微量血液。

3. 寄生虫及虫卵标本 检查粪便中的寄生虫、幼虫及虫卵，并计数。

4. 培养标本 检查粪便中的致病菌。

【评估】

1. 患者的病情、诊断、意识状态、心理状态等。

2. 标本容器是否符合要求。

【计划】

1. 患者准备 向患者解释采集粪标本的目的、方法及注意事项，嘱其排尽尿液，取得患者理解并配合操作。

2. 护士准备 衣帽整洁，修剪指甲，洗手，戴口罩。

3. 用物准备 检验单、手套、检便盒（内附棉签或检便匙）、便盆，将核对好的检验单附联贴于标本容器上。采集培养标本另备无菌培养瓶、棉签、消毒便盆；采集寄生虫或虫卵标本另备透明胶带或载玻片。

4. 环境准备 安静、清洁，能保护患者隐私，必要时屏风遮挡。

【操作步骤】

1. 携用物至患者床旁，核对床号、姓名。

2. 戴手套，采集粪标本。

（1）常规标本采集：①嘱患者排便于清洁便盆内；②用棉签采集粪便中央部分或黏液

脓血部分约 5g，放入检便盒内。

（2）隐血标本采集：嘱患者在采集标本前 3 天禁食肉类、动物肝、动物血、大量绿叶蔬菜等食物及含铁药物，以免出现假阳性，3 天后按常规标本留取粪便。

（3）寄生虫及虫卵标本采集：①检查寄生虫卵：用棉签采集不同部位带血或黏液粪便 5~10g 放入检便盒内；②检查阿米巴原虫：在采集标本前将便盆加热至接近人体的体温，再排便于便盆内；③检查蛲虫卵：在患者晚上临睡前或清晨起床前，将透明胶带贴在肛门周围。取下并将已粘有虫卵的透明胶带贴在载玻片上或将透明胶带对合。

（4）培养标本采集：嘱患者排便于消毒便盆中，然后用无菌棉签取中央部分或黏液脓血部分 2~5g 置于培养瓶内。

3. 观察粪便形状、颜色、气味。

4. 脱手套，协助患者取舒适卧位，整理床单位。

5. 标本及时送检，用物按常规消毒处理。

6. 洗手，记录。

【注意事项】

1. 采集寄生虫标本时，如患者服用过驱虫药或做血吸虫孵化检查，应留取全部粪便。

2. 检查阿米巴原虫，在采集标本前几天，不应给患者服用钡剂、油质或含金属的泻剂。

3. 采集培养标本，如患者无便意，可用长无菌棉签蘸生理盐水由肛门插入 6~7cm，轻轻转动棉签取出粪便少许，放入培养瓶内。

4. 患者腹泻的水样便应盛于容器中送检。

【操作评分】（100 分）

1. 全面评估。共 4 分，每漏、错一项扣 2 分。

2. 患者准备、护士准备、环境准备妥当共 6 分；用物准备共 10 分。每漏一件物品扣 1 分。

3. 操作步骤正确。共 60 分，其中核对并解释 6 分，采集粪便标本方法正确 36 分，观察粪便标本性质 10 分，标本送检 4 分，整理床单位、用物处理、记录 4 分。

4. 操作熟练，动作轻巧、稳重。共 10 分。

5. 掌握注意事项，理论回答完整，条理清晰。共 10 分。

二、尿标本采集法

【目的】

1. 尿常规标本　用于检查尿液的颜色、透明度，有无细胞和管型，测定尿比重，做尿蛋白和尿糖定性检测等。

2. 12 小时或 24 小时尿标本　用于进行尿的各种生化检查或尿浓缩检查结核杆菌等检查。

3. 尿培养标本　用于细菌培养或细菌敏感试验，以了解病情，协助临床诊断和治疗。

【评估】

1. 患者的意识、病情、诊断、治疗情况、心理状态、自理能力等。

2. 标本容器是否符合要求。

【计划】

1. 患者准备 向患者解释采集尿标本的目的、方法及注意事项，取得患者理解并配合操作。

2. 护士准备 衣帽整洁，修剪指甲，洗手，戴口罩。

3. 用物准备 检验单、手套，将核对好的检验单附联贴于标本容器上。再根据检验目的另备：①尿常规标本：一次性尿常规标本容器、必要时备便盆；②12 小时或 24 小时尿标本：集尿瓶（3000~5000ml）、防腐剂；③尿培养标本：无菌标本试管、棉签、消毒液、长柄试管夹、火柴、酒精灯，必要时备导尿包。

4. 环境准备 安全、舒适，能保护患者隐私，必要时屏风遮挡。

【操作步骤】

1. 携用物至患者床旁，核对床号、姓名。

2. 戴手套，采集尿液标本。

（1）常规尿标本：嘱患者留清晨首次尿液 30~50ml 于标本容器中，如测定尿比重需留取尿液 100ml。

（2）12 小时或 24 小时尿标本：①留取 12 小时尿标本，嘱患者于晚上 7 时排空膀胱后开始留取尿液至次日清晨 7 时留取最后 1 次尿液；留取 24 小时尿标本，嘱患者于清晨 7 时排空膀胱后留第 1 次尿后加入防腐剂，至次日清晨 7 时留取最后 1 次尿；②请患者将尿液先排在便盆内，再倒入集尿瓶内；③留取最后 1 次尿液后，将 12 小时或 24 小时尿液全部盛于集尿瓶内，测总量。

（3）尿培养标本（中段尿留取法）：①协助患者取适宜卧位，放好便盆；②按导尿术清洁、消毒外阴；③嘱患者排尿，弃前段尿，用试管夹夹住试管，并放于酒精灯上消毒试管口，接取中段尿 5~10ml；④再次消毒试管口和盖子，快速盖紧试管，熄灭酒精；⑤清洁外阴。

3. 观察尿标本总量、颜色、气味。

4. 脱手套，协助患者取舒适卧位，整理床单位。

5. 标本及时送检，用物按常规消毒处理。

6. 洗手，记录。

【注意事项】

1. 留取尿标本时，不可混入粪便；女患者月经期不宜留尿标本；会阴部分泌物较多时应先清洁外阴再收集。

2. 留取尿培养标本要严格执行无菌操作，如需用导尿术留取法，应按照导尿术插入导尿管将尿液引出，留取尿标本。

3. 留取 12 小时或 24 小时尿标本时，应将盛尿容器置阴凉处。

【操作评分】（100 分）

1. 全面评估。共 4 分，每漏、错一项扣 2 分。

2. 患者准备、护士准备、环境准备妥当共 6 分；用物准备共 10 分。每漏一件物品扣

1分。

3. 操作步骤正确。共60分,其中核对并解释6分,采集尿标本方法正确36分,观察尿便标本性质10分,标本送检4分,整理床单位、用物处理、记录4分。

4. 操作熟练,动作轻巧、稳重。共10分。

5. 掌握注意事项,理论回答完整,条理清晰。共10分。

三、痰标本采集法

【目的】

1. 常规痰标本 检查痰液中的细菌、虫卵或癌细胞。

2. 24小时痰标本 检查24小时的痰量,观察痰液的性状,协助诊断。

3. 培养标本 检查痰液中的致病菌。

【评估】

1. 患者的年龄、病情、治疗情况、心理状态。

2. 标本容器是否与检验项目相符。

【计划】

1. 患者准备 向患者解释采集痰标本的目的、方法及注意事项,取得患者理解并配合操作。

2. 护士准备 衣帽整洁,修剪指甲,洗手,戴口罩。

3. 用物准备 检验单、痰盒(采集24小时痰标本备大容量痰盒;采集痰培养标本备无菌痰盒),将核对好的检验单附联贴于标本容器上。痰培养标本另备漱口溶液。

4. 环境准备 清洁、舒适,光线充足。

【操作步骤】

1. 携用物至患者床旁,核对床号、姓名。

2. 采集痰标本

(1)常规标本:嘱患者晨起漱口后,用力咳出气管深处的痰液,盛于痰盒内。

(2)24小时痰标本:嘱患者晨起漱口后,将晨7时第1口痰起至次日晨7时第1口痰止,全部收集在痰盒内。

(3)痰培养标本:嘱患者清晨用漱口溶液漱口,再用清水漱口,深呼吸数次后用力咳出气管深部的痰液,盛于无菌痰盒内。

3. 观察痰液的性质、颜色、总量。

4. 协助患者取舒适卧位,整理床单位。

5. 标本及时送检,用物按常规消毒处理。

6. 洗手,记录。

【注意事项】

1. 伤口疼痛者无法咳嗽的患者,可用软枕或手掌压迫伤口,减轻肌肉张力。

2. 痰标本容器应加盖,避免痰中微生物播散;不可将唾液、漱口水、鼻涕等混入痰内;标本收集后无法立即送检时应存放冰箱内。

3. 痰培养及药物敏感性试验标本应在使用抗生素之前留取，以免影响检查结果。

4. 如查癌细胞，应用10%甲醛溶液或95%酒精固定痰液后立即送检。

【操作评分】（100分）

1. 全面评估。共4分，每漏、错一项扣2分。

2. 患者准备、护士准备、环境准备妥当共6分；用物准备共10分。每漏一件物品扣1分。

3. 操作步骤正确。共60分，其中核对并解释6分，采集痰标本方法正确36分，观察痰便标本性质10分，标本送检4分，整理床单位、用物处理、记录4分。

4. 操作熟练，动作轻巧、稳重。共10分。

5. 掌握注意事项，理论回答完整，条理清晰。共10分。

四、咽拭子标本采集法

【目的】

取咽部及扁桃体分泌物做细菌培养或病毒分离，以协助诊断。

【评估】

1. 患者的年龄、病情、治疗情况、意识、心理状态。

2. 检查标本容器是否与检验项目相符。

【计划】

1. 患者准备 向患者解释采集咽拭子标本的目的、方法及注意事项，取得患者理解并配合操作。

2. 护士准备 衣帽整洁，修剪指甲，洗手，戴口罩。

3. 用物准备 无菌咽拭子培养管、酒精灯、火柴、压舌板、检验单，将核对好的检验单附联贴于标本容器上。

4. 环境准备 清洁舒适，光线充足。

【操作步骤】

1. 携用物至患者床旁，核对床号、姓名。

2. 点燃酒精灯，嘱患者张口发"啊"音，必要时用压舌板轻压舌部，然后用培养管内长棉签擦拭两侧腭弓、咽及扁桃体上分泌物。

3. 将试管口在酒精灯火焰上消毒后，然后将棉签插入试管中，塞紧。

4. 协助患者取舒适卧位，整理床单位。

5. 清理用物，标本及时送检。

6. 洗手，记录。

【注意事项】

1. 做真菌培养时，需在口腔溃疡面上采集分泌物。

2. 注意棉签不要触及其他部位，防止污染标本，影响检验结果。

3. 避免在进食后2小时内采集标本，以防呕吐。

【操作评分】（100分）

1. 全面评估。共4分，每漏、错一项扣2分。

2. 患者准备、护士准备、环境准备妥当共6分；用物准备共10分。每漏一件物品扣1分。

3. 操作步骤正确。共60分，其中核对并解释6分，提取分泌物的方法及部位正确36分，消毒试管口10分，标本送检4分，整理床单位、用物处理、记录4分。

4. 操作熟练，动作轻稳。共10分。

5. 掌握注意事项，理论回答完整，条理清晰。共10分。

五、血液标本采集法

（一）静脉血标本采集

【目的】

1. 全血标本 进行血常规检查或测定血液中某些物质如血糖、肌酐等的含量。

2. 血清标本 测定血清酶、脂类、电解质和肝功能等。

3. 血培养标本 培养检测血液中的致病菌。

【评估】

1. 患者的病情、治疗情况、意识、采血部位的皮肤、静脉充盈度及管壁弹性。

2. 静脉采血针头或注射器的有效期及包装是否完好；标本容器是否符合检验目的。

【计划】

1. 患者准备 向患者解释采集静脉血标本的目的、方法及注意事项，空腹抽血者须禁食6小时以上，取得患者理解并配合操作。

2. 护士准备 衣帽整洁，修剪指甲，洗手，戴口罩。

3. 用物准备 注射盘内置静脉采血针头或注射器、0.5%碘伏、棉签、止血带、弯盘、小垫枕、标本容器（根据检验目的备干燥试管、抗凝试管或血培养瓶）、检验单，将核对好的检验单附联贴于标本容器上。

4. 环境准备 安静，舒适，光线充足。

【操作步骤】

1. 携用物至患者床旁，核对床号、姓名。

2. 备好静脉采血针头或注射器，选择静脉，置小垫枕，扎止血带，嘱患者握拳，使静脉充盈。进行皮肤消毒，按静脉穿刺法抽吸血液至所需量。松止血带，嘱患者松拳，干棉签放于静脉穿刺点上方，迅速拔针，局部按压3~5分钟。

3. 将血液注入标本容器中。

（1）血培养标本：注入密封瓶时，除去铝盖中心部分，常规消毒瓶盖，更换无菌针头后把抽出来的血液注入瓶内，轻轻摇匀。

（2）全血标本：将血液沿管壁缓慢注入抗凝管中，轻轻摇动，使血液与抗凝剂充分混匀。

（3）血清标本：将血液沿管壁缓慢注入干燥试管内，避免震荡。

4. 协助患者取舒适卧位，整理床单位。

5. 清理用物，分类处理。

6. 将标本连同化验单及时送检。

7. 洗手，记录。

【注意事项】

1. 严格执行查对制度和无菌操作原则。

2. 血标本做生化检验应在空腹时采取，应事先通知患者，避免因进食而影响检验结果。

3. 根据不同的检验目的和所需采血量选择标本容器，一般血培养采血量为 5ml。

4. 严禁在输液、输血的针头处抽取血标本，应在对侧肢体采取。

5. 同时抽取几个项目的血标本，注入容器的先后顺序为血培养瓶→抗凝试管→干燥试管，动作需迅速准确，均不能将泡沫注入标本容器内。

【操作评分】（100 分）

1. 全面评估。共 4 分，每漏、错一项扣 2 分。

2. 患者准备、护士准备、环境准备妥当共 6 分；用物准备共 10 分。每漏一件物品扣 1 分。

3. 操作步骤正确。共 60 分，其中核对并解释 6 分，穿刺方法及步骤正确 26 分，血液注入标本容器操作正确 20 分，及时送检 4 分，整理床单位、用物处理、记录 4 分。

4. 操作中能做到人文关怀，步骤熟练。共 10 分。

5. 掌握注意事项，理论回答完整，条理清晰。共 10 分。

（二）动脉血标本采集

【目的】

采集动脉血标本，做血液气体分析。

【评估】

1. 患者的病情、治疗情况、意识、采血部位的皮肤及血管状况。

2. 注射器的有效期及包装是否完好；标本容器是否符合检验目的。

【计划】

1. 患者准备　向患者解释采集动脉血标本的目的、方法及注意事项，取得患者理解并配合操作。

2. 护士准备　衣帽整洁，修剪指甲，洗手，戴口罩。

3. 用物准备　注射盘内置 1ml 注射器、0.5% 碘伏、棉签、弯盘、检验单、无菌纱布、无菌软木塞或橡胶塞、肝素适量，将核对好的检验单附联贴于标本容器。按需要备酒精灯、火柴，必要时备手套。

4. 环境准备　安静舒适，光线充足。

【操作步骤】

1. 携用物至患者床旁，核对床号、姓名。

2. 协助患者取适当体位，暴露穿刺部位，常规消毒皮肤，范围>5cm，用注射器抽吸肝素液 0.5ml，湿润注射器内壁，余液全部弃去。

3. 常规消毒操作者左手食指和中指，或戴无菌手套。

4. 用左手的食指、中指固定欲穿刺的动脉，右手持注射器，在两指间与动脉垂直或与动脉走向呈 40°角刺入动脉，见有鲜红色血液涌进注射器，即右手固定穿刺针的方向和深度，左手抽取所需血量。

5. 采血完毕，迅速拔出针头，用无菌纱布按压穿刺点止血 5~10 分钟。

6. 针头拔出后立即刺入软木塞或橡胶塞，以隔绝空气，同时轻轻转动注射器，使血液与肝素混合。

7. 协助患者取舒适卧位，整理床单位。

8. 清理用物，分类处理。

9. 将标本连同化验单及时送检。

10. 洗手，记录。

【注意事项】

1. 严格执行查对制度和无菌操作原则。

2. 桡动脉穿刺点位于前臂掌侧腕关节上 2cm 动脉搏动明显处；股动脉穿刺点在腹股沟韧带中点稍内侧。

3. 血气分析采血量一般为 0.5~1ml。

【操作评分】（100 分）

1. 全面评估。共 4 分，每漏、错一项扣 2 分。

2. 患者准备、护士准备、环境准备妥当共 6 分；用物准备共 10 分。每漏一件物品扣 1 分。

3. 操作步骤正确。共 60 分，其中核对并解释 6 分，动脉穿刺点选择正确 10 分，肝素比例及量正确 10 分，穿刺角度及方法正确 20 分，标本送检 4 分，整理床单位、用物处理、记录 4 分。

4. 操作中能做到人文关怀，步骤熟练。共 10 分。

5. 掌握注意事项，理论回答完整，条理清晰。共 10 分。

第十五节　尸体护理

【目的】

1. 使尸体清洁，维护良好的尸体外观，易于辨认。

2. 安慰亲属，减轻哀痛。

【评估】

1. 接到医师开出的死亡通知后进行再次核实，评估死者的死亡原因、时间、面容、局部清洁程度、体表有无伤口及引流管等。

2. 环境是否安静、肃穆。

【计划】

1. 护士准备 衣帽整洁，修剪指甲，洗手，戴口罩。

2. 用物准备 衣裤、尸单、填写好的尸体识别卡 3 张、血管钳、弯盘、不脱脂棉球、剪刀、绷带，松节油、梳子、擦洗用具、屏风，必要时备隔离衣、手套。有伤口者备换药敷料、胶布。

3. 环境准备 维护死者隐私，屏风遮挡或安排在单独房间。

【操作步骤】

1. 携用物至死者床旁，核对床号、姓名。

2. 劝慰家属，请家属暂离病房或共同进行尸体护理。

3. 围屏风，撤去一切治疗用物，使尸体仰卧，头下垫一枕，留一层大单遮盖尸体。

4. 清洁面部，整理仪容，闭合口、眼。如眼睑不能闭合时，可用毛巾湿敷或在上眼睑下垫少许棉花，使上眼睑下垂闭合；嘴不能紧闭者，轻揉下颌或用四头带托起下颌。

5. 用棉花填塞口、鼻、耳、阴道、肛门等孔道，棉花不能外露。

6. 脱去衣裤，依次洗净上肢、胸、腹、背、臀及下肢，如有胶布痕迹用松节油擦净；有伤口者更换敷料；有引流管者应拔出后缝合伤口或用蝶形胶布封闭并包扎。

7. 穿上衣裤，梳理头发，将 1 张尸体识别卡系在尸体右手腕部，再用尸单包裹尸体，用绷带固定胸部、腰部、踝部，将第 2 张尸体识别卡缚在尸体腰前尸单上。

8. 移尸体于平车或担架上，盖上大单，送至太平间，置于停尸屉内，将第 3 张尸体识别卡系于停尸屉外。

9. 整理用物及床单位，进行终末消毒处理。

10. 洗手。

11. 整理病历，完成各项记录，按出院手续办理结账。

12. 清点遗物交给家属，如家属不在，应由两人共同清点后，列出清单交护士长妥善保管。

【注意事项】

1. 由医师开出死亡通知并得到家属许可后，护士方能进行尸体护理。

2. 患者死亡后应及时进行尸体护理，以防尸体僵硬。

3. 护士应以高尚的职业道德和情感尊重死者，态度严肃认真地做好尸体护理工作。

4. 传染病患者的尸体应按传染病患者终末消毒方法处理。

【操作评分】（100 分）

1. 全面评估。共 4 分，每漏、错一项扣 2 分。

2. 护士准备、环境准备妥当共 6 分；用物准备共 10 分。每漏一件物品扣 1 分。

3. 操作步骤正确。共 60 分，其中核对并劝慰家属 4 分，清洁面部、整理仪容 8 分，清洁全身 12 分，填塞孔道 10 分，尸体识别卡放置部位正确 6 分，包裹尸体操作正确 12 分，运送尸体 4 分，整理床单位、用物处理、记录 4 分。

4. 操作熟练，态度严肃认真，尊重死者。共 10 分。

5. 掌握注意事项，理论回答完整，条理清晰。共 10 分。

主 要 参 考 文 献

[1] 陈文彬，潘祥林．诊断学．第 6 版．北京：人民卫生出版社，2004.

[2] 黄晓元．医学临床"三基"训练技能图解（分册）．第 6 版．长沙：湖南科学技术出版社，2007.

[3] 叶任高，陆再英．内科学．第 6 版．北京：人民卫生出版社，2004.

[4] 朱文锋．中医诊断学．上海：上海科学技术出版社．1995.

[5] 戴万亨．诊断学．北京：中国中医药出版社，2008.

[6] 湖南医科大学．医学临床"三基"训练医师分册．第 3 版．长沙：湖南科学技术出版社，2007.

[7] 樊寻梅，何庆忠．实用急救与危重症抢救技术图解．北京：人民卫生出版社，2000.

[8] 黄志强，黎鳌，张肇祥．外科手术学．第 2 版．北京：人民卫生出版社，2002.

[9] 赵定麟．现代骨科学．北京：人民卫生出版社，2004.

[10] 姜泗长．手术学——耳鼻喉科卷．北京：人民军医出版社，1994.

[11] 周荣祥，孟庆海，刘玉河．外科学总论实习指导．第 2 版．北京：人民卫生出版社，2006.

[12] 吴在德，吴肇汉．外科学．第 6 版．北京：人民卫生出版社，2006.

[13] 施杞．中医骨伤科学．北京：中国中医药出版社，2005.

[14] 陆裕朴．实用骨科学．北京：人民军医出版社，1991.

[15] 张玉珍．中医妇科学．第 6 版．北京：中国中医药出版社，2002.

[16] 丰有吉．妇产科学．第 3 版．北京：人民卫生出版社，2002.

[17] 朱秀安．眼科基本技能．北京：科学出版社，2004.

[18] 马涛．中西医结合五官科学．北京：中国中医药出版社，2006.

[19] 廖品正．中医眼科学．上海：上海科学技术出版社，2001.

[20] 张惠明．耳鼻咽喉科临床手册．北京：人民卫生出版社，1996.

[21] 江德胜，余养居．耳鼻咽喉——头颈外科临床诊疗手册．上海：世界图书出版公司，2006.

[22] 王士贞．中医耳鼻咽喉科学．北京：中国中医药出版社，2003.

[23] 王永钦．中医药学高级丛书·耳鼻咽喉口腔科学．北京：人民卫生出版社，2001.

［24］周淑英．穴位埋线治疗过敏性鼻炎与慢性鼻炎．中国针灸，2001，21（9）：522.

［25］武应臣．穴位埋线治疗慢性咽炎100例．中国针灸，2002，22（4）：239.

［26］麦凤香．穴位埋线治疗慢性咽炎．山东中医杂志，2007，26（8）：576.

［27］谢瑞丰．中医烙法在喉科的临床应用．中国中医药信息杂志，2006，13（12）：62.

［28］石海兰．儿科基本技能操作．太原：山西科学技术出版社，2006.

［29］汪受传．中医儿科学．北京：中国中医药出版社，2002.

［30］蔡金波．小儿常见病四季疗法．北京：人民军医出版社，2007.

［31］薛辛东．儿科学．北京：人民卫生出版社，2002.

［32］杨兆明．刺法灸法学．上海：上海科学技术出版社，2001.

［33］孙国杰．针灸学．上海：上海科学技术出版社，2006.

［34］陈日新，康明非．腧穴热敏化艾灸新疗法．北京：人民卫生出版社，2006.

［35］周信文．实用中医推拿学．上海：上海科学技术出版社，2002.

［36］俞大方．推拿学．上海：上海科学技术出版社，2006.

［37］李晓松．基础护理技术．北京：人民卫生出版社，2004.

［38］吴钟琪．医学临床"三基"训练·护士分册．第3版．长沙：湖南科学技术出版社，2002.

［39］李小寒，尚少梅．基础护理学．第4版．北京：人民卫生出版社，2008.

［40］殷磊．基础护理学．第3版．北京：人民卫生出版社，2005.

［41］吕淑琴，徐桂华．护理技能操作规范．北京：科学出版社，2005.